中医 脉图学

主　编　陆小左　胡广芹　李灿东

副主编　潘　攀　王学民　邢淑丽　董玉舒

编　委（以汉语拼音为序）

安　琪　冯闪闪　付　兴　傅琳杰　郭世珍

李跃彤　林文俊　林小林　刘高峰　刘　媛

陆明明　任皎洁　石　强　孙伯驹　孙　颖

杨溪颖　张金钟　张力文

中国中医药出版社

·北　京·

图书在版编目（CIP）数据

中医脉图学 / 陆小左，胡广芹，李灿东主编 . -- 北京：
中国中医药出版社，2020.5
ISBN 978 - 7 - 5132 - 5909 - 5

Ⅰ . ①中…　Ⅱ . ①陆… ②胡… ③李…　Ⅲ . ①脉学
Ⅳ . ① R241.1

中国版本图书馆 CIP 数据核字（2019）第 270623 号

中国中医药出版社出版

北京经济技术开发区科创十三街 31 号院二区 8 号楼
邮政编码　100176
传真　010-64405750
保定市西城胶印有限公司印刷
各地新华书店经销

开本 787 × 1092　1/16　印张 18.75　字数 395 千字
2020 年 5 月第 1 版　2020 年 5 月第 1 次印刷
书号　ISBN 978 - 7 - 5132 - 5909 - 5

定价　89.00 元
网址　www.cptcm.com

社 长 热 线　010-64405720
购 书 热 线　010-89535836
维 权 打 假　010-64405753

微信服务号　zgzyycbs
微商城网址　https：//kdt.im/LIdUGr
官 方 微 博　http：//e.weibo.com/cptcm
天猫旗舰店网址　https：//zgzyycbs.tmall.com

如有印装质量问题请与本社出版部联系（010-64405510）

欣逢《中医脉图学》一书出版之际，我谨表示诚挚和热烈的祝贺。

陆小左教授曾任天津中医药大学中医药工程学院院长、中医诊断学学科带头人，世界中医药学会联合会中医诊疗仪器专业委员会主任委员，中华中医药学会中医诊断学分会副主任委员。他长期从事中医临床、教学和科研工作，凭着对中医药事业的热爱，以锲而不舍和自强不息的精神和毅力，继承、发扬和创新了中医理论并予以实践。陆小左教授倡导并擅长形神综合疗法，治疗失眠、心脑血管病、皮肤病和痛性疾病等。在中医"四诊"及中医证候客观化研究领域，提出了中医健康评价的核心指标群可分为三个方面（平、通、荣）的新思路，主持研制脉象模拟仪、中医证候模拟人、中医舌脉象仪、中医健康管理系统等，并建立了中医脉象脉图判别标准。

运用现代技术将脉象转换成可视图像，进行观察、分析、对照，是脉诊客观化的一项重大进步。脉图的学习和应用可以拓宽脉诊的使用范围，加深脉诊的实质认识，增强脉诊的临床准确性，从而促进中医的临床和理论研究。《中医脉图学》从大量的工作中积累了丰富的临床资料，涵盖了中医脉诊理论、脉图要素、脉图标准、中医脉诊设备，以及脉图分析与病症关系等内容。本书适应于中医临床应用、科研与教学，通过归纳、分析脉图，进一步增强读者对脉图的感性认知，有利于临床思维和学术的传承，为开展现代脉学理论体系研究提供科学依据。

"莫道桑榆，为霞尚满天"，陆小左教授从事中医药事业半个多世纪，锤成其学术渊博，炼成其医术高明，仍就就业业于推动中医药事业的发展。相信《中医脉图学》出版后，对中医诊断学的发展一定具有很好的指导意义。

2019 年 4 月 6 日于上海

编写说明

脉诊是中医四诊的重要组成部分，长期以来，脉诊一直是中医医生获取临床信息的主要手段之一，正如《素问·脉要精微论》所说："是故持脉有道，虚静为保。"诊脉的部位也经历了从遍身诊法到人迎寸口诊法，一直到《难经》明确提出"独取寸口"的诊脉方法，赋以"三部九候"于新内容。现代的脉诊，大多以寸口诊脉作为研究的主要对象，中医的脉图也是以此为基础的。

古人云"切而知之谓之巧"，脉诊虽然重要，但一直存在着主观性强、历代医家对于脉象的描述也不尽一致的情况，不利于脉诊资料的保存和脉诊经验的传承。20 世纪60 年代，随着脉诊仪的出现，脉诊的研究迅速成为热点。尽管不同时期，脉诊仪的工作原理不尽相同，但脉图基本特点是一致的。因此，在脉诊的现代研究中，脉图分析是研究的焦点。开展中医脉诊和脉图的研究，是一项很有意义的工作，一是实现脉诊的客观化，避免"心中了了，指下难明"；二是通过记录脉图，为认识不同脉象提供可测量的信息，也为临床脉诊的统计分析提供依据；三是保存和记录名老中医的脉诊经验，有利于临床思维和学术的传承；四是脉诊仪的应用和脉图的记录，可以为未来中医远程会诊提供客观资料。

中医脉图研究的难点是从脉到图，再从图到脉，从触觉到视觉，再从视觉到诊断。因此，对脉象特点、形成机理、脉象和脉图的关系的研究，对脉图的分析和规范就显得十分重要。这也是我们编写这本书的出发点。

本书的编写吸取历年出版的有关中医脉诊及脉图著作中的主要内容，强化中医脉诊与脉图采集分析中基础理论、基本知识和基本技能的运用，培养读者临床运用脉图进行综合辨病辨证的思维能力。本书分上篇、中篇、下篇及附篇。上篇主要介绍中医脉诊发展简史，以及中医脉象原理、中医脉诊设备、脉图要素的研究进展。中篇详细介绍正常脉象及 28 部病脉的脉象及脉图特征、临床意义、形成原理等内容。下篇从脉图辨病、辨证两方面介绍相关病与证脉象分布及演变规律、脉图特征及其分析方法、脉图机制等研究进展情况，对脉图在健康管理、慢病预警及在疗效判定与预测方面的应用研究进展情况进行简要说明。附篇选取28例临床患者脉图资料，介绍脉图的分析方法，供读者借鉴。

本书将传统脉诊理论与先进的脉图描记技术相结合，使理论与临床实际紧密相连。在编写上力求形式生动直观，趣味性强，更能激发读者对脉诊的学习与应用热情，为提高中医诊断辨证水平打下坚实的基础。

本书承蒙国家自然科学基金面上项目"中医脉图形成及影响因素研究"（编号81173202）予以资助。天津武清泉达医院陆小左名医传承工作室、天津慧医谷科技有限公司的各位领导、同事在脉图采集、材料整理方面做了大量工作，在此一并致以谢意。

本书可供中医药院校本科生、研究生，临床医生及对脉诊具有浓厚兴趣的人士使用。

中医脉图的研究虽然进行了几十年，但还有待进一步完善，编写相关指导用书仍是一项艰巨的工作，不足及疏漏之处在所难免，敬请各位同道提出宝贵意见，以便修订提高。

《中医脉图学》编委会

2019年7月

目 录

上 篇

中 篇

下 篇

附 篇

上 篇

第一章 中医脉诊发展简史

脉诊是我国古代劳动人民与疾病做斗争的经验总结，其历史源远流长，是我国传统医学的一块瑰宝。从《史记·扁鹊仓公列传》到《黄帝内经》，对切脉法均有确切文字记载，阐述了脉象的生理意义和诊断价值，提出了三部九候诊法、人迎寸口诊法等众多诊脉方法；从《难经》诊脉分寸关尺，到《伤寒论》《金匮要略》确定脉证合参、辨证施治的诊治原则；从第一本脉学专著《脉经》的问世，到《濒湖脉学》总结了27种脉象的生理病理、脉形主病，脉诊在整个中医诊疗的发展中起着重要作用，与中医辨证论治密切相关。时至今日，本着对传统医学的继承和发扬，历代医家对脉诊亦有颇多发挥，各类专著蔚为大观，使医者对于脉诊的认识更加深入全面。

第一节 脉诊的起源

《说文》中"脉"字并无详解，根据其异体字"脈"推测其为水系之意，在医学上引申为遍布周身、运行血液的血管循环系统。脉诊的创始者已无从考察，多以《史记·扁鹊仓公列传》的"至今天下言脉者，由扁鹊也"为依据，认为脉诊出现在公元前5世纪左右。与《史记》同年代的《淮南子·泰族训》中也提到"所以贵扁鹊者，非贵其随病而调药，贵其厌息脉血而知病所从生也"。以此为据，扁鹊成为"抚息脉而知疾之所由生"的脉诊代表人物。其后又有长沙马王堆三号汉墓出土的《足臂十一脉灸经》《阴阳十一脉灸经》《阴阳脉死候》《脉法》，以及江陵张家山汉墓出土的《脉书》，对脉证、脉与内脏和相关疾病的关系有零散记载，建立了脉证关系的基本框架。

第二节 古代脉诊的发展

一、《黄帝内经》——脉诊奠基之作

脉诊的奠基之作当属成书于战国秦汉之际的《黄帝内经》（以下简称《内经》）。这是我国最早的一部中医权威医籍。《内经》虽非脉诊专著，但书中有大量章节对脉诊理论和临床实践进行了阐述，仅专论就有《素问·脉要精微论》《素问·平人气象论》《素

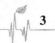

问·玉机真脏论》《素问·三部九候论》《灵枢·论疾诊尺》等篇，内容包括诊脉要求、方法，脉象种类、生理病理特点，以及四季脉、五脏脉、真脏脉等内容，其脉法大致与扁鹊、仓公一脉相承，汇集了先前医家的学术思想，总结记载了脉诊的基本理论和基本方法。

（一）规范诊脉方法

《内经》的一大成就在于初步将诊脉方法规范到诊脉动的范围。书中描述了多种诊脉方法，包括十二经诊法、三部九候诊法、人迎脉口诊法、寸口诊法、尺寸诊法、色脉合诊法等，论述了三部分属脏腑，虽未明确提出"独取寸口"，但已显示出对寸口脉的重视。《素问·五脏别论》即有"是以五脏六腑之气味皆出于胃，变见于气口"，以及"气口独为五脏主"的理论。

（二）描述脉象主病

《内经》的另一大成就在于其详细论述了脉法在临床中的具体应用。根据脉中有无胃气，《内经》将脉象大致分为平脉、病脉、死脉（真脏脉），再加一特殊的妊娠脉。平脉即正常人的脉象，具有"谷气来也，徐而和""脉弱以滑，是有胃气"的特点，并结合脏腑学说，对五脏健康脉象进行了描述。病脉是人体在脏腑、经络、气血失衡的状态下表现出来的脉象，《内经》中涉及的病脉有浮脉、钩脉、躁脉、滑脉、涩脉、弦脉、营脉、少气之脉等，对脉象的具体描述有"秋脉者肺也，西方金也，万物之所以收成也，故其气来轻虚以浮，来急去散，故曰浮，反此者病"；"夏脉者心也，南方火也，万物之所以盛长也，故其气来盛去衰，故曰钩，反此者病"（《素问·玉机真脏论》）。书中还以脉诊法对一些疾病作出具体鉴别。《素问·平人气象论》云："人一呼脉三动，一吸脉三动而躁，尺热曰病温；尺不热，脉滑曰病风，脉涩曰痹。"死脉，也叫真脏脉，是五脏真气败泄，预后险恶的脉象。《素问·玉机真脏论》指出："真脏之气独见，独见者，病胜脏也，故曰死。"《内经》对于不同脏腑的死脉也有具体描述，《素问·平人气象论》云："死心脉来，前曲后居，如操带钩，曰心死……死肺脉来，如物之浮，如风吹毛，曰肺死……死肝脉来，急益劲，如新张弓弦，曰肝死……死脾脉来，锐坚如乌之喙，如鸟之距，如屋之漏，如水之流，曰脾死……死肾脉来，发如夺索，辟辟如弹石，曰肾死。"《素问·玉机真脏论》云："真肝脉至中外急，如循刀刃责责然，如按琴瑟弦……真心脉至坚而搏，如循薏苡子累累然……真肺脉至大而虚，如以毛羽中人肤……真肾脉至搏而绝，如指弹石辟辟然……真脾脉至弱而乍数乍疏……诸真脏脉见者，皆死不治也。"妊娠脉脉象特点为"阴搏阳别，谓之有子""妇人手少阴脉动甚者，妊子也"，即妇人妊娠时，尺脉搏动强于寸脉。

（三）阐述脉象形成

《内经》认为心脏是脉搏跳动的主要动力，脉管弹性是脉象形成的重要原因，气血是脉道充盈的物质基础，三者缺一不可。《素问·五脏生成》云："诸血者，皆属于心。"《素问·六节藏象论》云："心者……其充在血脉。"这些论述说明，脉动源出于心，脉搏是心功能的具体表现。《素问·脉要精微论》云："夫脉者，血之府也。"脉是气血运行的通道。《灵枢·决气》云："壅遏营气，令无所避，是谓脉。"脉管是脉象形成的物质基础。

（四）说明影响脉象因素

《内经》还对诊脉的时间、四时气候对脉象的影响进行说明。《素问·脉要精微论》云："诊法常以平旦，阴气未动，阳气未散，饮食未进，经脉未盛，络脉调匀，气血未乱，故乃可诊有过之脉。"认为诊脉时间以平旦即清晨为佳，最好是未起床、未进食的时候。《素问·平人气象论》还指出四时平脉为"春脉如弦""夏脉如钩""秋脉如毛""冬脉如石"。《素问·经脉别论》指出："人之居处、动静、勇怯，脉为之变乎……凡人之惊恐恚劳动静，皆为变也。"认为人体脉象的变化，不仅与四时环境气候变化相关，也与自身居住环境、劳逸动静、勇敢胆怯及情绪变化息息相关。

《内经》中的脉诊内容非常丰富，既记录了早期脉诊起源，又对脉诊理论进行了总结，同时为后世脉学的发展、沿革提供了充实的素材，奠定了坚实的基础。

二、《难经》——首提"独取寸口"

《难经》以解释《内经》为名，以问答解惑的形式编纂成书。全书共八十一难，从第一难至二十二难，用了将近四分之一的篇幅阐述脉诊理论和诊断方法，对脉诊和脉法的论述十分丰富。《难经》明确提出"独取寸口"的诊脉方法，赋以"三部九候"新的内容，确立了十二经脉脏腑与寸、关、尺三部的关系。

（一）明确"独取寸口"

《难经·一难》开篇即指出："十二经中皆有动脉，独取寸口以决五脏六腑死生吉凶之法，何谓也？然：寸口者，脉之大会，手太阴之脉动也……寸口者，五脏六腑之所终始，故法取于寸口也。"《难经》在《内经》重视寸口诊脉法的基础上向前更进一步，发展完善了"独取寸口"的诊脉方法。

（二）重新阐述"三部九候"

《难经》中所描述的"三部九候"指的是寸、关、尺三部，每部分浮、中、沉三候，共九候。三部又各主人体上、中、下部。《难经·十八难》云："三部者，寸关尺也；九候者，浮中沉也。上部法天，主胸以上至头之有疾也；中部法人，主膈以下至脐之有疾也；下部法地，主脐以下至足之有疾也。"亦云："脉有三部，部有四经……手太阴、阳明金也，足少阴、太阳水也。金生水，水流下行而不能上，故在下部也。足厥阴、少阳木也，生手太阳、少阴火，火炎上行而不能下，故为上部。手心主少阳火，生足太阴、阳明土，土主中宫，故在中部也。此皆五行子母更相生养者也。"该条文将寸、关、尺三部与脏腑经脉进行配属，结合五行长生说，阐明两手寸、关、尺三部分候脏腑的定位及其原理。《难经·二难》指出了切脉部位，描述了"寸、关、尺"的概念。其云："尺寸者，脉之大要会也。从关至尺是尺内，阴之所治也；从关至鱼际是寸口内，阳之所治也。故分寸为尺，分尺为寸。故阴得尺内一寸，阳得寸内九分，尺寸终始一寸九分，故曰尺寸也。"此处的"尺"字，指尺部动脉，"关"则只是"寸"与"尺"的分界概念。《难经·二难》还论述了以阴阳为纲的脉诊特点，为临床辨别疾病阴阳提供了依据。

在脉象主病的问题上，《难经》较《内经》并无太多系统整理，但也有一定进步，出现了迟数脉、歇止脉与脏腑疾病和肾气衰竭等脉象主病专篇。虽然在脉病体会上有一些新意，但仍处于经验积累阶段，尚未实现系统化和规范化。《难经》在《内经》的脉诊成就基础上，补充了《内经》脉诊理论的不足，对《内经》进行了继承与创新，在中医脉诊理论的形成发展中发挥重要作用。

三、仲景诊脉法——临床应用典范

中医有"伤寒重脉，温病重舌"之说，由此可见张仲景《伤寒杂病论》脉诊论述部分的意义。在《伤寒论》中，有两篇专门论述脉象的章节，即《伤寒论·辨脉法》《伤寒论·平脉法》，阐述了诊脉与审证的关系。全书涉及脉象的条文多达146条，记述了24种单一脉象及58种相兼脉象，足以看出仲景对脉诊的重视。仲景建立了"脉、证、方、药"的模式，以病、脉、证、治并举，将辨脉与辨证相结合，成为临床辨证论治的典范。

（一）以寸口诊脉为主，三部脉诊法为辅

仲景在应用脉诊时与今日中医的"独取寸口"法并不完全相同，在《内经》的遍诊法与《脉经》完善的寸口脉法的过渡时期，提出以寸口脉为主、三部脉为辅的诊脉方法，将二者结合起来，同时重视诊察胃气的趺阳脉，以及经络气血阴阳的少阳脉、少阴脉。《伤寒论》原序云："按寸不及尺，握手不及足，人迎、趺阳，三部不参，动数发息，不满五十，短期未知决诊，九候曾无仿佛，明堂阙庭，尽不见察，所谓窥管而已。"对于不同疾病，仲景应用不同的诊脉方法，如外感病多用寸口法，积聚、结胸等则用寸关尺三部法，脾胃病多用趺阳脉法，肾病和妇人病多诊足少阴脉，久病、杂病则三部并用。

（二）以阴阳为辨脉总纲

《伤寒论》论述了 20 多种脉象。仲景执简驭繁，以阴阳为辨脉总纲，从脉象和取脉的部位两方面进行描述。《伤寒论·辨脉法》开篇提出："问曰：脉有阴阳，何谓也？答曰：凡脉大、浮、数、动、滑，此名阳也；脉沉、涩、弱、弦、微，此名阴也。"此处阳脉指的是脉位表浅、搏动有力、频率偏快、脉势滑利的脉象，阴脉指的是脉位较深、搏动较弱、频率偏慢、脉势涩滞的脉象。仲景将临床上的各种复杂脉象归为阴阳两类，并以此来治疗疾病、判断预后。在脉象部位方面，仲景以寸口脉为阳脉，尺中脉为阴脉，《伤寒论·辨脉法》云："何谓阳不足？答曰：假令寸口脉微，名曰阳不足……何谓阴不足？答曰：尺脉弱，名曰阴不足。"

（三）脉证结合指导临床

仲景以六经辨证为总纲，大部分条文中包括疾病证候、脉象、主治方剂及药物组成等内容，由此建立起"脉、证、方、药"的模式。《伤寒杂病论》中多处体现凭脉辨证，以脉诊病的特征，以脉和证作为客观征象，阐述"有是证，即有是脉"。运用脉证关系，可以揭示病因病机、判断病位、确定病性、推测转归和预后。例如，"太阳中风，阳浮而阴弱，阳浮者，热自发，阴弱者，汗自出，啬啬恶寒，淅淅恶风，翕翕发热，鼻鸣干呕者，桂枝汤主之"；"伤寒四五日，脉沉而喘满，沉为在里"；"手足厥寒，脉细欲绝者，当归四逆汤主之"；"伤寒咳逆上气，其脉散者死"。

仲景脉诊法的贡献是承前启后的，他将前人智慧与自身实践相结合，"勤求古训，博采众方"，为后世医学、脉学的发展起到了巨大的推动作用，时至今日，依然在临床上被奉为圭臬。

四、《脉经》——现存最早脉诊专著

晋代王叔和的《脉经》是我国现存的第一部脉诊专著，集前人各家学说著作于一书，对脉法的规范化及脉诊理论的系统化作出了巨大贡献。《脉经》云："今撰集岐伯以来，逮于华佗经论要诀，合为十卷，百病根源各以类例相从，声色证候，靡不赅备。"该书完善了寸口诊脉法，并提出"寸口三部"与脏腑的关系，将常见脉象归为 24 种，进一步继承和丰富了脉证关联等内容。

（一）完善寸口诊脉法，明确寸口三关及其分主脏腑

"独取寸口"法最早记载于《内经》，在《难经》中明确提出，经仲景有所发展，完善于《脉经》。《脉经》详细记述了寸口之寸、关、尺位置。其云："从鱼际至高骨，却行一寸，其中名曰寸口。从寸至尺，名曰尺泽，故曰尺寸。寸后尺前名曰关，阳出阴入，以关为界。阳出三分，阴入三分，故曰三阴三阳。阳生于尺动于寸，阴生于寸动于

尺。"该条文明确指出腕后高骨为"关"，关前为寸，关后为尺，并将"寸口"进行划分，"寸""关"部六分，"尺"部七分，使三指诊脉具有操作性。同时，《脉经》中还记载了"寸口三部"与脏腑的对应关系，在引文"脉法赞"中提出"肝、心出左，脾、肺出右，肾与命门，俱出尺部"，并根据脏腑关系，将小肠、胆、膀胱分配左侧寸、关、尺，大肠、胃、三焦分配右侧寸、关、尺。这是最早明确提出寸口三关与脏腑关联的记载。

（二）规范脉名、脉象

《内经》《难经》《伤寒杂病论》中记述了多种脉象和脉名，并不统一。《脉经》总结了既往各家的观点，在《脉经·脉形状指下秘诀》篇中，将脉归纳为浮、芤、洪、滑、数、促、弦、紧、沉、伏、革、实、微、涩、细、软、弱、虚、散、缓、迟、结、代、动24种脉象，并对每种脉象的指下形态特征制订了识别标准，如芤脉"浮大而软，按之中央空，两边实"；并将8组相似脉象进行归类分析，以供临床鉴别。《脉经》以后的脉诊著作，基本以《脉经》二十四脉为基础进行命名，略有增加删减。

（三）继承和丰富脉证联系

《脉经》强调四诊合参，重视脉证相关，把证候辨识与脉象主病联系起来，使脉证关系成为临床诊疗的重要依据，提高了脉诊在临床上的应用价值。书中以寸、关、尺三部脉象来归纳总结临床常见的各种疾病脉象和主证，依据脏腑经络辨证判断疾病表里、寒热、虚实。首先概括了脉象主病，如"迟则为寒，涩则少血，缓则为虚，洪则为热，紧则为寒，弦数为疟"。其次结合脉、病、证及治疗进行总结，如"关脉微，胃中冷，心下拘急，宜服附子汤，生姜汤"；"尺脉浮，下热风，小便难，宜服瞿麦汤，滑石散，针横骨关元，泻之"；"寸口脉濡，阳气弱，自汗出，是虚损病，宜服干地黄汤"。

《脉经》的撰写，集魏晋以前脉诊成就之大成，完成了脉法的改革和完善，使脉诊发展到一个新的历史阶段。后世医家理不离叔和，法不出《脉经》，足以看出其在医学发展史中的地位。《脉经》确立的脉法规范及原则沿用至今，仍具有重要意义。

五、《脉经》之后的百家争鸣

隋唐时期，脉诊应用更加广泛。在《诸病源候论》《千金要方》《千金翼方》中，单脉、兼脉范围得到扩展，其中尤以孙思邈的《千金要方》《千金翼方》贡献突出。孙氏承袭了《脉经》的理论，对其进行补充发展，并将《脉经》中表述错误的脉进行改正，如革脉改为牢脉、软脉改为濡脉，对描述不清的脉重新阐述，如浮脉、涩脉，还提及了《脉经》中未出现的脉，如结脉、促脉。《千金要方》和《千金翼方》还论述了诊脉时间、方式，常脉、三关脉、四时脉特点，以及诊脉测预后等内容，对后世医家研究脉诊具有指导意义。

隋唐之后，脉诊学习有了更为丰富的表现形式，歌诀、图解等便于记忆理解的方法，对脉诊推广运用起到了促进作用。流传最广的当属宋代高阳生编著的《王叔和脉诀》。该书语言通俗易懂，将脉理脉象、三部九候、脏腑配属与临床紧密结合，但因论著水平较低，文辞鄙俚，立义偏异，错误较多，也受到诸多批判。《崔氏脉诀》较《王叔和脉诀》更胜一筹，内容简明扼要，颇切实用，虽不可避免地存在一些唯心的内容，但仍对后世脉诊产生一定影响，后被李时珍编入《濒湖脉学》。脉图首见于宋代施发编纂的《察病指南》，施氏以《灵枢》《素问》《太素》《难经》等诸家方书、脉书为参考，将有价值的脉象分类汇集，分为上、中、下三卷。全书语言简洁易懂，并载有图像 33 幅，将脉搏跳动的形状描绘画图，虽然不能尽善尽美地表述脉象，但是对于脉象的理解开辟了一条新的道路。明代张世贤著有《图注脉诀》，以图表注释脉诀的部分内容，介绍五脏病脉及三部病脉的特征，并配有描绘脉图 22 幅。明代沈际飞著有《人元脉影归指图说》，记载脉象图 21 幅。清代贺升平著《脉要图注》，附有若干插图。脉图尝试将脉象的形象与要素综合起来，促进了对脉象的认识，也使客观描述代替了主观感觉，使脉象更加规范化。这种脉象模示图，也可以看做是仪器描绘脉象的前身，为后世脉诊仪的出现提供了思路。

《濒湖脉学》是明代李时珍汇集了先前十余本著作，汲取精华而成，不仅对高阳生的《王叔和脉诀》进行批判纠正，还规范了 27 种脉象及主病。后世医家多以此为标准，使脉诊理论进一步走向成熟。脉诊在临床上常有"心中易了，指下难明"的特点，李时珍将同一脉象在不同著作中的描述全部列出，并注明出处，为读者提供更多参考，使脉象特征更加客观化。李时珍首创以阴阳分脉象，根据脉象自身特点和所主证候性质，将其分为"阴脉""阳脉""阴中阳""阳中阴"四种。在脉象主病方面，李时珍将患者的临床表现与脉象的主病、主证结合起来，推断出病性、病位，通过"主病诗"的形式表达出来，使病和证的诊断更加精确。明代张景岳的《景岳全书》主张"持脉之道，须明常变"，认为"识常脉"后才可以"察病脉"，把胃气作为常脉最基本的特征，注重脉神，对清代脉学思想有很大的影响。

清代脉学在继承前人成果的基础上，进入全面反思总结的阶段，也提出了一些创新性的观点。清代医家重视"胃气"，认为其不仅是形成脉象的物质和动力基础，也是人体生理病理情况的反映，通过对脉"形"和"势"的诊察，可以了解气血变化的情况。治疗时注重治"神"，通过培养医生的理性认识能力，以达到诊脉的客观准确性。在清代以前，中医脉诊一直没有明确医者用手指的什么部分诊脉，明末的卢之颐首先提出"指目触脉"，后来周学海将其改进为"似不如用螺纹略前者，正压脉上，为常法也"，一直为后世沿用。除此之外，清代医家还创立了"移指法""直压指法""侧指法""挽指法""俯仰指法""转辗指法"等，对诊脉技术有很大的贡献。清代医家对"脉象""脉理"也有独特的见解，"辨疑似、详义理、重病机"是对脉理的主要成就。另外，一些医家"疑古辨伪"，向经典发起挑战，进一步推动了脉诊发展。

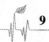

第三节　近现代脉诊的兴起

一、理论继承创新

现代中医脉诊，承于古而活于临床，通过研习古人脉诊思想，总结临床经验，在继承前人理论基础之上，对脉诊的理论思想、诊脉方法、脉象分类等方面有了新的认识。

（一）脉诊理论创新

国医大师李士懋教授研究《内经》《难经》《伤寒论》等经典著作中的脉诊相关理论，溯本求源，提出"平脉辨证思辨体系"，其中对阴阳脉的总结发展，有很大意义。阴阳脉诊以天人相应的整体观为指导，将脉位与脉象相结合，阴脉指尺脉，阳脉指寸脉。阴阳脉诊可以定出疾病的病位、病性、病势、病程，继此证型、理法方药一以贯之。张润杰总结古代经典著作论述，以气一元论为基石，以阴阳理论为核心，通过气机"升降、出入、交合、聚散"的规律了解患者气血阴阳平衡状态，创造性地提出岐轩脉法。该脉法以"七要素"评估每一个有形之脉，以感知患者体内气机变化，气血阴阳状态，从而治疗疾病。有学者提出，在诊脉时加入一"抚"法，即三指并拢，指腹稍用力，在脉的横纵方向滑动，以体会脉体的形态变化，诊察独特邪气之处。张湖德则结合西医学中血管、微循环、血流动力学等理论阐述各种脉象形成的生理病理原因，如浮脉是由于机体抵抗外邪引起的皮肤血管收缩。

（二）脉诊方法创新

在继承传统诊脉方法的基础上，许多研究者开始对诊脉方法进行新的探索。俞行在多年的临证过程中，揣摩古今脉诀，认为传统单手诊脉易遗漏忘记脉诊信息，故创立"六指擒龙"诊脉法，即用双手六指同时置于患者左右脉上，左右互参，既可使指力分布更加均匀，又可随时调整，以利于比较。俞行认为，诊脉为精微之事，单手诊脉易忘记一手或一脉信息，在疑难病例中，病机复杂，唯有六脉共参，六指齐下，五脏六腑太过与不及方可解疑，也应古人"内伤疑难从脉"之说。齐向华以中医脉诊为基础，将现代信息学、认知心理学、物理学的基本原理融合其中，提出了"系统辨证脉学"理论体系，从脉体、脉管、脉搏波、血流四方面将脉象分为25对脉象要素，对脉象有从局部到整体的理解；同时创造性地提出新的与"脉－证－方"对应的辨证理论体系，要求医者在疾病最初就辨证，从脉象上辨阴阳、体质、病因病机、病位、症状、心理、预后等多方面的内容，以达到最终的辨证论治。寿小云认为人的情绪变化会引起脉象变化，故将心理学与脉诊结合，把脉象分为中医病脉和中医心理脉象两个体系，探讨心理因素和病理因素在疾病发生发展过程中的相互影响及变化规律，更符合现代身心医学的特点。其详细描述了脉象振动觉和温度觉这种新的诊脉方法，并论述了肝郁、生气、怒、郁怒、心里不痛快、内心痛苦、心烦、恐惧、惊悸、紧张、心理负荷重、心理承受能力强、逆反心理、戒备心理、生活艰辛、心理创伤、无依无靠、惊悸、悲伤、凄凉、容易冲动、忌妒、心理上疲劳感觉、喜 24 种脉象。

（三）脉象分类创新

自《内经》起，脉象就有多种分类方法。《内经》记载脉象 21 种，《伤寒论》记载 23 种，《脉经》记载 24 种，《濒湖脉学》记载 27 种，《脉学辑要》记载 28 种，《四诊扶微》记载 29 种。姚梅龄根据脉搏波动的脉位、脉体、脉率、脉律、脉力、脉势这 6 个方面的感觉差异确立出异常脉象，共分为 7 大类，41 种脉：①脉率（数、疾、迟、缓）。②脉律（促、结、代、三五不调、乍数乍疏）。③脉位（浮、沉、伏）。④脉体（大、长、短、曲、双）。⑤脉力（虚、弱、微、实、弹指、无脉、无根脉）。⑥脉势（滑、涩、弦、紧、硬、软）。⑦复合脉（革、牢、洪、动、芤、浮大中空、濡、散、静、不静、上盛下虚、下盛上虚）。余浩将脉象分为脉势、脉性、五行脉、特色脉，并在特色脉中提出了无神脉、少阴脉、太溪脉、躁脉、风湿脉、浊脉等，强调望形、望神、问诊三诊兼参以诊查疾病。邹运国提出病因之脉、佛点头脉、汤头之脉、运气之脉、太素之脉，如汤头之脉倡脉方相应，即浮脉因风，表证宜通；沉脉为里，调气散郁；沉脉为寒，补虚温散；数脉属热，清火解毒。

二、脉诊客观化

"心中易了，指下难明"是对中医脉诊最准确的概括。随着西医学的发展、诊疗工具不断的改进，脉诊的研究已不仅仅局限于理论，想要更好地继承发扬中医脉诊，使其客观化成为亟须解决的问题。长期以来，人们就渴望将脉象用客观的描记分析来代替主观的经验感觉。早在宋代施发所著的《察病指南》就有 33 种脉象示意图；明代张世贤的《图注脉诀》、沈际飞的《人元脉影归指图说》均采用脉影示意图来说明脉象的"体位"及"性状"。1860 年，Vierordt 创制了第一台弹簧杠杆式脉搏描记器，描绘了脉搏图，使脉象图由示意图进入波示图阶段。在我国，朱颜于 1953 年首先将杠杆式脉搏描记器用于中医脉象的研究；1958 年，陈可冀等用自制的压电式脉搏拾振器在 3 种不同压力下，描记研究了若干高血压患者弦脉脉象的波形图，开创了脉象仪应用的先河。20世纪 60 年代以来，上海、天津等地的医疗器械公司研制出多种脉诊仪，并在医院开展临床应用，取得不少经验。

（一）脉象特征研究

中医脉象也体现着中医的整体观念和辨证论治，故脉象与外界环境、个体特点息息相关，具有整体性、时间性、多维性等。脉象的产生，与心脏的搏动、气血的盛衰、脉

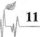

道的通利及各脏腑的协调直接相关。脉象反映自身机体内环境血脉、脏腑、气血运行的变化规律。脉象本身具有脉搏位、数、形、势等基本要素。当机体处于疾病状态时，因病情复杂多变，可出现病因、病位、病性、邪盛正衰等病理变化，脉象常出现复合脉或相兼脉。因此，在描述脉象时，需要从多维空间描述脉象特征；在设计脉诊仪器时，亦应当围绕脉象形成特点进行研究。

（二）脉诊信息的表达

医者切脉的过程分为识脉与审脉两个阶段。通过手指感觉脉象特点是识脉的关键，手指通过不同按压力度、触觉、温度觉等感受桡动脉的血流动力学、流变学状态，获取一种感觉信息，是物理世界与内心感受之间交换、变换的过程。将感受信息通过认识加工传播出去，是审脉的过程。所以，完整的脉诊是一个双通路模式，即感觉通路和认知通路。感觉通路调动了诊脉者的感觉系统，用手指末端感受脉搏跳动过程中的时间、空间等多维信息，经神经上传至大脑，综合分析后形成整体的脉象感应结果，再反馈至诊脉的指端，进行移动、按压，以获取更全面的诊脉信息。认知通路则是一个分析推理的过程，指端的感受上传至大脑后，认知系统根据脑中储存的既往脉象特点进行匹配，脉诊信息与脑中的存储信息进行再加工处理，最终以结论的形式输出，也就显示出脉诊信息最终代表的意义。

三、脉诊仪的出现

脉诊在 20 世纪 50 年代进入繁荣发展时期，脉诊仪也在这个时期出现。脉诊仪是运用传感器代替手指，将感知的各种脉象描记下来，把脉搏波动信号转为电信号，经过放大、客观描记再进行数据分析，得出脉象综合信息。这种客观化的研究加速了脉诊发展。

我国中医脉诊仪器的研制始于 20 世纪 50 年代。1957 年，朱颜首先将杠杆式脉搏描记器用于中医脉象研究；1958 年，陈可冀用自制的压电式脉搏拾振器，描记研究了若干高血压病弦脉脉象的波形图，开启了中医脉诊设备研究历程。为了研制适应测绘中医脉象信息的仪器，技术人员曾尝试多种方法，有固态、液态压力传感器，也有光电、超声、压电晶体等不同形式的换能器，将脉搏搏动时的压力或容积变化记录下来。压力传感器与医师诊脉的习惯最为相似，也是中医脉诊客观化一直使用的重要探测手段。20世纪 60 年代研制的"20 型三线脉象仪"，能对寸、关、尺三部切脉压力进行调节，然后再进行脉图分析。20 世纪 70 年代的脉诊仪应用光电容积式、压电元件式、空气压力式、电阻抗式、超声多普勒式的传感器检测脉搏的波形。20 世纪 80 年代又相继有微波多普勒、红外线、激光微传感器的检测系统来描记脉图。目前比较常用的脉诊仪主要有上海 MX-3 脉象仪和 MX-5 脉象换能器，北京 BYS-14 型四导心电脉象仪和 TP-CBS型脉象仪，上海 HMX-4C 型和 ZM-Ⅰ型、ZM-Ⅱ型脉象仪，天津 MTY-2 型脉图仪、

MT-QM-01 脉诊仪，湖南 GW-2 型脉图仪。

经历了近半个多世纪的发展，脉诊仪的各种相关技术日趋成熟。2011 年，中医脉诊设备首次入选航天国际研究项目，在火星 500 计划中崭露头角。一批生产中医脉诊仪器的企业不断涌现，截至 2018 年 5 月，有 13 种脉诊产品注册上市，成为可以在医院使用的医疗器械。国家中医药管理局于 2011 年召开中医诊疗仪器评审会，推广了一批舌诊仪、脉诊仪等中医诊察设备。近年来，脉诊仪、舌诊仪、经穴测定设备、人机对话的计算机辨证系统等中医诊察仪器已进入中医药院校、基层医院，有的仪器已踏出国门，走向世界。

特别是近十年来，我国综合国力显著提升，中医现代化诊疗仪器的研发得到前所未有的关注，国家投入了大量人力、物力、财力开展一系列相关研究，并取得了一定的成果。随着健康概念的更新和人们健康意识的增强，一些地区出现了中医体检、"亚健康"检测，北京、天津、上海等城市的多家单位利用中医脉诊设备开展中医健康检查，取得可喜进展。运用"四诊"客观化检查方法，可探测人体脏腑气血、阴阳的生理与病理状态，弥补了传统文字记述缺乏对各类信息的客观量化记录的缺陷，极大地提高了诊断的可信度和可重复性。

从 1958 年到 1977 年，国内运用近 10 种不同类型的脉搏描记仪器，共记录了 3500 余幅脉图，涵盖 31 种脉象，以定量或者半定量的客观指标将脉象的位、数、形、势等特点反馈给医者，使脉诊更加客观化。中医脉图的建立，将传统脉诊理论、中医切脉经验、现代检测技术和图像分析方法结合起来，在一定程度上反映了脉象的基本特征。同时，这些内容也被纳入高等中医药院校相关教材，使学习者对于脉象客观化的认识更加清晰深刻。随着脉图的广泛测试和研究，人们逐渐认识到脉图是一项灵敏的生理信息，并被逐渐引入生理检测指标而应用于临床，如建立健康人脉图常数，观察正常人脉图的时间节律变化，了解不同地域气候环境对人体功能的影响，阐述"天人合一"的理论等。近几十年来，有不同单位的学者对脉象的临床意义进行了大量的深入研究，取得一些可喜的成果，且脉诊的研究已经与现代生理学、力学等知识相关联，也取得了可喜的进展，但其研究成果并未能在临床上得到很好的应用，提醒我们要重新审视研究的问题所在及现实意义。

中医学是医疗实践与古代朴素的哲学观念相结合的产物，西医学则是医疗实践与科学实验相结合的学科，二者虽然知识体系有差异，但都是科学的，有其深层次的内在联系。因此，用形象的逻辑科学来验证模糊的泛性科学还是必要的。脉诊客观化及脉诊仪的出现也是必然趋势。

脉诊发展至今，从古代的理论逐渐与现代科学技术接轨，最终目的是将脉诊理论与现代临床实践更好地结合，使脉诊能更广泛地应用于临床。因此，在之后的客观化研究中，应本着中医脉象的自身特点，以中医辨证思维为分析系统，利用现代科学技术研制出具有中医诊断特色的仪器。

第二章　中医脉象原理的研究进展

第一节　中医脉象形成的原因

脉诊是中医诊察疾病独具特色的一种方法，在辨证治疗中有着举足轻重的地位，故《难经》有"切而知之谓之巧"，"切而知之者，诊其寸口，视其虚实，以知其病，病在何脏腑也"等说法。从历代医家流传下来的著作中，不难看出对脉诊的重视。

脉象是脉动应指的形象，脉象是医师对脉动信号感知的总和，切脉是诊者对患者的桡动脉施加一定影响以期获得不同响应的过程，是一种简便易行的获得患者生理、病理信息的方法，易为患者接受。在长达 2000 多年的医疗实践中，医者所整理出的脉象达 80 余种，目前一般教材或专著中所论述的多以《濒湖脉学》中的 27 种或《脉学辑要》中的 28 种为依据。中医学认为，脉象的产生与心脏的搏动、心气的盛衰、脉道的通利和气血的盈亏相关，《濒湖脉学》的"气如橐龠，血如波澜，血脉气息，上下循环"，阐明了脉象形成的基本原理。

心、脉是形成脉象的主要脏腑。心脏是产生脉搏的动力源头，脉道是血液流通的容器，可以传递生理、病理信息。所以，脉象可以直接反映心脏和脉道的功能。脉道的运行，除了与心、脉相关以外，气、血也起着重要作用。气血津液的充盈与否，也决定脉象的形成。气血津液的来源，依赖于饮食水谷精微的补充，在这一过程中，全身脏腑均参与其中。脉象的生成，也离不开肺、脾、肝、肾等脏腑的正常运转。各种脏腑的形态结构和生理活动的特性不同，故临床上可见五脏脉象。因五脏与气血之间又有着密切的联系，脏腑相生相克，互相平衡制约，对脉象也会有一定影响。

此外，脉与经络之间也有着十分密切的联系。大量历史资料显示，脉诊最初是经络检查方法的一部分，故原始的诊脉法是复杂的遍身诊法。经络具有内连五脏六腑，外络五官九窍、四肢百骸，网络全身，运行气血，周流全身的特点。《素问·经脉别论》曰："食气入胃，浊气归心，淫精于脉，脉气流经，经气归于肺，肺朝百脉，输经于皮毛，毛脉合精，行气于府，府精神明，留于四脏，气归于权衡。"这是对脉与脏腑、经络关系的概括，说明脉与经络之间有着不可分割的联系。

一、脉象形成的主要脏器——心、脉

（一）心

心脏是人体中重要的脏腑器官。心在五行中属火，为阳中之阳。心主血脉，主神志，为五脏六腑之大主，也称为"君主之官"。心主血脉是指心有主管血脉和推动血液运行的作用。血，即血液；脉，即脉管、脉道。心、血、脉组成一个相对独立的密闭系统，是血液运行的枢纽。心脏搏动，推动血液在全身周流运行，是血液循环的动力，也是脉象形成的动力。

心主血脉需具备两个条件：一是心形无损、心阳充沛。心血和心阴是心脏生理活动的物质基础，心气和心阳是心脏处于正常功能状态的保障。心阳是心脏功能兴奋的状态，表现为心搏加强、心率加速、气血运行加快、精神情志兴奋等。心阴是功能抑制状态，表现为心搏减弱、心率减慢和精神情志宁静等。心阴、心阳对立统一，相互制约平衡，维持心脏正常的生理功能。二是血液充盈、脉道滑利，保证血液正常运行。同时，心主血脉的生理作用也包括两方面：一是运输营养物质。心气推动血液在脉内运行，运载营养物质供养全身。二是生血。水谷精微上输于肺，贯心脉，则变赤而为血。若心脏功能正常，则面色光泽红润，脉象缓和有力，心中舒畅；若心气不足或血液亏虚，脉道不利，则面色无华，脉象细涩无力，甚则气滞血瘀而见面色暗淡、唇舌紫暗，胸部憋闷、刺痛。

主神志也是心脏的生理功能之一。心脏一方面为全身输送血液、营养物质，一方面也为自身的生命活动提供必要的能量。因此，血液也是神志活动的物质基础。《素问·八正神明论》曰："血气者，人之神。"情志变化对脉象往往会有直接的影响，若心主血脉的功能异常，脉象出现变异则必然影响神志的改变；反之，心神不宁、情绪激动亦可引起脉象动数无序等变化。

（二）脉

脉在中医藏象学说中属于奇恒之腑，与六腑不同，可以贮藏精微而不传化糟粕。脉为血之府，是气血运行的通道，心与脉在组织结构上互相衔接，构成人体的血液循环系统，在功能上相互依存和协调，故称为"心之合"。脉道作为运输血液的通路，一是要保证畅通无阻，气血循行顺利；二是要调节和推进血液在脉道内直流前进，而且不会流溢脉外，即如《灵枢·决气》中描述脉的生理功能"脉者壅遏营气，令无所避"。这说明脉不仅是气血运行的通道，所司之气还有约束和推进血流顺从脉道运行的作用，是气血周流不息，正常循行的重要保障。所以说，脉气的推动和调节是影响脉象的主要因素之一。脉气的功能状态能直接影响脉象。

从西医学来看，当心脏收缩，向主动脉射血时，血管随血压升高而扩张，在其横截面上，血管壁产生离心性的位移。当心脏减慢射血和舒张开始、停止射血时，血管中的血量减少，血压下降，血管弹性回缩，通过维持血管内的稳定压力，促使血液继续前进，在横截面的血管壁产生向心性位移。心脏周期性的收缩和舒张可使主动脉一张一缩以波的形式从主动脉根部沿着血管、管壁传播，形成脉搏波。中医诊脉从"寸口"处获得的脉象或脉图就是西医学认为的脉搏波。由此可以看出，脉象的形成与脉管自身弹性、心脏的收缩和舒张、微循环的生理状态及血容量等均有密切关系，对于维持动脉搏动和脉象形成都起着重要作用。当血管阻塞，血流不通或血管壁弹性减退，失去舒缩功能时，即使有正常心搏亦不会产生清晰的脉搏；当心脏收缩功能减退或血流量减少时，即使血管功能正常也不会产生常人的脉象。这些脉象均与人体的生理、病理状态密切相关，故脉象的诊察对于患者疾病信息的获取必不可少。

心脏和血脉在结构上互相衔接，形成了人体完整的管道系统，在功能上互相依存、共同协调，完成机体的循环功能，在生理活动上则表现为心搏和脉动相应。因此说，心和血脉是形成脉象的主要脏器。

二、脉象形成的物质基础——气、血

气、血是构成人体组织和维持正常生命活动的基本物质，也是脉象形成的物质基础。气属阳主动，血液运行需赖气的推动；血属阴主静，脉道充盈需赖血的滋润。因此，气血是否充足与脉象大小关系密切。气血不足，则脉象细弱或虚软无力；气滞血瘀，可以出现脉象细涩而不利；气盛血流薄疾，则脉多洪大滑数等。《四言举要》云："脉乃血脉，血之府也，心之合也……脉不自行，随气而至，气动脉应，阴阳之义，气如风泵，血如波澜，血脉气息，上下循环，周流不息。"

（一）脉与气

气是来源于古代哲学的一个概念，是指一种至精至微的物质，是构成天地万物的基本元素。气表现在人体内，就是机体各脏腑组织功能活动的能力。在五脏有脏腑之气，在全身有元、宗、营、卫之气，在经络有经络之气，"名虽有三，气本无二"。先天肾中生殖之精气与后天呼吸、饮食化生的精微相合，流于脉中，输布全身，为机体正常活动提供能量。各脏腑功能有异，脉会受其影响，发生大小、形态、节律、脉势的变化，产生不同脉象。

1. 脉与元气 元气这一概念最早出现在《难经》，指人体先天之本，是维持脏腑、经络生理功能的基础，是抗邪能力的主要来源，藏于肾脏之中。《难经·三十六难》有"肾两者，并皆肾也，其左者为肾，右者为命门。命门者，诸神精之所舍，原气之所系也。"这说明元气是肾气，是生命活动的根本。《难经》十分重视元气与脉诊的关系，认为"脉有根本，人有元气"，"寸口脉平而死者，生气（元气）独绝于内也"，故历代医家认为元气是"脉之根本"。《难经·八难》云："诸十二经脉者，皆系于生气之原。所谓生气之原者，谓十二经之根本也，谓肾间动气也，此五脏六腑之本，十二经脉之根，呼吸之门，三焦之原。"文中认为，脉之所以根于肾，在于肾阳的温煦作用。脏腑与脉得元气之助才能行使正常的生理功能。《脉诀》中形容"寸口虽无，尺犹不绝，往来息均，踝中不歇，如此之流，何忧殒灭"，充分说明了尺脉的重要作用。尺脉盛衰即代表元气强弱，后世医家在诊疗疾病的过程中，也多顾其虚实。若元阴不足，固摄失权，元阳偏亢则躁越，动必应手而弦，治以补元阴之气，动而结代，则元阳衰，脏腑经脉之气败绝，急当温固元阳，以防暴脱。

2. 脉与宗气　宗气是由脾胃运化的水谷精微之气和肺吸入的清气相结合而成，积于胸中，在左乳下可见搏动。脉的运行，需要宗气的推动作用。《灵枢·邪客》云："宗气积于胸中，出于喉咙，以贯心脉，而行呼吸焉。"这说明宗气总司呼吸，将肺与心连贯在一起，使血液运行于脉中，气血相互为用，调节周身气血运行输布。宗气的位置，在古代文献中也有阐述。《素问·平人气象论》云："胃之大络，名曰虚里，贯膈络肺，出于左乳下，其动应手，脉宗气也……其动应衣，宗气泄矣。"这说明宗气搏动的位置在左乳下，即心尖搏动处，"脉宗气"，说明脉的根源在此。宗气是通过肺进行呼吸运动而推动心脏搏动，虚里处所表现出来的跳动，正反映宗气的活动功能。《医门法律》云："上气之虚，由胸中宗气之虚，故其动应衣者，无常耳……有常则宗气不虚，无常则宗气大虚，而上焦之气恢恢不足也。"应动而不紧、缓而不急为常，若按之微动而不应手，则为不及，是宗气内虚的表现；反之，望见其动，外应于衣，此为太过，是宗气越泄，其动微则病轻，动甚则病重。当虚里部位出现搏动异常时，也就说明心的节律和心率出现异常，反应在脉象上，最常见的就是早搏，也就是临床常见的结脉、促脉或代脉。

3. 脉与营气　营气来源于脾胃化生的水谷精微。"其清者为营，浊者为卫"，说明了营卫之气的物质来源。营气来源于水谷之精，脾气升清，散精于肺，肺朝百脉，一者布散营入十二大经，二者散营入十二大脉，随血行内络脏腑、外散周身。《内经》中有对营气循行分布的最早描述。《灵枢·营卫生会》云："营行脉中，卫行脉外"。《灵枢·邪客》云："营气者，泌其津液，注之于脉，化以为血，以荣四末，内注五脏六腑。"营气和血，同行于脉中，二者关系密切，若营阴不足，则脉细弱无力。另一方面，营气有运行血液的功能，体现在"营气者，出于脾胃……充满推移于血脉之中而不动者也"(《读医随笔》)。

4. 脉与卫气　卫气是水谷精微物质中浓厚的部分，具有"温分肉，充皮肤，肥腠理，司开合"的功能。《素问·痹论》云："卫者，水谷之悍气也，其气慓疾滑利。"这说明卫气性慓悍滑利，活动力强而快速，布散渗透面极广。《灵枢·营卫生会》云："营在脉中，卫在脉外，营周不休，五十而复大会。"《灵枢·卫气行》云："卫气之行一日一夜五十周于身，昼行于阳二十五周，夜行于阴二十五周，周于五脏。"以上条文描述了营卫运行的规律，营气循行于脉内，卫气行于脉外，不受脉体约束，二者相伴而行，周流全身，不分昼夜，一日一夜循行五十周。卫气具有有序性、依附性、循环性等特点，既能行于脉中，也能扩散至脉外，这一特性决定经络无法阻碍、限制它，故《素问·痹论》说："不能入于脉也，故循皮肤之中，分肉之间，熏于肓膜，散于胸腹。"卫气分布于人体各处。

总之，气的作用对于脉的形成十分重要，气通过脉的鼓动和运行以显示其存在。气来源于脾胃，升降出入于肺，疏散发泄于肝，血贯心鼓搏于脉。诸气虽然作用不同，但彼此之间均有密切的联系，均可通过脉象表现出来。气的生成运行正常，则脉象和缓有力；若气机运行阻滞、不足，则影响脏腑功能，可以从脉象表现出来艰涩、无力、细软等。

（二）脉与血

血是在脉中流动的红色液态物质，由脾胃运化水谷产生的精微，上输于肺，在心赤化而生，故《灵枢·决气》云："中焦受气取汁，变化而赤，是谓血。"血液只有在脉中循行，才能发挥其正常的生理功能，对全身组织器官起着营养和滋润的作用。《素问·脉要精微论》云："夫脉者，血之府也。"《素问·举痛论》云："经脉流行不止，环周不休。"《难经·二十二难》云："血主濡之。"这些都是对血功能的概括。血液由营气和津液组成，来源于两个方面：一是通过脾胃的运化功能，化生血液，而其更新过程，更依赖于营气和肺的作用。《灵枢·营卫生会》云："中焦亦并胃中，出上焦之后，此所受气者，泌糟粕，蒸津液，化其精微，上注于肺脉，乃化而为血，以奉生身，莫贵于此，故独得行于经隧。"另一方面，精血之间存在相互资生和转化的关系，精也是化生血液的物质之一。血液在脉中正常运行，与五脏六腑的正常功能活动密切相关，当血出现病变时，也会影响脏腑，在脉象上反映出来。若血盛，血为邪迫，奔涌激荡，血流薄疾，则脉可见滑、数、疾等；若血流奔涌于外，则脉见浮、洪之象；当血液生成不足，血虚不能充盈血脉时，脉多见细、小、濡等；血行瘀滞不继，则脉歇止而见促、结、代等。西医学认为，血氧和血容量都是构成脉象的核心条件，心与肺、血与气相互作用，共同形成"心主血脉"的活动整体。

气是脉运行的动力，血是脉运行的物质基础。气、血之间相互依存，关系密切。血液生成的物质基础是精，而促使精转化为血液的，则有赖于气。气盛则血液生化有源。血液在脉中的运行，依靠气的推动作用，故"气行则血行"；同时，气可以统摄血液在脉内正常运行。总之，气血在脉中运行，脉的搏动又依赖于血的濡养，血的运行又依赖于气的推动。张景岳说："有诸中必形诸外，故血气盛者脉必盛，血气衰者脉必衰，无病者脉必正，有病者脉必乖。"

三、影响脉象形成的其他脏器

脉象的形成，不仅与心关系密切，还与其他脏腑的生理活动密不可分。《内经》中记载心脉如钩、肝脉和缓弦长、脾脉和柔、肺脉轻浮和缓、肾脉按之坚。此为五脏生理状态下形成的脉象，也称为五脏平脉。当五脏出现病理性改变时，在脉象上亦有体现，成为五脏病脉甚至五脏死脉。由此可见，五脏与气、血、脉在生理、病理上都有密切的联系，脏腑之间相互依存、相互制约，也是引起脉象改变的主要原因。

（一）肺

肺是人体的呼吸器官，是气体、营养物质交换的场所。肺吸入自然界清气，呼出体内代谢的废气，主气，司呼吸。肺对脉的影响体现在以下 3 个方面。

1. 呼吸节率与脉象 呼吸平缓时，脉象徐和平稳；呼吸急促较快时，脉率随之急促；呼吸均匀深长时，脉象呈现流利盈实；呼吸不已，则脉动不止；呼吸急迫浅促或肺气壅滞导致呼吸困难时，脉象多细涩；呼吸停止时，脉象亦无法维持。古代医家多习惯用医者的呼吸（正常人的呼吸）来计算脉搏频率，也是因为呼吸与脉搏的频率有着一定关联，《素问·平人气象论》云："人一呼脉再动，一吸脉亦再动，呼吸定息脉五动，闰以太息，命曰平人。"《内经知要》云："呼吸各一动，是一息二至也。二至为迟，迟主寒疾。"亦云："呼吸各三动，是一息六至也。六至为数，躁者数之义也。"这些条文详细描述了不同呼吸频率与脉象节律及主病的关系。

2. 肺与心、血的关系对脉象的影响 《四言举要》云："脉不自行，随气而至，气动脉应。"气对血有运行、统藏、调摄等作用，而肺主气，肺的呼吸运动及宣发肃降功能对气的运行起到重要作用。"肺朝百脉"的功能将肺气与血脉紧密联系在一起，使气血交融，输布全身以营养脏腑和体表组织；同时，肺的呼吸功能还会影响心脏搏动，呼吸不停则脉动不止，呼吸停止则脉动停止。血的生成也有赖于肺气的作用。水谷精微需"上注于肺脉，乃化而为血"，说明血的生成需要清气的充养。

3. 肺气的防御作用对脉象的影响 "肺主一身之气"，肺气具有运筹元气、抵御外邪的作用；当外邪入侵体表时，元气与邪气在体表抗争，表现为脉浮；若邪气入里中脏，则元气与邪气在内相争，脉象偏沉。所以，脉象的表现与肺主气的作用相关。

（二）肝

肝为罢极之本，主疏泄，有藏血、调节血量的作用。肝主升，肺主降，二者一升一降，周游循环，则一身气机通畅。肝的疏泄功能对于气机的调控至关重要。肝气条达，气血运行通畅，经脉通利，脏腑功能正常。若肝失疏泄，肝气郁滞，则气机运行不畅，血行艰涩，脉道拘束，脉象上多为如按琴弦，或如轻刀刮竹感等；若气郁日久，生热化火，脉象则表现为弦大有力。肝藏血，王冰在《黄帝内经素问》中注云："肝藏血，心行之。人动则血运于诸经，人静则血归于肝脏。何也？肝主血海故也。"肝的藏血与疏泄功能相辅相成，完成人体贮藏血液与调节血量的作用，直接影响脉象的形态。

（三）脾和胃

脾主运化吸收、输布水谷精微，与气血的生成密切相关，被称为"后天之本""气血生化之源"。脾除了生化血液、充盈脉道之外，还有统血的功能。脾统血即是指脾具有统摄血液在脉中运行，防止其溢出脉外的作用。《难经·四十二难》有"脾……主裹血，温五脏"的记载，《薛氏医案》云："心主血，肝藏血，亦能统摄于脾。"脾的统血作用以脾主运化为基础，脾功能正常时，气血充足，统摄力强，则血行脉中，而不溢出脉外。

脉象最基本的特征是"胃、根、神"，其中"胃气"的多少与脾和胃功能相关。《素问·五脏别论》云："五脏六腑之气味，皆出于胃，变见于气口。"饮食物通过脾胃的运化作用，化成气血，沿着经脉濡养脏腑。脏腑的功能变化可通过寸口反映出来。《类经·脉色类》云："胃气强则五脏俱胜，胃气弱则五脏俱衰。"这说明五脏强弱与"胃气"相关，气血盛衰和水谷精微的多寡，可通过"胃气"表现出来。《医宗必读》载有"有胃气则生，无胃气则死"，更强调了"胃气"是衡量正常脉象和病脉的标准。《内经》中把有"胃气"的脉象形容为"脉弱以滑"，后人据此总结，在切脉时，指下有从容、和缓、均匀、滑利的感觉是有"胃气"。所以，脉有"胃气"为平脉（健康人的脉象），"胃气"少为病脉，无"胃气"为死脉。根据脉象可以推断疾病预后、凶吉，故又有"脉以胃气为本"之说。

（四）肾

肾藏精，是封藏之本，内存元阴元阳，因受先天父母之精，主生长、发育、生殖，也被称为"先天之本"。同时，肾中还藏有五脏六腑之精，也就是后天之精，脏腑之精充足时，除供给自身生理活动所需，剩余部分贮藏在肾中。因此，《医碥》云："精者，一身之至宝，原于先天而成于后天者也，五脏俱有而属于肾。"先后天之精互相依存充养，是生命活动的原动力，可充养全身阴阳，故肾为阴阳之根、水火之宅。肾阴是阴精的根源，对各脏腑起滋养、濡润的作用，肾阳是阳气的根本，对各脏腑起温煦和推动作用。肾阴与肾阳代表身体营养物质与生理功能之总和，二者相互依存，相互制约，以达到"阴平阳秘，精神乃治"的状态。

脉象中"有根"的表现，即是肾气充盛，脉搏重按不绝、尺脉有力的感觉。后世认为，脉根有二：一是尺中为根，如《脉诀》所说："寸口虽无，尺犹不绝……如此之流，何忧殒灭？"一是沉候为根。《医宗必读》说："两尺为肾部，沉候之六脉皆肾也，然两尺之无根，与沉取之无根，总之，肾水绝也。"若精血衰竭，虚阳浮越，则脉象变浮，重按不应指，为无根脉，提示阴阳离散、病情危重。若病中肾气犹存，先天之本未绝，尺脉沉取尚可见，便还有生机。因此，脉根之有无，在脉诊中有重要意义。

综上所述，脉象是全身各个脏腑相互协调后，血在脉内运行的综合表现。无论哪个环节出现问题，都会直接或间接影响血液循行，从而表现在脉象变化上。因此，可以通过脉象的细微变化察觉相关脏腑的功能变化及所患病证。脉象是全身功能活动状态的整体反映，对疾病的诊断、判别预后等起着重要作用。

四、脉象与经络

脉与经络之间有密切的关系。虽然脉诊用的是血脉系统，但却脱离不了中医学独特的物质基础"经络"。脉与经络的联系对人体生命活动、病理生理变化都有着重要的指导意义。

（一）脉诊部位与经络的关系

脉诊的诊脉部位经历了最初的十二经遍诊法，到三部九候法、人迎气口法，再到后来较公认的独诊寸口法的变化过程。脉诊的部位，大部分分布在经络循行通路的穴位上，故脉诊部位的变化，是以经络学说为基础的。

十二经遍诊法是在手足三阴、三阳十二经脉中，按各经循行部位脉动处，选一穴位以候十二经脉之气的变化。诊脉的穴位，多取各经的原穴。《灵枢·九针十二原》云："十二原者，五脏之所以禀三百六十五节气味也。"这说明原穴是经气所处之地，最能反映疾病特点。《难经·一难》亦云："十二经皆有动脉。"《针灸甲乙经》则详细描述了十二经"动脉应手处"的穴位，如肺经的太渊穴、大肠经的合谷穴、胃经的冲阳穴等。

《素问·三部九候论》将人体头部、上肢、下肢分成上、中、下三部，每部又分为天、地、人，共9个部位的诊脉点，若哪部脉象出现独大、独小、独迟、独数，就说明该经的脏气有寒热虚实的变化。

人迎气口诊脉法的部位历代说法不一。后世医家通过整理《灵枢》《针灸甲乙经》等古籍，认为人迎脉位于颈动脉处，气口脉位于趺阳脉处。而王叔和撰写的《脉经》则云："《脉法赞》云：'关前一分，人命之主。左为人迎，右为气口。神门决断，两在关后。'"王叔和认为左手关前一处为人迎，右手关前一处为气口，为后世不少医家所接受，并用于临床。无论人迎寸口法有什么不同，都是以经脉理论为基础的。

独取寸口法是《难经》正式提出的，认为寸口是脉之大会，能反映全身脏腑经脉气血的变化。其诊脉部位是在桡骨茎突内侧的一段桡动脉。《素问·经脉别论》云："脉气流经，经气归于肺，肺朝百脉……气口成寸，以决死生。"《难经·一难》云："寸口者，五脏六腑之所终始。"这些论述都说明寸口处的气血变化可以反映全身脏腑功能改变。《难经·一难》还指出："寸口者，脉之大会，手太阴之脉动也。"手太阴肺经是十二经脉流注之始，且肺朝百脉，主一身之气，与十二经脉、五脏六腑、全身气血有密切关系。而寸口部位刚好是肺经的经穴"经渠"和输穴"太渊"所在位置，"太渊"又为脉之会，是气血流注最显现的浅表部位。因此，全身气血的盛衰及运行状况都可以反映到寸口脉上来。

（二）脉诊与经络的生理解剖关系

脉与经络皆能运行气血，濡养机体，脉多行血，经络偏于行气，二者有质的不同。

脉对应人体内的血管系统，而经络却在现代研究中难以找到与之对应的结构。经脉"内属于脏腑"，五脏六腑用之以"应天道"。十二经络的分布走行、阴阳属性都与所络属的脏腑生理特性有关。脏腑之间所存在的表里关系，并非只是解剖组织结构上的直接联系，还与神经、体液相关，而这种信息调节作用则是通过经络完成的。

《难经·二十三难》云："经脉者，行气血，通阴阳，以营于身者也。"这提示人身之气血，一方面通过血脉流通至各个脏腑组织，一方面通过经络运行至全身各处，发挥濡养作用，以维持正常的生理功能。《灵枢·海论》云："夫十二经脉者，内属于脏腑，外络于肢节。"这说明经络、脏腑、体表组织之间的密切联系，十二经脉任一脉动处，都可以了解气血、脏腑盛衰，查明病情。

（三）脉诊与经络的病理关系

当体内经气运行不畅，或某一脏腑出现病变，引起该处经脉气血不调时，均可在脉象中反映出来。而生病之后，病邪又可沿着经络，由表及里、由里达表或在脏腑组织间相互传递，发生病情的改变。《素问·皮部论》云："邪客于皮则腠理开，开则邪入客于络脉，络脉满则注于经脉，经脉满则入舍于脏腑也。"这充分说明了病邪在人体内由表到里的传变途径。而心气不足，气虚血少或气滞血瘀，经脉拘束的病患，其脉多见结代，则是内里之病变表现于脉象之上。胃脘痛伴有肝气不疏的患者，可见左关脉弦、右关脉虚，是典型的肝郁脾虚的证候，因肝木过旺克伐脾土所致。《金匮要略》"见肝之病，知肝传脾，当先实脾"的论述很好地描述了脏腑之间的传变发展趋势。

第二节 中医脉象形成的影响因素

中医学论述的整体观，不仅指人体自身是一个有机整体，还认为人与自然也是一个整体。人处在自然环境中，其生理功能与自然界的变化是相适应的。脉诊"审察内外"的原则，就是从此而来，对于诊断疾病有重要意义。

脉象的形成，除了生理因素以外，还受到体内外诸多因素的影响。人体以脏腑为核心，通过经络、血脉沟通内外，当外界出现规律性或一过性刺激引起脉象变化时，脉象可通过机体自身调节，恢复正常。这种属于生理性调节。但当环境发生剧烈变化时，可致经络、脏腑病变，从而出现脉象改变。《金匮要略·脏腑经络先后病脉证第一》指出："寸口脉动者，因其旺时而动……非其时色脉，皆当病。"当脉象与周围环境不符时，即是病脉。同时，人体自身的状态、精神情志因素等也可引起脉象的改变，中医学有"七情脉"的说法。由此可知，在判断脉象诊断疾病的时候，不仅是单纯的审察脉象，还应当将患者所处的外环境（地域、居处等）和内环境（精神情志、性别年龄、体质等）加以考虑，只有把人体与内外环境结合起来，所得出的脉象才是客观的。

一、外在因素对脉象的影响

（一）四时脉象

《灵枢·岁露论》云："人与天地相参也，与日月相应也。"《素问·宝命全形论》亦云："夫人生于地，悬命于天，天地合气，命之曰人。人能应四时者，天地为之父母。"太阳的周期性运转带来四季变化，人体气血的流动亦随之有周期性改变。这种变化早在《内经》中已有论述。《素问·脉要精微论》云："春应中规，夏应中矩，秋应中衡，冬应中权。"亦云："春日浮，如鱼之游在波；夏日在肤，泛泛乎万物有余；秋日下肤，蛰虫将去；冬日在骨，蛰虫周密。"《四言举要》将其总结为"春弦、夏洪、秋毛、冬石"四季脉象。经脉气血随四时发生变化，当外界环境改变超过人体适应能力时，就会处于疾病状态，亦能从脉象上反映出来。

1. 春脉弦 春天是四季之初，"天地俱生，万物以荣"，阳气初长，气候回暖，冰雪渐融，草木开始发芽，冬眠动物慢慢苏醒，一片生机勃勃之象。春天，阳气逐渐上升，人体应春天升发之气，阳气向外舒展，故腠理疏松，气血阳气逐渐趋表，向外透散，脉中气血也如大自然中的河川一样日益涨满。《素问·四时刺逆从论》言："春者天气始开，地气始泄，冻解冰释，水行经通，故人气在脉。"春日脉象多见弦脉，如鱼之游在波，轻虚以滑，端直以长，且有冲和之象，为春日的平脉。《素问·玉机真脏论》形容为："春脉者肝脉也……其气来，软弱轻虚而滑，端直以长，故曰弦。"弦而和缓是正常的生理性脉象，若见弦多胃少有失和缓的脉象，即是病脉，肝脏不能很好地储藏筋膜之气，就会出现病理改变，即"春胃微弦曰平，弦多胃少曰肝病，但弦无胃曰死"（《素问·平人气象论》）。

2. 夏脉洪 夏季"天地气交，万物华实"，阳气最盛，万物生长茂盛，草木生长旺盛，郁郁葱葱，江河水位上涨，天地交会最为频繁。人体应夏日旺盛的阳气，腠理完全开通疏松，代谢旺盛，气血充盛，经脉过满溢于络脉，阳气外达浮越于肌表孙络。《素问·四时刺逆从论》言："夏者经满气溢，入孙络受血，皮肤充实。"夏日脉象表现为来盛去衰的钩脉，并带和缓稍洪大的胃气脉，是夏季的平脉。《素问·玉机真脏论》形容为："夏脉者心也……其气来盛去衰，故曰钩。"钩者，曲也，夏脉举指来盛去衰，浮盛隆起而圆滑，其象如曲物，故命曰"钩"。钩而和缓是正常的生理脉象，如见钩多胃少的脉象，即是病脉，是因心不能很好地运行血脉之气，就会出现病理改变，即"夏胃微钩曰平，钩多胃少曰心病，但钩无胃曰死"。

3. 长夏脉缓 长夏是夏季之后，因湿热为主，五脏对应脾土。《素问·太阴阳明论》云："脾者土也，治中央，常以四时长四脏，各十八日寄治，不得独主于时也。"该条文认为，脾应四季之气，不独主时，每季最后十八日，属生长收藏各阶段的最后时令，居于中央而灌输四旁，结合弦、钩、浮、营四脉以适应四时，平脉不单独出现。长夏时

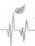

节，阳气由鼎盛逐渐下降，脉亦随之变化，较前转为弱脉。如果脉象太过软弱而少胃气，则是病理状态，是脾土为湿邪所困，不能发挥正常的运化水湿功能，进一步受损则出现代脉，即"长夏胃微软弱曰平，弱多胃少曰脾病，但代无胃曰死"。

4. 秋脉毛　秋天"天气以急，地气以明"，阳气逐渐衰减，阴气逐渐增长，万物萧条，草木枯萎，动物开始准备过冬，河水逐渐浅短，水位下降，流速减慢，自然界一派肃杀之象。随着秋天阳气逐渐收敛，人体的阳气亦随之内收，腠理逐渐转为致密，毛孔收缩。脉在肤下，在表的阳气逐渐内收，来势洪盛衰减，故秋脉轻虚漂浮，来急去散，在微浮散中带有充实的胃气。《素问·玉机真脏论》言："秋脉者，肺也，西方金也，万物之所以收成也。故其气来轻虚以浮，来急去散，故曰浮。"脉来在肤下，轻虚以浮，来急去浮，且有冲和之象，是秋日的平脉，若见浮多胃少则为病脉。肺主荣卫之气的功能发挥失常，阴阳二气无法交合，卫气与荣气不相和谐，卫气失于荣气的制约，就会出现病理改变，即"秋胃微毛曰平，毛多胃少曰肺病，但毛无胃曰死"。

5. 冬脉石　冬天是四季之末，"水冰地坼，勿扰乎阳"。冬天阳气最少，阴气最盛，万物封藏，天寒地冻，草木凋零，动物蛰伏，河水也冰封起来，水浅石出。冬天，人体阳气顺从外界，潜藏于内，腠理固密，阳气内闭，故在脉象上表现为沉以搏的石脉。《难经·十五难》言："冬脉石者，肾北方水也，万物之所藏也，盛冬之时，水凝如石，故其脉之来，沉濡而滑，故曰石。"《素问·玉机真脏论》形容为："冬脉者，肾也。北方水也，万物之所以合藏也。故其气来沉以搏，故曰营。"冬脉如营，在微沉之中，带有滑利鼓舞的胃气，是正常生理脉象，若见石多胃少，则是肾脏有病，肾不能很好地贮藏骨髓之气，即"冬胃微石曰平，石多胃少曰肾病，但石无胃曰死"。脉象太过，即脉如弹石坚硬，病在外，脉象不及，即脉去如数，不耐安居，病在中。脉沉而弹指，若滑利较少，属肾病，若毫不滑利，则是危候之兆。

（二）昼夜脉象

脉象在一年四季中有不同的变化，在一天之中也有不同。中医学认为，一天可分为平旦（清晨）、日中（中午）、日西（傍晚）、夜半（午夜）。一天中的阴阳消长，就如同一年四季一样，对应起来则早晨为春、中午为夏、傍晚为秋、夜半为冬。《灵枢·顺气一日分为四时》云："以一日分为四时，朝则为春，日中为夏，日入为秋，夜半为冬。"一年之中有寒、热、温、凉的变化，一天之中也是如此。所以，一天中的脉象也会出现如四季的改变。固定某一季节，细察某日脉象，就会发现一天中的细微区别，如夏季洪脉为主，晨起时，脉洪而略弦，中午时，脉洪而大，傍晚时，脉洪而稍浮，午夜时，脉洪而略沉。此为夏季一天之中的平脉。"旦慧昼安，夕加夜甚"就是根据人体一天之内阳气变化特点总结的疾病病理变化。因傍晚、夜间阴气盛，阳气弱，邪气易于侵犯，故疾病易在此时发作加重，可以据此特点，对疾病进行预防治疗。《脉经·扁鹊阴阳脉法》云："脉平旦曰太阳，日中曰阳明，晡时曰少阳，黄昏曰少阴，夜半曰太阴，鸡鸣曰厥阴，是三阴三阳时也。少阳之脉，乍小乍大，乍长乍短，动摇六分……太阳之脉，洪大以长，其来浮于筋上，动摇九分……阳明之脉，浮大以短，动摇三分。大前小后，状如科斗，其至跳……少阴之脉紧细，动摇六分……太阴之脉紧细以长，乘于筋上，动摇九分……厥阴之脉，沉短以紧，动摇三分。"从条文中可以得知，白天人体活动较多，脉象偏于大而有力，脉搏较快，晚上机体各方面处于休息状态，脉则细紧，脉搏减慢；脉象的部位日西后下沉，平旦后逐渐上浮；脉搏与昼夜阴阳变化有密切关系，是人体的正常生物节律，如果体内出现病理改变，脉象也会随之出现变化。

（三）五脏脉象

《素问·生气通天论》认为"四时之气，更伤五脏"，提出了四季变化与脏腑之间的关系。《素问·平人气象论》提及了五脏在四时的平、病、死脉象，说明四时脉象与五脏的关系。人体内脏与自然界气候息息相关，一般情况下，五脏病脉不受四时支配，而四时病脉达到五脏受病程度才会从脉象表现出来。五脏的平、病、死脉均以胃气为根本，有胃气为平脉，少胃气为病脉，胃气绝者为死脉。《灵枢·始终》云："邪气来也，紧而疾；谷气来也，徐而和。"这说明脉有冲和之气，和缓滑利，是有胃气的表现。这与四时脉象是一致的。

1. 肝脉应春　肝与春气相通，具有春天的特点，喜条达而恶抑郁。肝保持柔和舒畅、升发条达，才能发挥正常的生理功能，如春季树木生长舒展、充满生机一般，故肝脉对应春季脉象，应为弦脉，和缓弦长，如长竿末梢柔软，伴有胃气冲和。《素问·平人气象论》形容为："平肝脉来，软弱招招，如揭长竿末梢，曰肝平，春以胃气为本。"若由于各种原因出现肝失疏泄，肝气抑郁不舒，或者肝气过旺，化火上犯，都会表现出弦多胃少的病脉，"病肝脉来，盈实而滑，如循长竿，曰肝病"。当脉象出现饱满、按之有力，如切循直长的木杆，而无柔和的感觉时，说明肝气抑郁太过，郁愤之气鼓动血液涌动，为肝病的表现。而肝脉如果切诊时有如按弓弦的感觉，紧绷而硬，脉体细窄，则是肝病的死脉，即"死肝脉来，急益劲，如新张弓弦，曰肝死"。

2. 心脉应夏　心与夏气相通，具有夏季的特点，为火烛之脏。心之阳气可推动全身血液循环，维持生命活动。夏季阳气最盛，与心相应，故心脉对应夏季脉象，应为洪脉，来盛去衰，来疾去迟，微钩而有胃气。《素问·平人气象论》形容为："平心脉来，累累如连珠，如循琅玕，曰心平，夏以胃气为本。"若由于各种原因损伤心脏，出现心阳偏亢或者心阳不足，则会表现出太过或不及的脉象，"来盛去也盛"或"来不盛去反盛"，即"病心脉来，喘喘连属，其中微曲，曰心病"。心阳严重不足时，失其推动、温煦的生理功能，脉则钩象明显，手下切脉如按薏苡子，且毫无胃气冲和之象，被称为心之真脏脉，也是心之死脉，即"死心脉来，前曲后居，如操带钩，曰心死"；"真心脉至，坚而搏，如循薏苡子累累然"。

3. 脾脉应长夏　脾与长夏相通，《素问》描述脾土为"孤脏以灌四傍者也"。其不独

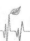

主某一时，而旺于四脏，对四季的变化更替起到一个"化"的作用，如同脾脏居于人体中央，主运化饮食精微、水液，故脾脉对应长夏脉象，应为缓脉，如鸡践地，柔和从容均匀。《素问·平人气象论》形容为："平脾脉来，和柔相离，如鸡践地，曰脾平，长夏以胃气为本。"若由于各种原因出现脾功能受损，就会出现脉实急促，少胃气的病脉，"病脾脉来，实而盈数，如鸡举足，曰脾病"。若脾脏受损严重，危及生命，则脉象弦硬、坚锐，或如屋漏滴水，良久复来，或如流水，去而不返，即"死脾脉来，锐坚如乌之喙，如鸟之距，如屋之漏，如水之流，曰脾死"。

4. 肺脉应秋　肺与秋气相通，具有秋天的特点，主一身之表，与皮毛合。肺居于人体高位，有"华盖"之称，主宣发肃降，与秋季的肃降收敛相应，故肺脉对应秋季脉象，应为浮脉，轻虚以浮，如榆荚轻轻飘落，不疾不徐，微毛而有胃气。《素问·平人气象论》形容为："平肺脉来，厌厌聂聂，如落榆荚，曰肺平，秋以胃气为本。"若由于各种原因出现肺脏受损，邪气入侵，肺气不能宣发肃降，不上不下，脉象艰涩而难，中间实，两边虚软，则是太过的病脉，即"病肺脉来，不上不下，如循鸡羽，曰肺病"。若脉来不及，如水上漂物，浮而无根，则是肺死脉，即"死肺脉来，如物之浮，如风吹毛，曰肺死"。当肺脏衰竭，危及生命时，脉象毛至极点，毫无胃气，即为真脏脉，"真肺脉至大而虚，如以毛羽中人肤"。

5. 肾脉应冬　肾与冬气相通，具有冬天的特点。肾藏而不泄，内藏元阴、元阳，命门之火潜而不露，与冬天蛰藏之状相似，故肾脉对应冬季脉象，为沉脉，圆润滑利，按之稍沉，胃气为本。《素问·平人气象论》形容为："平肾脉来，喘喘累累如钩，按之而坚，曰肾平，冬以胃气为本。"若由于各种原因损伤肾脏，邪气入侵，可出现"其气来如弹石"的太多之象，或者"其气如数"的不及之象。若出现如按在牵拉的葛藤上的感觉，脉象绷直，缺乏平柔之象，则是病脉，即"肾脉来，如引葛，按之益坚，曰肾病"。若肾脏虚损严重，脉沉重应指如石或夺索，没有丝毫胃气，则是死脉，即"死肾脉来，发如夺索，辟辟如弹石，曰肾死"。

（四）地理位置与饮食居住环境对脉象的影响

我国国土辽阔，分布地域不同，气候不一，不同地域环境有不同的饮食习惯，故居住人群的体质和脉象也可因地域环境不同而出现差异。《素问·异法方宜论》云："东方之域，天地之所始生也……西方者……天地之所收引也……北方者，天地所闭藏之域也……南方者，天地之所长养，阳之所盛处也……中央者，其地平以湿"。条文认为，东方地区得天地始生之气，近水而多食鱼，喜食咸，故其人肤色偏黑，腠理松疏，脉象多缓；西部地区，多山与砂石，人们依山而住，多受风，水质偏硬，喜食骨肉之类，故脉象多刚劲有力；北部者，环境寒冷，人们依山岭而居，天寒地坼，多游牧生活，多吃生冷之物，脉象多实；南方为阳气最为旺盛之处，地势低，水质偏软，多雨水雾露，人们喜吃酸类和腐熟的食物，脉象多软。这是人们居住的地理位置与饮食习惯反映的一般生理脉象变化。张石顽对此也有论述："江南之人元气最薄，脉多不实；西北之人惯拒风寒，内外坚固，故脉多沉实；滇粤之人，恒受瘴气，惯食槟榔，表里疏豁，故脉多微数，按之少实。"而日常的生活起居对于脉象也会有影响，如活动时脉率增快，搏动有力，休息时，脉率减慢，按之和缓；饮食后脉多洪缓有力，久饥者脉象软弱无力；大量饮酒后脉多滑数或洪大。《医宗必读》云："酒后之脉常数，饭后之脉常洪，速行之脉必疾，久饥之脉必空，室女尼姑多濡弱，婴儿之脉七至。"因此，切脉的时候也需考虑脉象在这些生理情况下的改变；同时，居住与饮食习惯不良，也有可能引起脉象的病态改变。

二、内在因素对脉象的影响

（一）机体状态

中医学认为，人体每时每刻都在受内外界环境影响做阴阳升降活动，反映脏腑气血阴阳变化的脉象也因此无时无刻不发生变化。人的性别、年龄、体型、脉位各有不同，故脉象也会随机体状态有所差异。

男女异性，阴阳各有盛衰，男属阳，阳气盛，女属阴，阳气弱，故妇女之脉较男子濡弱、短小，《千金要方》云："凡妇人脉欲常濡弱于丈夫。"在寸口处诊察脉象时，因左手为阳，右手为阴，故男子阳气偏盛于左，左侧脉大为顺，而女子阴血偏盛于右，右侧脉大为顺。从单侧寸、关、尺三部来看，寸为阳，迟为阴，男子多寸盛尺弱，女子多尺盛寸弱。气为阳，血为阴，男主气，女主血，男性的脉多较女性浮而力大，可能与男性心脏每搏输出量较多，气血旺盛相关。

年龄对脉象也有着明显影响。人的一生当中，气血盛衰随年龄而变，故脉象亦有变化。小儿多"纯阳之体"，其脉偏数；青年人气血旺盛，脉多实大；老年人气血衰虚，脉偏濡弱。并且，小儿因是稚阳之体，气血未充，故与常人不同，一般过周岁才诊脉。在生、长、衰、老的不同阶段，人体的生理结构和功能在逐渐退化，如血管壁弹性逐渐下降、外周阻力升高、心脏搏动减弱、脉压差增大等。这些都会在脉象上有所体现。

从体型来看，身材高大者脉体偏长，身材矮小者脉体较短。《脉经》说："脉之迟速、大小、长短皆如其人形性者，则吉。反之者，则为逆也。"《千金翼方》说："人大而脉细，人细而脉大……人壮而脉细，人羸而脉大，此皆为逆，逆则难治。"《灵枢·逆顺肥瘦》还将人的体质区分为肥人、瘦人、肥瘦适中（端正敦厚）3 种类型，身形肥胖者脉多微沉而偏细，身形瘦削之人，脉多微浮而偏大，都属于人的正常脉象。

还有一些比较特殊的脉象，如六脉同等沉细无病的"六阴脉"和六脉同等洪大无病的"六阳脉"，均属于正常的生理脉象；也有桡动脉位置偏移引起的"反关脉"和"斜飞脉"，是由桡动脉畸形所致，也属于正常生理差异。

（二）情志因素

《素问·阴阳应象大论》云："人有五脏化五气，以生喜怒悲忧恐。"人的情志变化与脏腑功能密切相关，若情志受到长久或过度刺激，也会使脏腑、气血、阴阳失调而患病。寸口脉可以反映脏腑气血变化，是人体功能状态的客观表现，过激的情绪使人体气机逆乱，气血失调，故诊察该处脉象变化，能了解情志对人体的影响。《素问·经脉别论》言："人之居处动静勇怯，脉亦为之变乎？岐伯对曰：凡人之惊恐恚劳动静，皆为变也。"

《三因极一病证方论》云："七情，人之常性，动之则先自脏腑郁发，外形于肢体，为内所因。"亦云："七情者，喜怒忧思悲恐惊是也。"这说明，七情既可以是正常心理反应，也可能是应激状态下的脏腑致病因素。七情可分属于不同脏腑，既生于五脏也能伤及五脏。七情对应五脏，心主喜，过喜则伤心；肝主怒，过怒则伤肝；脾主思，过思则伤脾；肺主悲、忧，过悲、过忧则伤肺；肾主惊、恐，过惊、过恐则伤肾。

心在志为喜，"喜则气和志达，荣卫通利，故气缓矣"。喜悦能使人精神振奋，心情愉悦，脉象和缓，但是过喜则心气涣散，神不守舍。《医学入门》认为"喜伤心脉虚，甚则心脉反沉"，就是说喜气太过，则损伤心脉，心血耗散，气血亏虚，而表现出虚、沉之象，此时的脉象即为病脉。肝在志为怒，"怒伤肝，其气击"，当人产生愤怒之情时，气血上逆，向上搏击，甚者可致气血不相接，而出现厥证，《素问·生气通天论》形容为"大怒则形气绝，而血菀于上，使人薄厥"。《脉理求真》认为"怒伤肝而脉急"，《脉象图说》也认为"暴怒则脉弦"，说明怒则血流加速，脉道激荡，气血相搏，充斥脉道，出现滑、弦、数的病脉。肺在志为忧，忧伤之气阻碍肺的气机运行，使其宣发肃降功能失调，气衰不行，《景岳全书》描述为"忧伤于肺兮，脉必涩而气沉"。忧思伤肺，则气机郁而不行，脉道闭塞，且多易形成瘀血、痰饮等病理产物，病脉多表现为沉、涩、细。悲亦属肺，悲则气消，是忧的更进一步表现，《素问·举痛论》形容为"悲则心系急，脉布叶举，而不焦不通，营卫不散，热气在中，故气消矣。"悲伤过度，精气衰竭，心神沮丧，久则伤形，脉多有沉细、短、紧促等病理表现。脾在志为思，思则气结，过思伤脾，气机郁结于中焦，则脾失运化之职。《素问·举痛论》云："思则心有所存，神有所归，正气留而不行，故气结。"思虑过度，抑郁忧愁，脾气伤且心下痞闷，可出现结滞缓怠的病脉。肾在志为恐，恐则气下，"恐则伤肾而脉沉"。《素问·举痛论》云："恐则精却，却则上焦闭，闭则气还，还则下焦胀，故气不行矣。"恐多因自身气血不足、心神不定而易生，气机多乱，坐卧不安，心神不宁，且易生疑心，多表现为沉、沉弱等病脉，《医宗金鉴》形容为："恐则血随气下，故色白也。怖则神随气失，故脉如乱丝也。"惊与恐近，但惊多来自外因，心无所倚，神无所归，虑无所定，气乱而脉散，有人认为"惊则脉来动不定"，也有人认为"惊伤心脉动，甚则入肝脉散"。总结各家论点，惊的病脉多见数、虚、动等。

由此可见，情志的变化会带来脉象的改变。《医学入门》云："喜伤心脉虚，甚则心脉反沉；思伤脾脉结，甚则脾脉反弦；忧伤肺脉涩，甚则肺脉反洪；怒伤肝脉濡，甚则肝脉反涩；恐伤肾脉沉，甚则肾脉反濡。"情绪在人的行为活动方面起着巨大的调节作用，当受到巨大打击时，心理和生理都会产生巨大变化，出现血管痉挛、胃肠道痉挛、心排出量增加、食欲降低等应激状态，可能成为全身疾病或精神疾病的诱因。因此，医家在诊脉时，也应注意患者的心理状态及由此可能引起的脉象改变。

（三）体质因素

体质是个体在形态结构、生理机能和功能活动等方面综合的、相对稳定的特性。中医学认为，体质反映了人体的气血阴阳、骨节肌肉、皮肤经脉等一系列情况，是机体脏腑、经络、气血、阴阳的盛衰偏颇形成的素质特征。脉象是气血运行的通道，可反映气血在体内的变化，在循行过程中不断传递体内脏腑运动的信息，故脉象能反映人体脏腑、气血、阴阳、经络等综合信息，机体的体质信息也能通过脉象有所了解。

《灵枢·阴阳二十五人》归纳了二十五种人不同的体质特点，《灵枢·通天》记载了太阴、少阴、太阳、少阳、阴阳和平五种人的体质状况，并根据气血、阴阳偏颇，血脉情况制定相应的治疗法则。不同的体质，体内气血多有差异，气血是脉象和体质的物质基础，故气血差异可造成脉象表现不同。《脉说》云："人之禀质，各有不同，而脉应之。如血气盛则脉盛，血气衰则脉衰，血气热则脉数，血气微则脉弱，血气平则脉和。"《灵枢·阴阳二十五人》和《灵枢·通天》中虽未给出不同体质人对应的脉象，但根据气血、阴阳理论可以推断，木行人脉多弦、火行人脉多洪、土行人脉多缓、金行人脉多浮、水行人脉多沉。

唐代孙思邈在《千金要方》中指出："凡人秉形气有中适，有躁静，各个不同，气脉潮动，亦各随其性韵。"通过脉象与平日正常体质间正反对应的程度，来判断疾病轻重缓急、病程长短及预后。周学海在继承《内经》"度肥瘦""合男女"论述的基础上提出："长人脉长，短人脉短。性急人脉急，性缓人脉缓。肥人脉沉，瘦人脉浮，寡妇室女脉濡弱，婴儿稚子脉滑数，老人脉弱，壮人脉强。"这说明人的体质当与脉象相应，脉象与体质相合为顺，反之则为逆。结合患者脉象，还可以推测患者体质类型，在诊断疾病时可提供参考。《灵枢·根结》云："王公大人，血食之君，身体柔脆，肌肉软弱，血气慓悍滑利。"地位尊贵者，平日素食膏粱厚味，缺乏劳作，身体素质较差，肌肉软弱，气血滑利，在治疗时应当与普通百姓不同。"刺布衣者，以火焠之；刺大人者，以药熨之"，即是在治疗上的不同策略体现，也是根据体质不同作出的治疗方案。张景岳在《景岳全书》中言："顾凡诊脉者必先识其脏腑，而后可以察病脉；先识常脉，而后可以察变脉。于常脉中可察人之器局寿夭，于变脉中可察人之疾病凶吉。诊家大要，当先识此。"脉象反映机体脏腑、气血功能变化，与体质的形成密不可分，一般而言，平和质脉象和缓有力、阴虚质脉细数、阳虚质脉沉迟无力、痰湿质脉滑或濡、湿热质脉滑

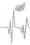

数或濡数、气虚质脉弱、瘀血质脉细涩或见结代脉等、气郁质脉弦、特禀质脉弱。在诊疗疾病时，应充分考虑脉象与体质的关系，审而察之，辨体辨证治疗。

附：西医学对脉象机制研究的影响

西医学认为，脉搏的形成，是由于心脏节律低泵血引起心室持续不断的收缩与舒张作用，血液经由心室射入主动脉，在体内的脉管系统中运行，分布于全身各组织器官；而远端的血液则通过静脉系统回流至心脏，通过毛细血管的交换作用，复入心脏，周而复始。左心室将血液排到动脉，引起主动脉根部的波动反射，沿动脉传向外周血管，至桡动脉处，形成中医的脉象。参与整个过程的心血管系统、神经体液因子、微循环系统及血液成分等因素，都是形成脉象的重要组成部分。

从心血管功能来看，心脏搏动的强弱、血管壁的弹性、心率的快慢都会对脉象的形成产生影响。若心脏搏动弱，则每次射血量减少，在桡动脉处可能出现微弱的脉象；若管壁弹性减弱，则脉象弦紧而不柔和；若心率或心律出现改变，则可见迟数脉或者结代脉象。同时，血管壁的弹性和心率的调节还受到神经体液因子的调节。肾上腺素的分泌可刺激血管收缩，血管充盈增加，表现出弦紧有力的脉象。迷走神经具有抑制的作用，可使脉搏减慢；交感神经则有兴奋的作用，刺激脉搏加速。当血黏度发生变化时，脉象也会发生改变。有研究显示，弦脉与全血黏度、血浆黏度增高，红细胞变形能力改变有关；涩脉时全血黏度、血浆黏度、红细胞压积、红细胞聚集指数及变形指数明显增高；滑脉则血浆黏度、红细胞压积、全血黏度降低。微循环系统可将血液中的氧气和营养物质带到组织细胞，并带走其产生的废物，实现新陈代谢，其中起主要作用的就是红细胞和白细胞。对微循环红细胞流动力学及血液流变学的进一步研究，可提高脉诊的深度和广度。有课题研究构建了仿生脉象模拟平台，依据血液动力学的原理、方法和已有的桡动脉血管等效模型，建立了桡动脉血液流动模型，推导出脉动压与取脉压力的关系，从理论上对中医诊脉变化取脉压力作出了科学解释；并且通过快速脉象采集方法采集了中医脉象信号，验证了取脉压力数学模型和桡动脉血液流动模型的正确性，为中医脉诊客观化研究提供了理论支撑。在此基础上进一步进行实验研究，在仿生脉象模拟平台模拟其他因素固定时血液黏度与血管硬度改变，观测对脉图参数的影响，进而探讨影响脉图参数的血液动力学及流变学相关因素。脉象的形成与心脏的功能、脉道的通畅、血液的充盈密切相关，而研究显示，血液黏度变化和血管硬度的变化均能对脉象形成产生影响。这表明，血液成分的变化和血管成分组成的变化对脉象的形成、脉图参数均是重要的影响因素。

对现代脉象机制研究有较大影响的理论有弹性腔理论、弹性管道脉动流理论及非线性弹性腔理论。

1. 弹性腔理论 1899 年，Frank 为了研究动脉系统的集中参数，提出了风箱理论，同时将该理论模拟成便于实际应用的模型，被称为弹性腔模型。此模型将主动脉压力和体积比拟为线性关系，将主动脉看作一个弹性腔，而将心泵、主动脉、小动脉及毛细血管比拟为往复泵－空气腔－终端阻力的简化模型，此即弹性腔模型。这个模型假定了3个条件：假定整个动脉系统是一个弹性腔，腔内各部位压力相等，只有弹性腔的终端才存在阻抗，其余各处无阻抗；假定脉波的速度是无限大的；还假定了动脉系管壁应力与应变呈线性关系。在此弹性动脉腔的作用下，心室收缩期的动脉压力不致过高，而舒张期内动脉中的血液流动不致中断。也就是说，弹性腔的存在可以保持动脉中血液流动的平稳性，而且持续不断。虽然将主动脉考虑为一个弹性腔是一种较粗糙的近似模型，但是弹性腔理论提出的人体体循环系统的特征是基本符合生理情况的。

但是，弹性腔忽略了一条重要的生理现象，即人体动脉中位置不同，压力也会随之改变，在整个主动脉腔中，各点的压力随时间的变化而变化，并不是一成不变的。弹性腔只有在脉搏波的传播速度接近无限大时才有可能出现，而实际上脉搏波的传播速度约为5米/秒。可见，将主动脉考虑为一个弹性腔是一种不够完善的模型。

20世纪60年代，为了进一步探讨人体循环系统的特征，基于前人弹性腔理论的基础，美国的戈特温和瓦特共同提出了更适用于人体的双弹性腔模型。此模型不仅把人体的主动脉及其主要的分支看成两个弹性腔，又将血液沿固有的方向流动定义为血液惯性。

总之，双弹性腔模型是基于人体的循环特征提出的，可以比较完善地刻画心血管系统及血液流动的某些重要特征，因而在心血管系统的模拟、分析、检测方面得到广泛的应用。但是，双弹性腔模型仍然存在一定缺陷，是一种集中参数模型，并不能准确地反映人体脉搏波的传播特性，与人体心血管系统具有分布参数、波动的特性是不相符的。

弹性腔理论的临床应用：王昊等在双弹性腔理论的基础上设计了一种专门检测心血管系统的脉搏波发生器，能够捕捉到在心脏舒张期出现的一些特色脉搏波波纹，诸如潮波、重搏波等，对于心血管病的诊断及治疗有很大帮助。更重要的是，这款脉搏波发生器不同于以往的复杂设备，它的结构简单，方便携带，同时可以精准地测得脉搏信号，为脉搏波的教学、科研、采集等提供了解决方案。刘静纨等在双弹性腔模型的基础上建立了一个能表征人体微循环血流特性的微循环模型，应用该模型可以计算出不同微循环生理状态下的容积脉搏血流，也可以更深入地掌握微循环容积脉搏血流的信息特征和频率特性。此模型不但丰富和完善了心血管弹性腔模型理论，更使医者对容积脉搏血流的生理机制有了更多的了解。柳兆荣将弹性腔理论应用到心血管参数的检测中，利用压力脉搏波形图的面积可以分别测得主动脉扩张度、末梢阻力与每搏输出量，从而为预测某些心血管疾病的发生、提高临床诊断的准确性提供了客观依据。魏华江等将双弹性腔模型应用于心血管系统的研究，分析并计算了患有心肌疾病患者群的舒张期肱动脉压力的相位谱，发现患有心肌疾病者的相位谱的包络线与频率呈正相关，即随着频率的不断升高而不断增大，但没有出现搏动现象。这对于更直观、形象地区别两类人群提供了可靠的依据，同时为研究心血管疾病患者舒张期动脉压力开辟了一种新方法。吴峥嵘等基于双弹性腔理论，同时结合非线性的麦夸脱迭代方法，成功编制了一种用于估计脉搏波压力变化规律的计算机程序，并证实血管系统阻力的大小与波形中重搏波的高度及位置有明显的关系，即重搏波位置越高，血管阻力越大。这不仅有利于定量研究脉搏波阻力的特性，也为心血管疾病的临床诊断提供了有价值的实验依据。徐礼胜等将双弹性腔理论与整个心动周期脉搏波的参数估计方法相结合，建立了符合动脉系统血流动力学的参数模型，并应用此模型分析了左心及动脉系统耦合的实测脉搏波数据。此方法可以降低主动脉顺应性参数的结果误差，也可以为设计心脏辅助装置、诊断心脏系统疾病提供指导。罗志昌等将双弹性腔理论应用到人体心血管系统中，对 25 名受试者进行脉搏波压力测定，通过参数估计方法详细研究了不同运动状态下模型参数的变化规律。研究发现，模型参数的变化规律可以反映运动负荷下心血管的功能状态，也可用于评价心血管系统的储备与调节功能，说明双弹性腔模型参数的变化规律确实能够反映心血管系统生理状态的变化。郭维等将弹性腔模型与脉搏波信号相结合，用于人体动脉血压的连续测定。他们应用自主研制的穿戴式人体生理参数监测系统采集受试者的脉搏波信号、心电信号及血压数据，通过推导三者之间的关系得到了血压测量的平均偏差和标准偏差。该方法的测量精准度符合美国医疗器械促进协会建议的标准，为临床上长时间连续血压测量提供了一种新方案。陆小左等基于双弹性腔模型建立了桡动脉血管的电路模型，并应用此模型模拟血液在血管中的流动状态及取脉时的指力变化对脉搏的影响，发现关部取脉压力变化时受影响最大的是寸部脉象波形，从理论上验证了中医医师的指力变化对脉搏影响的合理性。

2. 弹性管道脉动流理论 弹性管道脉动流理论是表示脉搏传播的一种理论。该理论综合了生物力学及固体力学的理论，基于血液黏弹性和非牛顿性的特性，以及血管是非线性的黏弹性体的学说。该理论提出了一种假设，即血管各处是压力均等的弹性直管，其横截面积恒定不变为 S，流动在血管中的血液密度以 ρ 表示。该理论忽略了血液的黏性，认为血流是理想流体，而其他动脉分支的影响则为弹性管两端的纯流阻。那么，该弹性管的输入即脉搏则是由 N 个以 τi 为延时的阶跃信号 Pi 组成，阶跃函数为 U（t−τi），由此可得出关于脉搏波 Po 的方程式为 Po（t）= PiU（t−τi）。早期的 McDonald 的理论计算和 Schultz 的实验研究都已证明，哺乳动物的血管流动都不是形成流动，而是发展流动。而且，动脉血管中固有的锥度角，使得其中的流动永远维持为发展流动状态。血管中血液流动的轴向速度分布及压力分布均与血管的弹性性质无关。

弹性管道脉动流理论的临床应用：刘双双等在弹性管道脉动流理论的基础上研制了仿真电路模型，用以模拟脉动流循环系统，应用此方法构建的体外脉动流模拟装置，使动脉管内压力与流量接近生理状态，不仅可以测得流量波形、目标压力，还可应用于人工心脏瓣膜及人工心泵或其他形式的循环液路系统的研究中。王文全等借助计算流体动力学，三维模拟了 DeBekey Ⅲ 型胸主动脉夹层血液脉动流，分别获得了夹层血液流动在一个心动周期内不同时刻真假腔纵向切面、横断面的流线分布及血管壁面压力和剪应力分布，表明主动脉夹层内血液流动的动力学与血压值密切相关，且无论是正常血压或是高血压，在整个心动周期内，主动脉壁面剪应力几乎相等。秦婵等依据以往的数学模型自主研制了一套血液流动的模拟系统。该系统既适合于锥形圆直血管的模拟实验，也适合于等截面圆直血管或其他异形截面的直血管的模拟实验，为研究血管入口流动问题提供了一套效果良好的装置。魏延宾等自主研发了一套可以用于测量冠脉支架血流动力学性能的测试装置。该装置可以准确分析血管支架耦合系统的血流动力。研究结果表明，将冠脉支架植入血管后，距离冠脉壁面 0.1mm 的范围内血液流速很低，低 WSS 区域易在此形成，而当 WSS 低于 0.4Pa 时，极易引发血管内皮增厚，造成血管的再狭窄。本实验为日后研究血流动力学性能及后期冠脉支架的优化提供了有效的验证手段。乔爱科等采用有限元分析方法对狗的主动脉弓和升主动脉内的生理脉动流问题进行研究，发现在整个心动周期过程中，血管弯曲处的壁面剪应力呈现很强的脉动性，而且内皮细胞对壁面剪应力是敏感的。这对研究血液脉动学与动脉硬化之间关系提供了比较可靠的依据。

3. 非线性弹性腔理论 1960 年，Cope 基于以往的研究发现，人体主动脉的压力与体积并非呈严格的线性关系。因此，他认为以往对于人体大动脉作线性弹性的假定可能会造成经典理论误差。为此，他采用了 Remington 对离体主动脉的大量实验所得的结果，提出了主动脉的压力与体积的关系近乎呈抛物线型的观点，此即非线性弹性腔理论。该理论认为，当人体主动脉瓣打开时，弹性腔内的压力与体积是瞬间上升到确定的最大值，直到瓣膜关闭这个值一直保持恒定。可以举例说明，当人体血压低于 170mmHg 时，可以用一根二次抛物线的升支来近似；而当血压高于 170mmHg 时，则用一根平行于压力轴的直线来近似，从而建立了非线性弹性腔模型。根据此理论，Cope 分析了脉搏波压力与血压值的关系，进而应用脉搏波形图来估计血压值的高低，为测量血压开辟了另外一种方法。此外，他还提出了用脉图来估算血管扩展度的方案，但是这种方案是有创性的。

在非线性弹性腔理论基础上可以推导出两个重要的心血管参数：①动脉弹性模量：是动脉顺应性的倒数，代表了动脉的刚性。②外周阻力：是指每毫升血液在单位时间（秒）内从小动脉至静脉所需的压力差数，单位为毫米汞柱·秒／毫升（mmHg·sec/mL）。利用二者与动脉压力脉搏波之间的关系，可以测得脉图面积和每搏心输出量，用于联合测定血管功能。

非线性弹性腔理论还认为，在血压较高的情况下，动脉腔的体积不再随血压的变化而呈现出简单的线性关系，此时，动脉的顺应性已不再是一个常量，而是随压力变化的变量。有资料研究表明，当动脉压力较大时，动脉管腔呈现出明显的非线性特征。

非线性弹性腔理论的临床应用：杨鹏麟把非线性弹性腔理论加以适当变换，求得了弹性腔扩张性、每搏量、外周阻力等数值，进一步验证了非线性弹性腔理论的合理性。李惜惜等依据动脉管壁的非线性弹性特性，应用无创伤检测方法测得心血管动力的某些

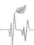

参数，发现某些浅表动脉所描记的脉搏波形图可以替代大动脉脉搏波形图。他们通过比较有创检测法与无创检测法发现，二者在估算动脉顺应性与外周阻力方面差异很小，但是无创检测的方法可行性更强，对于临床应用具有很大的价值。柳兆荣等通过对非线性弹性腔理论改造，建立了压力与体积之间的指数和对数关系，并分别建立了相应的非线性弹性腔模型的基本方程，在此基础上得出了心血管参数与压力脉图面积之间的关系，可以用来精准计算动脉顺应性。此外，由指数关系与对数关系建立的非线性弹性腔模型应用到心血管系统的无创检测中也具有推广价值。任力锋应用计算机仿真模拟了非线性双弹性腔模型和非线性三弹性腔模型，发现相比于非线性单弹性腔模型来说，非线性多弹性腔模型计算出的压力与流量曲线更接近实测曲线，而非线性三弹性腔模型所得的重搏波曲线更为明显，对于将系统仿真与临床医学相结合是一个新的尝试。许世雄等采用集中参数模型模拟心血管系统，建立了非线性动力学方程，发现心脏后负荷系统、血压、血流量等对于左心室舒张末期容积均会产生影响，进而说明了非线性动力学是分析心血管节律变化及生理节律现象的有效手段。杨鹏麟基于非线性弹性腔理论，对21位矽肺患者进行研究，一方面证实了患者的肺动脉压力 – 容量关系符合非线性弹性腔理论，另一方面也证实了患者的肺循环时间常数与肺动脉平均压有良好的相关性，为临床提供了客观依据。

第三节　中医诊脉部位与方法

一、诊脉部位

关于诊脉的部位，历史上有多种认识，主要有遍诊法、寸口诊法、三部诊法。

（一）遍诊法

1. 基本原理　遍诊法源自《素问·三部九候论》，又称三部九候法（图 2-1）。切脉的部位选择人体的头、手、足三部，每一部又分为天、地、人三候，三而三之，合而为之九。遍诊法是在诊脉历史发展过程中对医者诊断疾病、判断预后具有重要意义的一种诊脉方法。

《素问·三部九候论》云："帝曰：何谓三部？岐伯曰：有下部，有中部，有上部，部各有三候。三候者，有天、有地、有人也，必指而导之，乃以为真。上部天，两额之动脉；上部地，两颊之动脉；上部人，耳前之动脉。中部天，手太阴也；中部地，手阳明也；中部人，手少阴也。下部天，足厥阴也；下部地，足少阴也；下部人，足太阴也。故下部之天以候肝，地以候肾，人以候脾胃之气。"亦云："故人有三部，部有三候，以决死生，以处百病，以调虚实，而除邪疾。"三部九候诊法是古代最早的一种遍诊法，正常情况下，九候是上、中、下相应的，说明人体健康无病；若见九候间出现不相协调的脉象，则为病态。三部九候诊法在现代临床中亦有一定的参考价值。如见足背动脉减弱或消失（即趺阳脉）预示着动脉血管的病变，可考虑下肢动脉粥样硬化闭塞症、糖尿病足等。

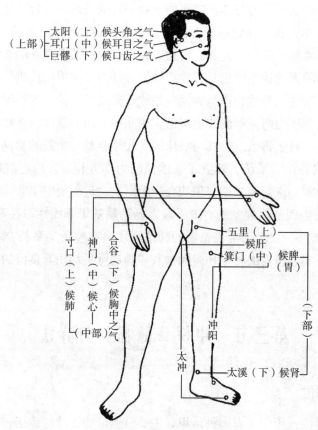

图 2-1　三部九候法示意图

遍诊法的相应诊脉部位及诊断意义如表 2-1 所示。

表 2-1　遍诊法诊脉部位及诊断意义

三部	九候	相应经脉和穴位	所属动脉	诊断意义
上部（头）	天	足少阳经（两额动脉）太阳穴	颞浅动脉	候头角之气
	地	足阳明经（两颊动脉）巨髎穴	面动脉（颌内动脉）	候口齿之气
	人	手少阳经（耳前动脉）耳门穴	颞浅动脉	候耳目之气
中部（手）	天	手太阴经寸口部的太渊穴、经渠穴	桡动脉	候肺之气
	地	手阳明经合谷穴	拇主要动脉	候胸中之气
	人	手少阴经神门穴	尺动脉	候心之气
下部（足）	天	足厥阴经五里穴或太冲穴	足背动脉	候肝之气
	地	足少阴经太溪穴	胫后动脉跟支	候肾之气
	人	足太阴经箕门穴或足阳明冲阳穴	股动脉或足背动脉	候脾胃之气

2. 现代研究 刘聪颖等自主研发设计了三部多路脉象检测系统，不仅能够测得寸、关、尺三部的主压力，测得不同人体的桡动脉不一致的生理曲线，还能实现定位、自动加压功能，为三部九候的长短脉检测、取脉压力研究、脉象宽度研究等提供了客观依据。司银楚等通过应用自主研发的 B 型超声柔性脉动信息采集装置，对正常人、犬和小型猪进行寸口、趺阳、人迎等多部位取脉，不仅获得了清晰的血管管径扩张、轴心运动等多种信息，还通过边界识别等进行了三维重构，获得了可视化、数字化脉诊信息，也进一步证实了遍诊法可以获得较寸口法更大的信息量，有利于对三部九候诊法的信息量研究。

（二）寸口诊法

1. 基本原理 寸口诊法最早见于《内经》，经晋代王叔和的《脉经》得以推广。寸口诊法亦称独取寸口法，是医者应用食指、中指、无名指三指按触脉体，感受桡动脉的搏动，再根据脉动情况，对患者的生理病理状况进行分析、判断的一种方法。寸口诊法一般遵循《素问·五脏别论》的解释，其曰："气口何以独为五脏主？胃者，水谷之海，六腑之大源也，五味入口，藏于胃以养五脏气，气口亦太阴也，是以五脏六腑之气味，皆出于胃，变见于气口。"文中气口即指寸口，寸口脉与肺、胃之间有着密切的生理联系，以此来说明以寸口脉诊察五脏六腑病变的机理。《难经》在发展《内经》理论的基础上，对寸口诊脉原理做了进一步阐释，创造性地提出了"寸口者，脉之大会，手太阴之脉动也……寸口者，五脏六腑之所终始，故法取于寸口也"。寸口脉属于手太阴肺经之脉，一者因手太阴肺经为十二经脉流注之始，二者因肺朝百脉、主一身之气，与人体的十二经络、五脏六腑、气血运行均密切相关，故而五脏病变均可影响肺经反映于寸口。因此，通过寸口可诊察脏腑病变。此外，又因寸口脉在解剖位置上更为明显，切诊更为简便，故自《难经》时代沿用至今。

寸口脉分为寸、关、尺三部（图 2-2），关于具体部位早在《脉经》中就有明确论述。《脉经》云："从鱼际至高骨，却行一寸，其中名曰寸口。从寸至尺，曰尺泽，故曰尺寸。寸后尺前，名曰关。"从现代解剖学来看，是以腕后高骨即桡骨茎突为标记，其内侧为关部，关前（腕端）为寸，关后（肘端）为尺。人体左右手均有寸、关、尺三部，共计六部脉。当人体气血流过寸口这一特定部位时，受到各内在脏腑不同功能状态的影响，机体的流体动力学上发生相应的变化而反映于寸口。因此，医者可以通过寸口局部的脉象变化，来诊察机体的生理病理信息。

寸、关、尺分候不同脏腑，首见于《内经》，后世医家沿袭《内经》的观点，又提出了

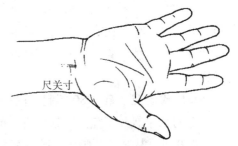

图 2-2 寸口脉寸关尺示意图

不同的见解。具有代表性的观点如表 2-2 所示。

表 2-2　寸口分候脏腑的几种观点比较表

文献来源	寸		关		尺		说明
	左	右	左	右	左	右	
难经	心	肺	肝	脾	肾	肾	大小肠配心肺，为表里相属；右肾属火，故以右尺候命门
	小肠	大肠	胆	胃	膀胱	命门	
脉经	心	肺	肝	脾	肾	肾	
	小肠	大肠	胆	胃	膀胱	三焦	
景岳全书	心	肺	肝	脾	肾	肾小肠	小肠配右尺，是火居火位；大肠配左尺，是金水相从
	心包络	膻中	胆	胃	膀胱大肠	三焦命门	
医宗金鉴	心	肺	肝	脾	肾	肾	小肠配左尺，大肠配右尺，是以尺候腹中的部位相应，故又以三焦分配寸、关、尺三部
	膻中	胸中	胆膈	胃	膀胱小肠	大肠	

从表 2-2 不难看出，各医家在主要的分候五脏的观点上是一致的。其分歧点主要在于大、小肠及三焦。产生分歧的原因主要有两点：一者，部分医家依据中医基础理论中脏腑经络的表里关系，将心与小肠定位在左寸，而把肺与大肠定位在右寸；二是随着对解剖学认识的深入，一些医家考虑到大、小肠的解剖位置，故把二者定位在尺部，即"尺主腹中"。

目前，关于寸、关、尺分配脏腑，多以《内经》"上竟上""下竟下"为准则，即上（寸脉）以候上（身躯上部），下（尺脉）以候下（身躯下部），具体如表 2-3 所示。

表 2-3　常用寸关尺分配脏腑

寸口	左	右
寸	心与膻中	肺与胸中
关	肝胆与膈	脾与胃
尺	肾与小腹（膀胱、小肠）	肾与小腹（大肠）

概括起来，即以左寸候心，右寸候肺，寸部总候心胸以上及头部的病症，包括心、肺、耳、鼻、喉等疾病；左关候肝胆，右关候脾胃，关部总候膈以下至脐以上的病症，包括肝、胆、脾、胃，以及西医学中的胰腺等疾病；两尺候肾，并包括脐以下至足部病症。

2. 现代研究　自 1980 年起，国内外学者就开始应用脉象传感器对寸口部寸、关、尺三部的脉象展开研究。李景唐将《濒湖脉学》中的 27 部脉按中医脉象指感信息特征归纳为 9 种，从脉位、脉幅、脉力等多个角度进行讨论，并证实了这些脉学要素都可以通过准位移脉搏波和压力脉搏波进行客观描述；脉象的虚实特征可以用脉波（包括振幅和形态）–脉位趋势图进行描述；此外，还可以应用现代技术分别在寸、关、尺三部检测到9种曲线来描述可能出现的各种中医脉象。这些理论均为建立并客观分析各种中医脉象图谱提供了参考依据，也为中医脉象检测仪器的设计、改进提供了新思路。陈先农等应用自行设计的三探头压力式脉搏波传感仪对寸口加压取脉的脉搏波进行了深入研究，提出了在寸口脉搏波中起主要作用的"掌弓旁路效应"，即若将桡动脉流经寸口的某一部位的血流完全阻断，在阻断点的近心端的脉搏波仍由桡动脉直接传至；反之，在阻断点的远心端，脉搏波由尺动脉经掌深弓及掌浅弓旁路至桡动脉血流阻断点的远心侧。这一理论的提出使得寸口脉波有别于其他部位脉波。罗致诚等基于寸口脉的上下、左右等的运动方式，通过实验对寸口桡动脉与心律同步的弯曲振动机理进行了探讨，发现当桡动脉轴向张力增高时，其运动是向减少弯曲的方向，反之向弯曲的方向运动；还发现取脉压力的大小、方向均会影响寸、关、尺三部的弯曲振动，进一步证实了中医举、按、寻等不同切脉指法的压力对获取脉搏信息的影响。柯学尧等基于脉搏的驻波这一特性，认为寸脉振幅比迟脉强的现象是研究中医诊脉原理的关键物理现象，从而推导出主动脉口的关键叠加点与各脏腑距离不同则诊察出不同脏腑的疾病，也进一步证实了中医寸口脉诊的正确性。该理论既可以用于中医脉象理论的研究，也可以对中医脉象图的解读做出指导。顾星等遵循传统寸、关、尺的取脉方法自主研发了三头传感器，结合计算机技术和生物机能实验系统对113位健康大学生进行了脉象采集及分析，结果表明，在100g力状态下，女生寸、关、尺三部的主波峰波幅明显低于男生，说明与单部脉象仪比较，三部脉象仪在采集脉象信息方面更准确、客观，为中医脉诊的教学、科研提供了坚实基础。上海中医药大学多名学者以中医手指切脉方法为依据，研制了一种指压式三部脉诊仪，通过将三探头分别置于寸、关、尺三部，同时进行浮、中、沉的调节，记录下最佳波形，量化了取脉压力的范围，相较于以往的机械式取脉法，耗时更少，实用性更强。Chung YF等通过应用装有PPS传感器的脉诊仪分别采集并分析了总按及单按的关部脉图，发现二者具有相关性，但是由于受试者人数较少，加之未对寸、尺二部进行分析，使得本研究具有一定的局限性。张伟妃等将自主研制的ZMP Ⅲ –A三探头脉象仪应用于临床教学中，发现相较于单探头脉象仪，三探头脉象仪的最佳取脉压力及分析数据功能更具优势，对于脉诊的客观化、定量化具有一定意义。费兆馥对采集压力波信息提出了构想，以传感器记录压力变化全过程，对脉搏波进行分析，最后对两手六部脉的脉图进行比较，得出了如果六部脉中出现某一部脉的包络线呈低平短小型或高大满实型时，对严重疾病的部位有一定对应关系的结论。

　　另外，李娜等采用ZBOX–Ⅰ脉诊仪分别对慢性胃炎与支气管哮喘患者的寸、关、尺脉图进行了比较分析发现，两类型患者在"寸"部均存在脉图时域特征差异，与中医寸口诊脉理论"左寸候心，右寸候肺"是相符合的。赵泉林等通过对临床上970例患者进行脉图分析，证实了左关脉象的病理变化可以客观地反映机体肝病的临床规律，同时也揭示了肝胆疾病与脉象诊断之间的内在联系，有利于把各部脉象与全身系统疾病相结合，可以作为疾病诊断的客观工具。张绍良等通过对 51 名健康大学生的寸、关、尺三部脉施以浮、中、沉 3 种不同的取脉压力，发现不同大学生的左右手、三部脉的位置、取脉压力等对脉图均有一定影响，在中取的取脉压力时 $h_1 \sim h_5$ 最大，即中取时脉搏最为有力。杨苑等通过在临床上观察脾肾气虚型 IgA 肾病患者的寸、关、尺脉图参数变化，发现肾病患者的尺脉脉图参数相较于健康人 h_1、h_3/h_1 有明显差异，证实了"右尺候命门"的理论，进一步说明了尺脉脉图的参数变化可以作为诊断脾肾气虚型 IgA 肾病患者的依据，为临床诊治提供了可靠依据。

寸口诊法能够在临床上得到广泛的认可和使用，其与望、闻、问诊合参，可以指导辨证施治，对于指导医者分析病因、判断病情、推断预后更具有重要的意义。

（三）三部诊法

三部诊法由汉代张仲景所倡导，正如《伤寒论·原序》所云："省疾问病，务在口给……按寸不及尺，握手不及足，人迎、趺阳，三部不参，动数发息，不满五十，短期未知决诊，九候曾无仿佛，明堂阙庭，尽不见察，所谓窥管而已。夫欲视死别生，实为难矣。"可见，三部诊法是以诊颈部人迎、手部寸口、足部趺阳三个部位的脉象变化为特征（图 2-3，图 2-4）。

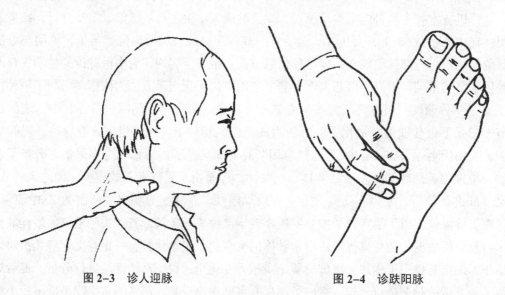

图 2-3　诊人迎脉　　　　　　　　　　图 2-4　诊趺阳脉

三部诊法以诊寸口脉候脏腑病变，在诊寸口脉时以六经分证为基础，确立主脉。以三阳病为例，太阳病以浮脉为多见，少阳病以弦细脉为主，阳明病以大脉为主。诊趺阳脉候胃气，仲景认为："人迎脉大，趺阳脉小，其常也；假令人迎趺阳平等为逆；人迎负趺阳为大逆……"趺阳为足阳明胃经之原穴，脾胃为人体后天之本，胃气为脉气之根本，人体有胃气则生，无胃气则死，故以诊趺阳脉候胃气之有无。也有医家认为三部诊法是以诊寸口脉候脏腑病变，诊趺阳脉候胃气，诊太溪脉候肾气。太溪为足少阴肾经之输穴，肾之原穴，为肾经经水的传输之处。肾为先天之本，内含元阴、元阳，为一身之本原。虽然病情危重，但太溪脉尚可候到，说明人之根本尚存，预后可佳；若太溪脉无，预示预后不良。因此，以太溪脉诊察肾气之盛衰，对危重患者意义较大。

目前，三部诊法多应用于寸口无脉搏或危重患者。若见患者两手寸口脉微弱，而趺阳脉尚有一定力量，提示胃气尚存，尚有救治的可能；若人迎、趺阳、太溪脉均难以触及时，则提示患者的胃肾之气已绝，难以救治。

二、诊脉方法

（一）指法诊脉

指法诊脉是临床诊脉的常用方法，规范而正确地运用指法，对于获得较丰富而准确的病理信息至关重要。

1. 布指和运指

（1）布指　医者在诊脉时应用食指、中指和无名指3个手指的指目，三指屈曲置于患者桡动脉搏动处，与受诊者手腕约呈45°角，医者以自身左手诊患者右手脉，以右手诊患者左手脉。指目即指头和指腹交界棱起之处，与指甲二角连线之间的部位（图2-5），形如人目，触觉灵敏，推移灵活，有利于寻找指感最清晰的部位，并可根据需要适当地调节指力。如遇细小脉，手指着力点可偏重于指目前端；若见粗大脉，着力点可偏重于指目后端。医生诊脉时不宜用三指平按或垂直下指，因平按诊脉是以指腹诊脉，人体指腹的肌肉较丰厚且有动脉通过，有时会因自身指动脉搏动而干扰对患者脉象的诊察；医者不宜垂直下指诊脉，是因为应用到指尖诊脉，因有指甲，垂直加压易伤及患者。

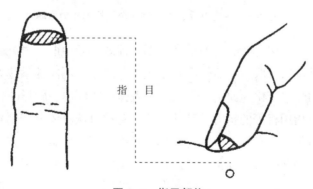

指 目

图2-5　指目部位

医生诊脉下指时，先以中指探得掌后高骨，其内侧即为关脉，又称为中指定关；然后同时将食指、无名指按在关前及关后，分别按取寸脉和尺脉。需要注意的是，医者诊脉布指宜疏密得当，如寸口脉较长的，医者三指之间可宽松一些；寸口脉短的，医者布指宜紧凑一些。食指按取寸脉时，可按在腕横纹太渊穴处，无名指取尺脉时可参考关到寸的距离，确定关到尺的距离，寸、关、尺不是一个点，而是一段脉管。此外，因小儿寸口部位甚短，一般多采用"一指（拇指或食指）定关法"，不必细分寸、关、尺三部。

（2）运指　医生布指之后，运用指力的轻重、挪移及布指变化以体察脉象的方法，称为运指。临床上常用的运指法有举、按、寻、总按和单诊等，其中举、按、寻为脉诊的基本运指手法。《诊家枢要》云："持脉之要有三，曰举、按、寻。轻手循之曰举，重手取之曰按，不轻不重，委曲求之曰寻。"具体来说，举法是指医生用较轻的力量按在寸口皮肤处以诊察脉象的一种方法，又称为"轻取""浮取"。按法是指医生用较重的指力甚至按到筋骨以诊察脉象的方法，又称为"重取""沉取"。寻法一般说来包含两层含义：其一为寻找，指医生指力不轻不重，或前后左右推寻，按至肌肉，细细体察脉象，以寻找脉搏跳动最明显的位置；其二，指用力不轻不重，按至肌肉而取脉，故又称为"中取为寻"（图2-6）。

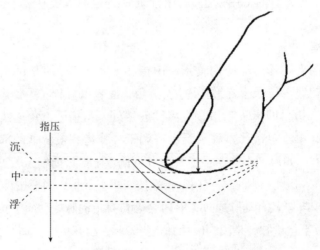

指压

沉
中
浮

图 2-6　手指以浮、中、沉 3 个等级的压力取脉

在具体应用三部举按法时，有的医家遵循先浮取、后中取、再沉取的原则；也有些医家在诊脉时先重按以沉取，而后依次举指至浮。总之，不同的举按方法均应以能全面诊察、衡量患者的脉象变化为原则，再结合患者体型的胖瘦、脉形的弹性而适度变化。

总按即医者三指用相等的指力诊脉的方法。总按可从总体上辨别寸、关、尺三部及左右两手脉象的脉位、形态等。单诊指用单个手指诊察一部脉象的方法，主要用于重点了解寸、关、尺某一部脉象的变化特征。在临床上实际诊脉时，医者常将总按和单诊两法相互配合运用，一般先总按，以诊察患者整体的脉象情况，然后再单按以察各部的变化，以此来求得更全面的脉象信息。

2. 平息和体位　平息的"息"指一呼一吸，即要求医者在诊脉时的呼吸要自然均匀，清心宁神。平息包括两种含义，一是医生以自己的正常呼吸的时间为单位来检测患者的脉搏搏动次数。正常人每分钟呼吸 16～18 次，每分钟脉搏为 72～80 次，以此推算每次呼吸脉动为 4～5 次。平息的第二层含义是要求医生在诊脉时，应全神贯注，专注于指下，正如《素问·脉要精微论》所说："持脉有道，虚静为保。"

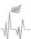

诊脉时患者取正坐或仰卧位，手臂自然向前平展，与心脏水平齐平，在腕关节下垫一松软脉枕，病者手心向上，手腕伸直，手指微曲，使寸口部位充分伸展，便于诊察脉象。需注意的是，不正确的体位均会影响脉象。如患者是侧卧，则下面手臂受压；若上臂扭转，则脉气运行受阻；若手臂过高或过低，与心脏不在一个水平面时，均会局部影响气血的运行，使脉象失真。因此，诊脉时患者一定要采取正确的体位，只有这样，医者才能获得比较真切的脉象，以指导临床。

3. 诊脉时间　中医诊脉的最佳时间为清晨（平旦）未起床、未进食时。《素问·脉要精微论》说："诊法常以平旦，阴气未动，阳气未散，饮食未进，经脉未盛，络脉调匀，气血未乱，故乃可诊有过之脉。"一方面是因为机体清晨未起床、未进食时，体内外环境比较安定，且不受饮食、情绪等因素的影响，气血经脉处于少受干扰的状态；另一方面是此时人们尚未劳作，阴阳二气未被扰动。因此，清晨的脉象能比较准确地反映机体的基础生理情况，同时亦能比较客观地反映病理性脉象。但这样的要求一般很难做到，特别是对门诊、急诊的患者，要及时诊察病情，而不能拘泥于平旦。但诊脉时应保持诊室安静，且应让患者诊脉前在比较安静的环境中休息片刻，使气血恢复平静，以避免外界环境的干扰和患者情绪的影响，这样诊察到的脉象才会比较真实。

（二）脉诊仪诊脉

运用现代各种测试技术和方法，把适当的传感器置于桡动脉搏动处，将脉搏的搏动转换成为电信号，再输入放大电路，将微弱的生理、病理信号用记录仪记录，或用计算机处理，再对脉搏波进行分析诊断的方法，称为脉诊仪诊脉（图2-7）。

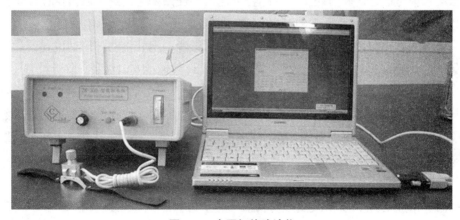

图 2-7　中医智能脉诊仪

1. 脉诊仪的基本组成及原理　中医智能脉象仪一般由脉象传感器、脉象预处理装置、A/D转换器、计算机等重要部件组成。通过将传感器放置于人体桡动脉的寸、关、尺三部，可以精确采集各部位的脉搏搏动信息。脉象预处理装置将采集的信息进行滤波或放大，随后由A/D转换器将这些信息传输到计算机中，最后在计算机上完成脉搏波的分析、显示、储存等（图 2-8）。

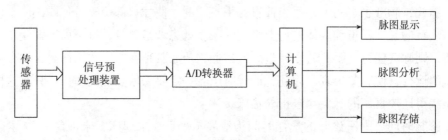

图 2-8 脉诊仪结构原理示意图

脉象传感器也称脉象换能器，是脉诊仪的重要组成部分，其基本功能是将采集的切脉压力、桡动脉搏动力等非电量转化为可测量的电量。脉象信息分析也是影响脉诊仪研究的关键一环，其将经传感器采集到的脉搏信息放大、滤波，然后经 A/D 转换输入计算机进行处理和分析，最后将脉象实现自动、准确分类。脉象信息分析方法主要包括时域分析、频域分析、时频联合分析法等几种。

2. 常见脉诊仪操作 目前，市面上的脉诊仪种类繁多，但设计原理及操作基本一致。下面以某公司生产的中医切脉信息采集管理系统为例，介绍脉诊仪的操作。脉诊仪的基本操作步骤：①按下电源开关，通电后，主机自动开启，系统启动后，脉诊系统自动启动。②进入脉诊系统界面：输入用户名和密码后，进入模块选择界面。中医切脉信息采集管理系统共包括两大模块，即脉诊、设置，点击不同的图标进入不同的功能模块。首次就诊需先填写就诊患者的个人基本信息、体检信息和病史信息。点击保存按钮进入脉象采集与辅助诊断模块。复诊患者可输入其任一基本信息，点击快速检索按钮后并选择，即可显示该患者所有的基本信息，以及最近一次就诊的体检信息、病史信息等。③点击脉诊按钮，进入脉诊模块：医生确定患者手腕处桡动脉搏动位置，然后将脉搏采集压力传感器轻放在搏动位置。采集信息记录，包括左 / 右手、取脉位置（寸 / 关 / 尺）、取脉压力（浮 / 中 / 沉），取脉压力可以手动调节，程序根据医生选择的取脉压力对脉搏点进行加压，同时记录采集到的脉搏搏动数据。④保存脉象数据。脉象数据采集一段时间以后，点击保存数据按钮，系统会将采集到的脉象数据以图文列表的形式自动记录并保存。重复上述操作，可记录保存患者双手不同取脉位置、不同压力值的脉象数据。⑤数据分析：对选取的脉象波形可做具体分析，对脉图特征信息（主波上升期、主波幅高、潮波起点、潮波波峰、潮波幅高、重搏波起点、重搏波波峰、重搏波幅高、脉搏周期）提取与分析。并且通过操作可对以前的脉象数据和新测试的脉图数据做简单对比。⑥生成诊断报告。⑦点击保存按钮，本次脉诊结束，数据将记录在数据库中。点击返回按钮，系统返回诊断界面，用户可以进行下一次诊断。

3. 脉诊仪在临床上的应用 随着现代电子技术的发展，传统中医脉诊可以与现代科技相结合，脉诊仪趋于智能化，广大医者将其应用于临床上，以获得更精确的脉诊信息。

姜智浩等通过应用 YM-Ⅲ 型脉象仪对 144 位受试者进行脉象采集，发现不同性别、体质与脉图参数之间有一定的相关性，为中医体质学研究及"治未病"提供了客观参考指标。吴宏进等采用 DDMX-100 型单道脉象仪收集了 677 例健康人寸口关部脉象信息，提示体表面积较大、超重人群的左心室射血功能和动脉血管壁顺应性不及体表面积相对较小、非肥胖人群。因此，在临床进行脉诊时，要综合考虑性别、体质指数、体表面积等因素对脉象的影响。瞿昊宇等通过应用湖南中医药大学与中南大学自主研制的计算机脉象仪对 105 例弦脉受试者进行脉图采集及参数分析，并与 175 例平脉受试者做比较，发现计算机脉象仪对弦脉的脉图分析与描记更为直观。崔骥等采用自主研发的 PDA-1 型脉诊仪对 1720 例非疾患者群进行脉图分析，研究结果提示，亚健康状态人群的左心室射血功能、大动脉顺应性、动脉血管弹性均降低，外周阻力增加，脉象以弦脉为多见，说明脉图可以作为临床评价健康状态的客观依据。李睿等通过应用 ZM-ⅢC 型智能脉象仪检测、记录、分析了 124 例虚寒证病例，对于细化制订虚寒证辨证和不同病种的客观指标提供了实验依据。

第四节　中医脉象要素

王叔和总结晋代以前各家的脉学思想，编撰了《脉经》。书中对二十四脉特征的论述成为后世脉学的主要基础，亦建立了中医脉学的理论规范。后世医家也有在此基础上提出二十八脉或三十六脉的说法，直至清代周学海提出："盖求明脉理者，须将位、数、形、势四字讲得真切，便于百脉无所不赅，不必立二十八脉之名可也。"这是关于脉素的首要论述。书中所言"位、数、形、势"，是对构成脉象的基本性质要素的认识，即脉象要素。所谓脉象要素（简称脉素），即是脉搏指感形象的主要因素，反映了脉搏的动态与形象，是中医辨证的依据之一。

现代医家认为，脉素反映了脉管中的固有信息，是一种客观存在，是脉象系统最基本的构成单元。当人体发生各种疾病，生理机能偏离健康的状态，此时的脉象也相应偏离了"常脉"，表现出能够被人们所感知并识别的形迹。这些形迹就是中医的脉象要素。脉素的存在不是孤立的，而是以整体脉象背景，脉管周围组织、"常脉"的脉象特征为参照，并受到整体脉象特征、局部脉象特征和其他脉象要素的制约。因此说，脉素是机体形体和功能疾病状态的一种外在表征。脉素的出现，多表明机体内部功能的紊乱。

有关脉象要素的基本特征，可以阐述为"位者，浮沉尺寸也；数者，迟数结促也；形者，长短广狭厚薄粗细刚柔，犹算学家之有线面体也；势者，敛舒伸缩进退起伏之有盛衰也"。位、数、形、势这四个方面是脉素的基本特征，包含着脉搏的多种静态、动态的物理量，与脉搏的节律、频率，脉搏呈现的部位、长度、宽度，脉管的紧张度、充盈度，血流通畅度，心脏搏动的强弱等多种因素密切相关。有些医家依据周学海的脉素理论，提出了脉象五要素，即位、数、形、势、律；亦有医家结合指感要素和脉象属性分类，归纳总结出了位、息、体、形、势、道6种脉象要素。近代医家通过对脉学文献的深入研究及临床经验总结，在位、数、形、势的基础上，将脉象要素归纳为8个方面，即脉位、至数、长度、宽度、力度、流利度、紧张度、均匀度，其中属于脉形的有长度、宽度，属于脉势的有力度、流利度、紧张度。

一、脉位

脉位描述的是脉象显现部位的浅深，主要体现在脉浮和脉沉两个方面。脉浮的形成，一者因外邪侵袭机体，体内卫阳之气奋起反抗，气血鼓搏于外而见；二者因正气虚弱，气血外越，亦可因虚而见脉浮。同为浮脉，一虚一实，以脉之有力、无力区分之。生理情况下若见脉浮，是脉位置较浅或受季节影响，阳气升发而致。以上从西医学角度解释，多为血管弹性阻力降低，尤其是血管周组织的力学性质的改变造成。沉脉的形成，主要有两个方面：一为邪实内郁，正气尚盛，邪正相争，气血困聚于里，使阳气被遏，致气滞血阻，不能鼓搏脉气于外，故脉沉而有力，可见于气滞、血瘀、食积、痰饮等病症；二为气血不足，或阳气虚乏，升举无力，故见脉沉而无力，可见于各脏腑的虚证。从西医学角度来看，无论何种形式的沉脉，所表现出的脉动信息总归是脉管管径变小或轴心位移减小，同时伴有脉管厚度及周围软组织不同程度的改变。总之，诊得浮、沉脉，便对人体生理、病理状态，对疾病的虚、实，在表、在里有了整体的把握。

二、脉数

脉数主要指脉搏的节律和频率，28种脉中的数脉、缓脉、迟脉、疾脉及促、结、代脉皆归属于此纲领之下。迟、数、疾脉代表了脉搏搏动的快慢，迟是"三至为迟"，数是"一息六至，过平脉两至也"。数脉多因邪热内盛或阴虚内热，鼓动气血，造成心搏加速，脉率加快。疾是"七至为极为疾"。

三、脉形

脉形包括脉体宽窄、长短，脉搏的大小、软硬等，表现了指下脉管本身的形态特征。脉形主要与脉管的充盈度、脉搏波动的幅度等因素有关。

1.长度 指脉动应指的轴向范围长短，以长脉和短脉为代表。若脉来长直，脉体超过寸、关、尺三部，称为长脉；若脉来短缩，应指不及三部，但见关部或寸部者，均称为短脉。

2.宽度 指脉动应指的径向范围大小，即指下感觉到脉道的粗细（不等于血管的粗细），以大脉、细脉为代表。脉管较充盈、脉道宽大、搏动幅度倍于平常者为大脉；脉管充盈度较小、搏动幅度较小者为细脉。

3.均匀度 包括两个方面：一是脉动节律是否均匀；二是脉搏力度、大小是否一致，一致为均匀；不一致为参差不齐。大部分脉象为均匀规则的，而促、结、代脉均表现为脉率不齐，促脉"来去数，时一止复来"，脉图中可见不规则的停搏，脉动周期不等。结脉"往来缓，时一止复来"，代脉"动而中止，不能自还，因而复动"。

四、脉势

脉势是指脉搏应指的强弱、流畅的趋势。脉势包含着多种因素，如脉动的轴向、径向力度；主要有由心脏和阻力影响所产生的流利度；由血管弹性和张力影响而产生的紧张度等。脉势体现了脉管形态变化的程度。

1. 力度　指脉搏的强弱。力度的表征主要为实脉和虚脉。实脉表现为脉搏搏动力度强，寸、关、尺三部及浮、中、沉三候均有力量，脉管宽大；虚脉则表现为寸、关、尺三部应指均无力。

2. 紧张度　指脉管的弛缓程度，以弦脉、缓脉为代表。脉管绷紧、弹性差、欠柔和者为弦脉；来去均弛缓松懈的为缓脉。

3. 流利度　指脉搏来势的流利通畅程度。脉形往来流利，应指圆滑者为滑脉；脉气往来艰涩，不流利者为涩脉。

目前，对脉象要素的临床应用研究非常广泛。朱庆文等通过对脉诊模型现状的分析，强调建立脉诊"位、数、形、势"属性模型的必要性，将时域分析方法及可视化超声脉图各项指标相结合，可以使学习者对脉诊机理、脉象变化有直观化的认识，使复杂的问题简单化，实现脉诊教学的"眼中可见，心中易了，指下易明"，为中医实践教学提供可靠支持。黄利兴等从脉诊的临床教学出发，提出了诊察脉象要从脉象的基本特征位、数、形、势出发，首先要熟练掌握脉象的基本特征，建立符合中医脉象的特征体系，如此才能达到"但当在位、数、形、势上求根本，不在脉名上求枝节的新高度"。金伟等强调，脉形是确诊疾病的依据，同时以脉形为核心，提出了"金氏脉学理论"。该理论依据脉搏的起伏特点和强弱变化，将整个脉动分为 A、B、C 3 个动组，扩大了脉诊信息的采集量。该方法对于疾病中期的诊断性最强，对疾病的早期确诊率偏高，对疾病的晚期则偏低。王丽等指出脉形与机体的生命状态息息相关，当疾病出现进展或发生转归时，脉形也会相应地发生变化，脉形与疾病之间是动态的对应关系，当机体处于健康状态时，脉形反映为生理脉形；当人体处于亚健康状态，出现乏力、倦怠等症状时，脉形为中介脉形；当机体发生了疾病，脉形呈现出病理形态。脉形反映了机体状态从渐变 – 状态变量 – 突变的质量互变的辩证关系。张治国等应用 B 超可视化技术直观观察寸口桡动脉三维运动规律，不仅可以快速获得最佳的取脉位置和最适的取脉压力，还能在最适取脉压力下，对"位、数、形、势"4 种属性进行同步分析，丰富了脉诊的研究内容。此外，本研究还初步探讨了周期运动过程中桡动脉横切面轴心到皮肤距离的变化规律与脉位的关系，发现不同脉位、脉象的桡动脉横切面轴心与皮肤距离的最大值、最小值及距离变化率均存在着一定的差异，可以作为判别脉位的一个参数。杨杰等研制的心电时相标记将仿生柔性压力传感器与 B 型超声探头相结合，将脉诊信息按照"位、数、形、势"4 种属性进行提取、分析、归类，即对血管运动时的压力、脉搏容积、心电、超声等综合特征进行提取，以三维图像的方式展示，将临床上难以描述的触觉信息转化为直观清晰的视觉信息，不仅可以对血管运动的相关西医学原理具有较高的判断价值，而且为中医远程医疗的可视化指标、新药研究、中医临床疗效的客观评价提供了依据。牛淑冬等采用西医学影像技术，应用 NX-8 型可视化脉动信息采集分析仪，首次实现了对脉诊信息的直观、即时、定量的观察，发现脉位的形成与多因素有关，如心功能、心脏泵血量、血管张力状态、切脉部位、脉管组织厚度等，进一步说明了脉位状态是机体整体功能状态通过一定的过程影响心血管系统，尤其是切脉局部血流、血管运动形成的外在表现。王凤飞等通过临床观察冠心病患者脉率及脉图特征，发现冠心病单支病变、双支病变、三支病变患者的脉图在脉力、脉势、节律、脉名方面，均表现为脉力中有力、脉势中满实、节律中不齐、脉名中弦脉类占比最高，进一步说明脉率不仅可以作为冠心病早期诊断指标，也可作为冠脉病变程度的参考指标，且脉率与冠心病风险呈正比，即平素脉率越快，患冠心病的风险越高。李记泉等从脉势、脉形角度探讨脉象与针灸治法规律性联系，发现古代医案中脉象与针灸治法之间存在某种关联，如外科疮疡疾病均可见虚、实、弦、滑 4 种脉象，若表现为虚脉，多以灸药结合的治之；若见实脉或弦脉，多以针砭放恶血，续以清热解毒之品善后；若见滑脉，则认为疾病多为本虚标实，虽以针砭排脓血，但以补益之剂善后。付娟等强调单一因素脉象与多因素脉象的辨别，归纳总结脉位、脉形、脉长等单一因素脉象的特征，同时应用脉诊仪进行脉图分析，结果与临床诊脉基本相符。曹宏梅等依据"脉象地形图"的概念，采用 matlab 建立三维脉象信息图像来更好地表达脉搏波的"位、数、形、势"的特征，以 X 轴为时间轴，可得到相应的脉率信息；以 Y 轴作为采集脉道的物理位置，可以得到脉道粗细的信息；以 Z 轴作为脉象的幅值轴，可以得到脉势强弱的信息。梁嵘等比较了子宫肌瘤患者与非子宫肌瘤患者的脉形、脉位、脉率，发现子宫肌瘤组的 abc 脉形的出现率显著增高，脉位略浮，以弦类脉象为主，为全面获取子宫肌瘤患者的共性脉象特征提供了客观依据。李囿松等以周学海的脉象辨别论为依据，从"位、数、形、势"4 个基本特征出发，深入分析了古人对弦脉的认识，从而总结出适用于临床的弦脉特征，为医者准确把握及辨别弦脉提供了客观依据。

　　脉象要素客观地反映了脉象的临床性状，对于临床辨别脉象具有重要的指导意义。同时，脉象要素也是产生脉象变化的基础，是单因素的物理因素，分别来自于脉体、脉管壁、脉搏波和血流。脉象要素作为一个独立的存在，是脉象系统中最小的组成单元，但脉象要素的独立存在并不是绝对孤立的，是依附于整个背景脉象之上的，只有以整体脉象作为参考，才能更加凸显出单个脉象要素的特征和意义。同样，整体脉象也依赖于脉象要素而存在，因为脉象要素中不仅蕴含了多重中医学理论知识，更重要的是，脉象要素之间的相互组合、联系和影响决定了整个脉象的指向。对脉象构成要素的归纳是对脉象特征研究的有益尝试，也是对脉学理论的创新，其结果既有利于脉诊描述的规范化，又为脉诊客观化的研究指明了方向，有利于脉诊客观化，为脉诊的模拟平台提供理论基础。

第三章　中医脉诊设备的研究进展

脉象中包括有人的生理、病理信息，是毋庸置疑的。但脉象的科学性一直饱受争议，因其缺乏客观上的标准，历代医家众说纷纭，往往"心中易了，指下难明"，师徒传授时又言"只可意会不可言传"；加之一些人为因素，如以脉象推测寿、夭、贫、富，以及"病家不用开口"等江湖术，更使得脉学玄之又玄，虚无缥缈。一种在唯物基础上建立起来的诊断方法，沦为玄学边缘。同时，传统脉诊主要依赖于医者的经验和主观判断，再加上被诊者的个体差异，使得脉象的辨认、识别缺乏统一、规范的标准。

从 20 世纪 50 年代开始，在脉学理论、脉诊方法、临床诊断和实验研究等方面的大量统计分析等工作的基础上，脉象的客观化研究逐渐集中在脉诊设备的研制方面。

第一节　脉象传感器的研究进展

脉象传感器是脉诊设备的关键组成部分。早在 1854 年，一位德国生理学家卡尔·冯·菲罗特发明了一种叫做脉搏描记器的装置，由砝码和杠杆组成，用来估计血压，被认为是现代血压计的先驱。但由于其体积过于庞大，长度达 168cm，计量也相对粗略。

1860 年，英国人 Marey 设计出了更为简洁精确的以弹簧为动力的杠杆式脉搏传感器，并记录了桡动脉脉搏波，首次出现杠杆和压力鼓式描述脉搏图。1890 年开始采用换能的方式，出现了杠杆式光学脉搏描述器。20 世纪 50 年代，我国学者朱颜首次将杠杆式脉搏描记器引用到中医脉诊的研究中来。20 世纪 70 年代至今，研究人员已研制出种类繁多的换能器以模拟中医切脉的手指，采集并记录脉搏信号。

根据工作原理，脉象传感器可分为 4 种，即压力传感器（确切地说应是力传感器）、光电式脉搏传感器、传声器及超声多普勒技术。

一、压力传感器

最符合中医手指切脉特点的传感器当为压力传感器，目前应用最广泛。压力传感器通常有压电式传感器、压阻式传感器和压磁式传感器 3 种。其工作原理主要是通过压力传感器的感压触头按压人体寸口部桡动脉管外的皮肤和软组织，使皮肤、软组织和动脉管（在桡骨的衬垫下）发生变形。由于皮肤表面张力的作用，触头受到一个反压力，从而使传感器输出一个直流电压，对应取脉压力值。同时，由于桡动脉径向搏动和脉管的轴向张力变化，会使传感器输出交变电压，对应脉搏图或脉图。

1. 压电式传感器　是利用压电材料的特性将脉搏的压力信号转换为电信号，具有灵敏度高、强过载能力等特点。压电式传感器根据压电材料的不同可分为压电晶体式传感器、压电陶瓷传感器、压电聚合物传感器和复合压电材料传感器。荆炳忠等研制了多功能微机脉图信号的采集和处理系统。该系统利用压电晶体换能器实现脉搏信号的采集。压电陶瓷传感器根据工作原理又分为压阻式和电容式两种。压阻式是将应变电阻印刷在陶瓷材料上，经 $600 \sim 850℃$（甚至更高）高温烧制而成；电容式则是由利用陶瓷材料作为敏感电容的极板构成。压电聚合物传感器所用的压电聚合物以聚偏氟乙烯（PVDF）最为常用。PVDF 是一种有机高分子敏感材料，1969 年日本学者首次发现 PVDF 的压电效应后，其在电声、水声、探伤、超声、传感器等技术领域及生物医学上得到广泛应用。复合压电材料传感器采用的压电聚合物分为以陶瓷为基和以聚合物为基两种。这种用复合压电材料制作的脉搏换能器具有结构简单、重复再现性好、精度较高、可扰性好、易于贴紧皮肤、可消除外界干扰信号等优点。

由于压电式传感器为电荷输出，不宜进行静态压力的测量，同时信号放大所需的特殊电荷放大器成本较高，一定程度上限制了它的通用性。

2. 压阻式传感器　主要是利用电阻率随应力变化而制成的。目前来说，压阻式传感器的应用最为广泛。其根据压力的传导方式不同，又可分为固态压阻式传感器、液压传感器和气导传感器。

固态压阻式传感器集合了硅集成电路工艺技术和硅三维加工技术，凭借硅优良的力学特性及硅膜作为弹性敏感元件而制成的新型传感器。通常用的应变式压力传感器既是固态接触式传导，也是脉诊仪普遍采用的一类传感器。它通过应变片受力后产生变形，使阻值发生变化，通过桥路输出电压的变化反映脉搏搏动情况。因其贴和中医诊脉手法而得到广泛应用，如 ZM- Ⅲ型智能脉象仪、MXY- Ⅱ型脉诊仪、BYS-14 型心脉仪等都采用这类传感器。

液压传感器由一个整体环形柔性薄膜盒作为储液缸，内部填充无气体的液体形成真空，而盒旁边连接一个机械压力表或者溅射薄膜压力变送器。薄膜盒的轴向刚度较小，感压面受压变形时容器内导电液柱发生升降，从而电阻发生改变，根据每个测力传感器所提供的标定数据可以很容易地将读数转换成所量测的荷载。液压传感器弥补了固态压阻式传感器因位置、方向、预压力的大小不同而采集脉搏波不同的缺陷。

气导传感器是以气体作为压力传导的介质。其压力传递原理与液压传感器相似。曹玉珍等研制了三导脉搏波传感装置，使用的是气压传导的压力传感器。气压中压力的增减不致引起厚壁胶管和薄管中段未与腕关节接触部分的胶管的变形，唯有接触部分因脉搏的搏动才能引起胶管壁变形。脉管的搏动使气路内产生压力变化，通过压力传感器而转换为电信号。

总的来说，压阻式传感器虽然是应用最广泛的压力传感器，但在测试时必须将应变片黏贴在试件或传感器的弹性元件上。因此，黏合剂性能的优劣直接影响应其工作特性，如蠕变、机械滞后、绝缘电阻、灵敏度、非线性等，并影响这些特性随时间或温度变化的程度，制约了压力传感器的精度、线性度及使用范围。

3. 压磁式传感器　压磁式传感器也称作磁弹性传感器，是近年来国内外新兴的一种新型传感器。它的作用原理是建立在磁弹性效应的基础上，即利用这种传感器将作用力变换成传感器导磁率的变化，并通过导磁率的变化输出相应变化的电信号。

压磁式传感器较压电式传感器、压阻式传感器具有以下优势：①结构比较简单，实体牢固可靠，密封性良好，能耐高温，可适应恶劣环境。②输出功率较大，信号较强。③过载能力强，抗干扰性能好，寿命长。④制造工序少，工艺简单，成本较低，维护也比较方便。⑤压磁式传感器可适于静态、动态力两种测量，与压电式传感器相比较，信号放大电路简约，无需电荷放大器，不需特殊的同轴电缆，使用一般导线即可；与压阻式传感器相比，不需黏贴，安装方法简单。

但因磁性材料的选择、励磁方式的选择、磁性材料的热处理、输出特性等理论和技术尚未成熟，限制了压磁式传感器的广泛应用，目前还尚未应用于脉象的采集方面。

二、光电式脉搏传感器

光电式脉搏传感器是依据光电容积法制成的脉搏传感器，通过检测手指末端的血液流动对入射光的影响间接得出脉搏信号。1999年，日本研究人员 Mikio Aritomo 等首次将光电传感器应用于脉搏信号采集，研制出了采用光电传感器的脉搏记录系统。光电传感器的主要原理是红外光可以穿透皮肤到达血管，且红外光又能被血液吸收，故可以用于检测血流变化。根据郎伯比尔定律，物质在一定波长处的吸光度和浓度成正比，当波长恒定的光线照射到人体组织上时，人体组织吸收、反射衰减后测量到的光强度将在某种意义上可反映出被照射部位组织的结构特征。

光电式脉搏传感器根据接收光的方式不同，可分为透射式和反射式。其中透射式的发射光源与光敏接收器件的距离相等，对称布置，接收的是透射光，可较好地反映出心律的时间关系，但是并不能精确地测量血液容积量的变化；反射式的发射光源和光敏器件位于同一侧，接收血液漫反射回来的光，其信号可精确地测出血管内容积的变化。根据这一原理还研制出了光电容积式脉搏计、光闸式桡动脉脉搏传感器、红外光电传感器、光纤位移传感器等，用于临床脉象的采集。光电式脉搏传感器的优点是结构简单、损伤极小、重复性好等。

三、传声器

传声器是利用声学原理，收集由脉搏引起的振动，即听信号。研究表明，脉象信号是一种振动信号，当振动沿动脉这种特殊介质传播时，其本质是一种次声波。脉搏搏动时桡动脉表面皮肤在一定频率范围内的微小位移会产生振动觉，形成一种次声波，获取次声波就可以有效减小应变片和测量位置不准带来的干扰。同时，研究证明通过将声音信号与压力传感器测得的标准脉象信号进行对比，寻找到了信号与压力间的关系——脉象声音信号与压力的一阶导数信号相似，相关系数大于 0.85，表明两者具有很强的相关性。曹东等设计出了基于心音传感器的脉象信号采集装置，对采集到的信号进行了时域和频域分析。FuJing 等用驻极体传声器设计了换能器隔离罩来采集心音信号。王炳和等采用电容传声器研制出一种脉搏声信号的采集处理系统，通过分析数据得到功率谱和倒谱。周鹏等设计了通过外套耦合腔的电容传声器采集脉搏声信号的系统，在上位机对数据进行了显示和时频分析。

四、超声多普勒技术

多普勒效应是由奥地利物理学家多普勒（Doppler）在 1842 年发现的，1845 年荷兰气象学家巴洛特（Ballot）验证了声波同样也具有多普勒效应。其现象主要是当声音接收器和声源在连续的介质中做相对运动时，声源所辐射的声频率会不同于接收器所接收到的声频率，且偏移的频率与相对运动速度相关。

20 世纪 50 年代起，人们将声波的多普勒效应用在医学上。医学中一般将声波的多普勒效应称之为彩色超音波（彩超）。彩色超音波简单地说就是彩色多普勒再加上高清晰度的黑白 B 超。彩色多普勒超声通常采用自相关技术对多普勒信号处理，自相关技术后的血流信号再经彩色编码并实时地叠加在二维图像上形成彩色多普勒超声脉搏图像。

因此，彩色多普勒超声既具有二维超声结构图像的优点，又提供了血流动力学的信息。根据超声多普勒效应的原理，在 1957 年，日本科学家里村茂夫第一次研制成用于在体外测定血管内血流信息的仪器。1961 年，美国学者 Rushmer、Frankldin 和 Baker 提出了利用多普勒频移对血流速度进行检测的方法，成功地设计出血流计，同时还研制出最早的连续式多普勒超声仪。早期的这些研究为多普勒超声技术的进一步发展奠定了基础。

进入 20 世纪 90 年代，多普勒超声设备在医学领域有了井喷式的发展，出现了各种超声探头，如 I 形探头、T 形探头和穿刺探头等，可为不同患者的不同需求提供恰当的工具；同时在各种疾病的诊断中，如颅脑疾病、心血管疾病、乳腺疾病及浅表器官、纵隔及肌骨系统疾病的诊断，多普勒超声得到广泛的应用。在脉搏信号诊断中，多普勒超声技术已经日益受到重视并加以应用。例如，在观察脉管管径大小和测量脉管壁的厚度和血流频谱等情况时，彩色多普勒的方法就得到了应用。王超等利用多普勒超声检测技术，通过人体试验观察血流图的差异，认为寸口脉能够更加全面地反映人体的整体血液循环状态；趺阳脉能够在各种危重疾病中发挥"候胃气，判生死"的功能，趺阳脉比寸口脉对慢性胃炎疾病的诊断更有意义；慢性胃炎的实证型体现为经气受阻，虚证型体现为经气不足。牛欣等在观察血流动力学的变化和血管的位移波的研究中同样采用了多普勒传感器，并依据其观测到的结果做了较详细的分析。也有学者认为传声器、超声多普勒技术等非接触式的脉象检测方式与中医指压切脉的特点不符合，难以正确反映中医脉象的特征。

第二节　脉象模拟的研究进展

一、脉象模拟的理论基础

中医脉象的形成机理相当复杂。中医学认为，气、血是形成脉象的物质基础，心、脉是产生脉象的主要脏腑器官。《濒湖脉学》指出"气如橐籥，血如波澜，血脉气息，上下循环"，道出了脉象形成的基本原理。中医脉象的形成还与时间、气候、环境、机体状态等因素有关。

西医学认为，形成各类脉象的基本因素不外心脏、血管、血液3个方面：①心脏：心搏速率；心搏节律；心脏泵功能，包括心肌张力与舒缩状态，反映了每搏输出量。②血管：管壁弹力情况，主要是动脉；管径大小，即舒缩状态；末梢血管状态及微循环状态。③血液：血容量；血液成分，血细胞与血浆等；血液黏滞度。

如能以合适的材料和装置来模拟这三个部分，组成一个循环系统的简化物理模型，使各种变量参数能在一定范围内连续可调。那么，这些因素的排列组合，便能形成千变万化的各种脉象。这些脉象可请有丰富诊脉经验的老中医加以鉴定，选出典型脉象用脉搏描记器记录其脉波图，而输入模型的各种变量，也都可以通过各种配套的仪器加以测量，如管径、流量、流速、内压力、黏滞度等。这样就可以对该系统的输入和输出信息进行定量分析，若能利用电子计算机，还可以建立数学模型，进行各种脉象原理的实验。

（一）脉位的模拟

脉位是指脉动应指的位置。根据脉位的不同，可将临床脉象分为浮脉类、不浮不沉之脉、沉脉类3类。其辨别方法是，首先确定将寸口部位体会到最明显脉动所用的指力，根据相应指力的大小辨别脉位。根据寸口脉在五部的顺序，可准确辨别脉位的变化。为便于叙说，暂将按之至骨的指力，称为总指力。根据总指力，可具体掌握对五部分别进行诊察的相应指力。比如，辨别浮脉，所用指力不超过总指力的2/5。辨别沉脉，用指力大于总指力的3/5。辨别不浮不沉之脉，所用指力相当于总指力的2/5～3/5。若用总指力不能触及脉体，需大于总指力才能触及的脉体，是伏脉。其他脉象若除有脉位变化以外还有其他的因素变化，则是相兼脉，如濡脉是细而软兼浮，弱脉是细而软兼沉，脉浮数是浮脉与数脉相兼，脉沉数是沉脉与数脉相兼。

（二）脉数的模拟

脉数包括脉搏跳动的频率及均匀度。根据脉搏频率的快慢（至数）可将脉象分为迟脉类、频率正常的脉象、数脉类 3 类。临床错综复杂的至数变化，不外乎这三类。其他脉象若脉的至数变化为构成条件，都是相兼脉。比如，促脉是数脉再兼时一止，脉沉迟是迟脉与沉脉相兼，脉沉数是数脉与沉脉相兼。至数变化最容易辨别，可用呼吸定息或计时法测定。一般认为，正常脉的至数是一息四五至之间。一息三至或三至以下者，都是迟脉。一息六至或六至以上者，都是数脉。按计时法测定，则脉动 60 次 / 分以下为迟脉，正常的至数为 60 ～ 90 次 / 分，若超过正常脉的至数则为数脉。

（三）脉形的模拟

脉形是指脉动应指的形象。脉形通常包括脉长、脉宽、脉紧张度和脉流利度。

1. 脉长的模拟　脉长是脉动应指的轴向范围长短，即脉动范围超越寸、关、尺三部者，称为长脉；应指不及寸、尺两部，但见关部或寸部者，均称为短脉。

2. 脉宽的模拟　根据脉宽的不同可将脉象分为 3 类：一是正常脉宽，二是脉形宽大类脉象，三是脉形细小类脉象。临诊所能触及的脉体大小，不外乎这三类。其他脉象若以脉体大或脉体细为构成条件，都是相兼脉。比如，虚脉是脉体大再兼迟、空、软等条件。微脉是脉体细再兼软。脉体大小的辨别，以正常脉体为依据。若比正常脉体大，都属于脉形宽大类脉象，如洪脉、大脉等；若脉形比正常脉体细小，则属于脉形细小类脉象，如细脉、微脉等。

3. 脉流利度的模拟　根据脉动应指的流利程度可将脉象分为 3 类：一是流利度正常类脉象；二是较正常更流利的脉象类，如滑脉、动脉等；三是不流畅类脉象，如涩脉。其中，正常的流利程度是正常脉象的必备条件。滑脉和涩脉，则是脉的流利程度发生了变化。

4. 脉紧张度的模拟　根据脉象的紧张度可将脉象分为 3 类：一是紧张度正常的脉象；二是紧张度较正常脉象高的脉象，如弦脉、紧脉、牢脉等；三是紧张度低于正常的脉象，如濡脉、弱脉等。弦脉是反映脉体张力的脉象，其实质是脉体的张力增强。

（四）脉势的模拟

脉势是指脉搏应指的强弱，与脉的硬度和流利度也相关。

综上所述，从脉象的"位、数、形、势" 4 个方面进行脉象的模拟，可以达到执简驭繁的目的，使繁杂的脉象信息更加简单明了，更符合临床实际，为中医脉象的模拟提供了新的思路。

二、脉象模拟的应用技术

脉象模拟借助虚拟仪器技术、信息处理技术和传感器技术等，模拟、动态再现各种脉象。实践证明，用这种方法来实现最基本的脉象模拟是行之有效的，并取得了良好的效果。首先，计算机将已录入的脉象信息送到转换卡。转换卡是一个以单片机为核心的智能电路，与计算机采用串行或并行接口连接，接收来自计算机的脉象信息数据并存储。其次，形成周期脉象电信号至功率驱动。功率驱动与磁电式传感器的线圈连接，脉象振点与磁电式传感器的线圈骨架连接。磁电式传感器具有可逆特性将电流转换为力，最后将脉象电信号转换为脉象振动力，恢复了已录入的脉象信号，即动态再现脉象图谱。

（一）计算机单元

计算机控制系统由虚拟仪器软件编制而成，是脉象再现的基础。它主要实现的功能有典型脉象的生成及传送、脉象传感器及脉象系统的标定和参数分析等。

（二）单片机系统

单片机系统可以根据不同的上位机指令来执行不同的动作。它接收上位机发来的各种典型脉象，存储典型脉象并转换成周期脉象电信号。它是由转换卡、存储器及通讯电路等组成的，是脉象再现的核心。此系统设计的好坏，影响脉象再现的质量，故对此部分各个功能的设计必须慎重。

（三）功率驱动电路

功率驱动电路扩充了单片机系统输出的驱动能力，从而使脉象电信号不失真地恢复成脉象振动力，动态模拟典型脉象。功率驱动电路是由多运放并联而成，从而克服了分立器件功放和集成功放的缺点，更好地提高了电路的驱动能力。

（四）可逆传感器

可逆传感器采用的是磁电传感器。脉象振点与磁电式传感器的线圈骨架连接，当磁电式传感器的线圈中有脉象电信号通过时，由于磁电式传感器具有可逆特性将电流转换为力，脉象电信号转换为脉象振动力，脉象振点就会振动，从而在脉象振点处模拟出人体多种典型脉象。

三、脉象模拟标准的确立

以标准脉象与脉图为中心，分析采集数据，统计相关因素区域值，分析离散度，建立脉象的数学模型，经过多次筛选验证后，最终选出一致认同的标准脉象与标准脉图，得出脉象标准。脉象标准的确立，使脉诊水平得以提高。脉诊的现代化研究主要集中在脉象的客观化描述上，是在脉诊仪描记出的脉图基础上，通过对脉图的系统分析、定型与鉴别，以及脉图的生理病理机制的探讨，结合诊脉经验丰富的中医师指感诊断，进行特征参数分析，以寻求脉象的客观化判断标准，再通过这种客观化标准设计出符合现代临床教学的脉象模拟仪。

四、脉象模拟模型

1. 弹性腔模型 是基于推导方法建立的心血管模型。推导方法是已知系统内部结构和机理或者是部分已知，每一个模型变量都对应着原系统中一个生理变量。双弹性腔模型根据血管动力学原理将血流、血压、血管阻力、血管弹性等变量之间的数学关系表达出来，每一个生理参数都对应着模型中的一个变量。在双弹性腔模型中，改变心搏出量、外周阻力、动脉顺应性等参数，可以实现不同阻力情况下的脉搏波形。

2. 电路模型 电路模型建立在力学分析的基础上，利用力学与电学之间的等效关系将力学模型在一定的条件下化为电路模型来求解和分析动脉系统。在电路模型中，可以把力学模型中的血流压力转化为电压，把动脉血管的顺应性转化为电容，把血流的黏滞阻力转化为电阻，电路中流经的电流相当于左心室在收缩期射入动脉中的血流量。电路模型按照参数可分为分布参数模型、集中参数模型和混合参数模型；按照分支性可分为单管模型和分支模型；按照分段可分为一段模型和多段模型。

3. 系统辨识法建模 系统辨识法是根据黑箱原理的建模方法，与推导方法相反，仅知道系统的输入与输出，对系统内部结构和机理一无所知，利用系统的输入和输出信息建立系统模型。此种方法是利用工程方法建立的与系统功能相一致的模型，获得的模型参数不一定有生理意义。

总之，由于人体系统的复杂性，不同人的脉搏波各不相同。利用数学建模的方法，将生理学、医学原理与血液流体动力学和计算机仿真技术有机结合起来，通过仿真对深入理解影响脉搏波系统的生理、病理因素的原因有重要的指导意义。同时可以通过对模型参数的改变来仿真不同的脉象图波形，如果提取仿真波形的特征点与实际检测脉象的特征点具有相似点的话，将对脉象客观化、教学和临床实际应用具有重要的意义。

第三节 脉诊仪的研制进展

一、脉诊仪的分类

（一）压力传感器类

1. BYS–14 型心脉仪 其传感器材料是半导体应变电阻片，灵敏系数大（100），谐振频率高（500Hz）。应变桥选用弹性好、性能稳定、重复性好、固有振荡频率高的铍青铜，并经定性处理，在结构上对半导体应变电阻片的温度系数进行了补偿。因此，该设备灵敏度高，谐振频率大，受环境温度影响小，在 0 ～ 40℃温度内对检测无影响。

2. MX–3、MX–5 型脉象仪 其采用梯形刚性触头悬臂梁换能器，单部探头形式，有取脉压力定量指示电表，并能标记在脉图上，从而可表达脉象信息的两大主要组成部分。

3. ZM–I型脉象仪　其采用单头测力式脉象换能器，若在输出端配接记录仪或显示器，即可形成一套完整且较为简单的检测系统。其主要用于寸口桡动脉的检测，可以同步输出脉象图、脉象微分图、取脉压力模拟量及"心电－脉图"时差图。

4. ZM–Ⅲ型智能脉象仪　由脉象换能器、脉搏波放大器、取脉压力放大器、A/D模数转换器及PC电脑组成。其脉象换能器采用带副梁的悬臂梁式结构，检测的脉象信号重复性好，脉象波形及脉力的测量误差小，且模拟中医手指加压自如，稳定性好，是目前使用较为广泛的脉诊仪之一。

5. ZM–300型脉象仪　是基于ZM–Ⅲ型智能脉象仪开发而成，较之多了一个直观的浮中沉压力指示器及模拟信号输出接口电路。ZM–300型脉象仪的优势：①开发软件基于最新的计算机编程软件操作界面，更直观方便。②改变了采样方法，缩短了采样时间。③具有方便的数据查询功能。④具有通用的脉象参数保存数据库。⑤具有数据导出功能。⑥具有软件加密功能等。

6. DDMX–100脉象仪　由单头测力式脉象换能器脉象记录仪及脉象程序组成，只需与电脑连接即可形成完整的脉象采集系统。其主要通过采集左手关脉的信息，经过程序处理，即可同步输出脉象图、脉象微分图、各脉图参数值及脉压力模拟量。

7. TL–MZ–XM–Ⅱ型三探头脉象分析仪　是采用3个传感器同时对"寸、关、尺"三部脉象信息进行检测。将寸口桡动脉处安放压力传感器，将传感器的3个触头对准寸、关、尺并取得脉搏振动信号，通过机器传感装置对寸口桡动脉3个方位进行千分刻度的调整，完成脉象信息的采集；将输出端与计算机进行连接，脉象信息以3条曲线（分别代表寸、关、尺）同步显示在显示器上，可同时进行三部九候、取脉压力调整和动态记录。

8. MX–811型脉象仪　其原理是由薄膜制成的感压面受压后变形，使容器内部的导电液柱发生升降，电阻发生改变，从而将脉搏压力信号转换为电信号。该设备虽然有较高的灵敏度，但由于液态传感器本身结构特点的限制，使测量过程并不十分方便。

9. DS01–C脉象诊测信息采集系统　用于采集脉象诊测信息，并可记录及保存不同时期的特征变化。该系统由脉象模块、数据管理模块、传感器、内置数据处理工作站等部分组成，具有灵敏、智能、耐用，脉象图谱及参数丰富，分析算法精准等特点。

10. MT–QM–01　是中医切脉信息采集管理系统，具有符合人体工程学设计的脉采平台，采脉装置可自动上升或下降，模拟中医取穴指法的点按方式取脉，智能化选取最佳采脉参数，利用高精度防过载压力传感器实时捕捉并记录数字化脉采信号，自动判读脉象特征参数，输出标准脉诊报告。病例档案管理模块可存储、打印患者不同时期的脉象图，对病程发展进行客观量化的追溯与分析。内置脉象诊断教学素材与题库，并带有教学考核与管理模块。

11. YM–Ⅲ型脉象仪　用于采集脉象信息，通过先进的无级气动加压配合高精度防过载传感器精确模拟中医切诊指法，采集分析脉象的位、数、形、势特征，最终智能分析出单脉与相兼脉类别和时－频－空域几十种脉象参数并输出标准的脉象图；同时可记录和跟踪不同时期的脉象特征变化，对疾病的疗效评估具有重要的参考价值，为健康状态的辨识、干预效果的评价提供客观化依据。

12. 圣美孚中医切脉信息采集管理系统　采用全自动气体加压方式，通过袖带式传感器进行腕部固定以进行准确的脉象定位，通过传感器的双层袖带结构，进行方框定位校正，可提供体质成因解读及易发疾病的风险预警提示，可依据四诊信息，得出患者的病名、证候名，由专家数据库开出相应的治疗方剂，包括中药汤剂处方、按摩、针灸穴位的选取、中成药处方等。

13. 无线脉诊仪　是基于脉象频谱分析的一种新型脉诊仪。它由传感器模块、信号采集处理模块、信号接收模块和上位机分析显示模块四部分组成。传感器模块采用SC0073 微型动态微压脉搏传感器，通过无线传输的方式进行通信，将采集到的信号快速变换得到各波形。该脉诊仪最大的优点在于采用无线的方式进行数据传输，减少了空间的约束，大大提高了脉诊仪的方便性。

14. 气动柔性智能脉诊仪　其依靠柔性制动器作为脉诊仪的驱动机构来驱动前端的传感器以获取脉象数据。它通过分析脉诊仪传感器触点位置与柔性制动器内腔压力的数学关系来实现脉诊仪触点的运动，同时利用气体的可压缩性使驱动器具有柔性的特性，最终通过对驱动器的气压进行自适应调节来模拟中医手诊，使之更加符合医师切脉布诊的真实运动，从而获取准确的脉象信息。

15. SM–1A 脉诊仪　是应用压力传感技术而设计，依据山西名老中医刘绍武先生的"四脉定证"理论而研发。该仪器对于溢脉、聚脉、紊脉、韧脉具有较高的临床诊断准确性，有利于医者掌握 4 种脉脉诊的基本规律。此外，该仪器自身重复测量较高的符合率也提示其具有较好的可靠性，为临床的深入研究提供了可能。

16. MSP430F149 脉诊仪　主要由信号检测和处理单元、USB 转 TTL 通信单元、微处理器单元、脉搏信息显示和数据分析的 PC 机界面单元等组成。它通过压力传感器探测脉搏信息，通过与计算机相结合进行波形显示及脉搏分析。该设备所获取的脉搏波形能很好地反映脉搏压力和细微特征，为医护人员诊断提供有效的参考。

17. ZMH–Ⅰ型脉诊仪　通过模拟中医手诊切脉的方法，来检测人体寸、关、尺部位的脉象信息。其传感元件是利用等截面弹簧片、复式悬臂梁作为刚体探头，脉象传感器选用的是半导体应变器作为应变－电压转换元件，最终能将传感器输出的波形进行定量检测及客观化分析。

18. MXY–Ⅱ型脉诊仪　由脉象换能器、脉搏波信号电路、电桥放大器、取法压力电路、输出电路、记录器和微型计算机组成。该设备通过与微型计算机相结合，具有良好的性能，能捕捉到心肌炎、冠心病的早期发病信息，为这些疾病的早期诊断提供了客观依据。

（二）光电式脉搏传感器类

光电式脉搏传感器类脉诊仪主要是以 HKG-07B 集成脉搏传感器搭建的便携式脉搏检测仪。该设备利用红外光透射手指指尖部位，输出反映的是血管末梢的血容积变化情况，实现了脉搏波动波形显示；采用自带 AD 转换的 ST1C2CSA60 SZ 单片机进行微处理，搭建了脉搏信号采集及显示系统的硬件电路。

（三）传声器类

王炳和利用电容传声器作为传感器，利用间接耦合方式提取脉搏信号，还自行设计了空气耦合腔，将声信号转变为电信号。周鹏设计的基于虚拟仪器技术的中医脉诊仪同样也采用电容传声器作为传感器来采集脉搏信号。而基于驻极体传声器的脉象检测系统，其原理也是将声信号变换成电信号，是一种电容式换能器传声器。王学民等设计了基于驻极体传声器的脉象检测系统，利用双传感器同时采集桡动脉脉象信号。通过对两路信号的分析，得到了脉搏声音信号与标准脉象的一阶导数信号具有强相关性的结论，提出了由脉搏声音信号获取脉象信号的方法，说明这种脉象信号获取方法符合中医脉诊客观化要求，可以用于脉象信号的获取。

（四）超声多普勒技术类

NX-8 型脉动信息采集分析系统采用超声多普勒技术，实现了中医脉诊的数字化，升华了传统诊断的方法。其可利用可视化的传感技术和图像采集与处理技术，显示清晰的 B 超图像；加上参数的设置与添加，可以清楚地看到脉搏的跳动、边界、厚度和形变，从而直观分析血管弹性程度，进一步客观地观察与研究"双管脉""反关脉"等特殊生理结构。柳文仪等应用彩色超声多普勒技术对高血压病弦脉及非弦脉进行了观察和分析，以寻求脉象客观化指标。研究发现，弦脉组不仅血管紧张度增加，血流速度增加，而且对心脏的影响亦比非弦脉组多。

（五）复合类

杨杰习等研制的中医脉诊仪采用的是一种复合型传感器，主要由超声信号传感器和压力传感器联合而成，也可与光电容积传感器和心电传感器联合使用。该设备即是以复合型传感器作为灵敏的传感元件，得到的也是复合的中医脉象信息。采用这种传感器的中医脉诊仪还有一个优势，就是将中医脉搏波图与心电图结合在一起进行分析，从而得到脉搏传导速度、血管弹性等参数。

随着现代科技的发展，传统中医脉诊与现代技术相结合，脉诊仪广泛应用，脉诊信息的分析更加精确，中医脉诊的诊断率愈来愈高，也开始广泛应用于临床上。刘亚琳利用 DY-SS-1 型三探头中医脉诊仪，对 202 例在校健康大学生双手寸、关、尺六部脉象进行检测分析，健康大学生常见到平脉、滑脉、平弦脉，根据体质、性别等影响，也会出现浮脉、数脉、迟脉等表现。李凤珠在 2012 年 2 ～ 7 月期间对比观察了 20 例肝癌患者与非肝癌患者的脉象，发现肝癌患者的脉象弦脉、涩脉居多，时有兼加数脉，与中医理论相符。张君等对正常人群、肾气虚、肾阴虚人群进行 DY-SS-1 型三探头中医脉诊仪脉象研究，结果显示，正常人群组的脉证诊断符合率为 88%，肾气不足证组的脉证诊断符合率为 62.5%，肾阴亏虚证组的脉证诊断符合率为 60%。徐刚等运用三探头中医脉诊信息系统及其分析方法，分别对恶性肿瘤患者 90 例、非恶性肿瘤患 30 例和正常人群 30 例进行双手六部脉象的动态采集，结果恶性肿瘤组脉象出现明显的特征性改变，其中以涩脉及其变异脉和双峰 M 波最典型，揭示恶性肿瘤患者的脉象信息特征，揭示相关脏腑功能等病理变化，进一步确定脉象与病机之间的联系。陈宝珍等采用 ZM- ⅢC 型智能脉象仪，对冠心病心血瘀阻证患者和健康人进行脉图的检测分析与对比，发现脉图参数可作为冠心病心血瘀阻证辨证的客观指标之一。刘洪宇等应用 TD- Ⅲ 中医脉象仪，观察脂肪肝患者与正常人的脉象及参数，发现定期监测脉象并进行相关干预对于防治脂肪肝具有重要的临床指导意义。杨苑等采用 ZBOX-I 型脉象仪对 IgA 肾病脾肾气虚型患者及健康成年人进行三部脉图的测定与分析，发现脉图可作为 IgA 肾病脾肾气虚型中医辨证及临床诊治客观指标之一。李想等实现远程脉诊，通过中医脉象仿真系统在仿真手上模拟仿真患者脉象，达到虚拟仿真的效果，最终由专家进行诊断。文建华通过研究脉诊与针灸的关系，发现正确地使用脉诊，有利于提高临床的疗效。

国外亦有利用脉诊仪进行研究的报道。例如，Nathalia Gomes Ribeiro de Moura 等针对高血压患者的脉搏与血液动力学相关性进行分析与检测，通过采集高血压患者的脉搏，提取脉象波形图，进行特征提取分析，其次综合检查相关血液动力学指标，进行分析，继而得到二者相关性，进一步指导临床应用。Cameron M.Bass 等通过脉搏血氧饱和度及肺部超声等主要指标，再结合胸片等，针对呼吸窘迫综合征进行初步探究，发现脉搏血氧饱和度及肺部超声可以作为筛查呼吸窘迫综合征的主要指标。

便携式无线脉搏监测系统也逐渐走进日常生活。用微处理器处理脉搏传感器采集到的脉搏信号，再经过无线传输到智能终端（智能手机或 PC），最后得到的脉搏波可实现对心率、血压、血氧饱和度的监测。周聪聪等研制的新型基于双通道脉搏传感的腕戴式无线低功耗心率实时监测装置，采用压电陶瓷式脉搏传感器，采集到的脉搏信号经微处理器处理后再通过串口方式发送到腕表 CPU 模块中，以 USB 无线通信模块实现与 PC 机的连接。该设备在对 10 名男性在休憩状态下的心率进行 3 小时的连续动态监测后，将测试结果与标准动态心电图记录的数据进行比较，结果表明，心率测量的算术平均误差约为 0.3BPM。

便携式无线脉搏监测系统也存在一定的问题。首先，采集的信号仅仅是脉搏信号或者是心率信号，无法从中医学角度对脉搏波形作出脉象分析；其次，脉搏信号都通过无线传输发送到终端（智能手机、智能平板或电脑），由于终端系统软件的编写方法、脉搏信号的处理方法、人机交互界面的设计存在一定差异性；最后，大部分脉搏采集部位在手指尖端和腕部，但对于不同部位采集效果优劣并未有相关样本的研究，还有实时监测的可重复性和稳定性也尚未作出评估。

二、脉诊仪面临的问题与思考

脉诊仪的研发为中医临床脉象信息走向定量化发展提供了客观理论支撑，在很大程度上促进了脉诊客观化的研究。然而，现有的脉诊仪仍然存在着不足。首先，从实验室研究和市场产品角度分析，目前临床应用较多的仍然是单探头脉象传感器，从脉诊临床操作纲要位、数、形、势方面来考虑，现有的脉诊仪在采集脉象信息表达方面仍存在一定的不足，虽有研究者提出脉象地形图来对脉象信息进行表达，增加脉象采集信息，但在将所采集的数据信息与人体生理病理信息进行结合方面还有大量工作等待完成。其次，现有设备对脉象采集多采用手动按压来寻找脉搏位置从而进行袖带固定。因此，位置的准确度、袖带设计的合理性及所采用的传感器精度都对脉象的采集精度造成影响。最后，尚未制定统一的脉象信息评判标准，可以更好地将所采集的数据信息与人体脉象所反映的生理病理信息相对应。通过对实验室和市场产品进行调查发现，目前已有脉象采集设备相应的行业标准，国际标准正在制定中。

2014 年，我国相关部门虽然提出了发展中医诊疗设备标准体系的必要性，并推出了脉象采集设备标准草案，但仅仅对脉象采集设备、采集条件和硬件设备性能指标进行了标准制定，并未涉及脉象采集设备所采集的数据信息处理方面的内容。因此，制定统一的脉象评判标准迫在眉睫。

第四节 脉象信息特征提取与分析

脉象属于中医学理论的范畴，而脉搏波是中外学者研究人体心血管系统疾病的重要检测对象，通过脉搏波来分析人体心血管系统的生理状况。这与中医学通过脉诊对人体疾病的判断有异曲同工之妙。

一、脉搏波是脉象特征的直观反映

脉搏波的产生动力源是心脏。在血液循环系统中，心脏周期性的收缩活动使血液周期性地射入主动脉内，由于血流的惯性和分支血管中存在的阻力，使得血液不能直接排入静脉系统中，故射入到主动脉中的血流暂时停留在动脉近端，并引起主动脉近端内压力急剧变化。当主动脉瓣关闭时，心室停止射血，主动脉因血管自身弹性而收缩。通过主动脉血管周期性的缩张活动，将主动脉处产生的压力变化以波的形式向其分支传播，并使得远处分支的动脉血管也产生连续的扩张与收缩，即从主动脉根部因血管收缩产生压力的血液以压力波动的形式在整个动脉系统内传播。

中医学认为，脉象反映着人体五脏六腑的气血盛衰状况，血液由心脏流出，经由血脉流向人体各个脏腑器官，故而携带着脏腑器官的病理、生理信息。而脉搏波是脉象的直观体现，同样包含着丰富的人体生理、病理信息，反映了人体的健康状况。了解脉搏波反映的信息特征，并进行提取与分析，是脉图研究的基础，是脉象诊断系统的重要组成部分。

二、脉搏波波形特征

一个完整的脉搏波波形包含 4 个主要部分，主波、重搏前波、降中峡、重搏波（图3-1）。

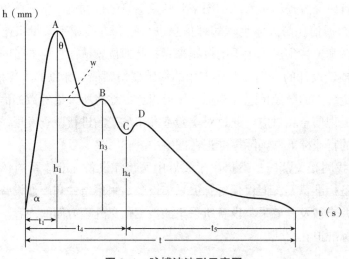

图3-1　脉搏波波形示意图

如图 3-1 所示，A 代表主波波峰，B 代表重搏前波波峰，C 代表降中峡，D 代表重搏波波峰。

A 点：表示动脉血管压力值达到最大，脉搏波的收缩压值即由此点读取。代表左心室在收缩期的射血活动，使得动脉根部的血流量增大到极值点，引起动脉血管压力的瞬间增加。当左心室的输出量大且射血速度迅速，主动脉血管弹性小时，脉搏波的升支斜率较大；反之，当左心室输出量较少，射血速度减慢，主动脉血管弹性较大时，升支的斜率减小，脉搏波主峰幅度小且持续间期较长。

B 点：代表心脏停止射血，左心室收缩期的结束，开始进入舒张期。随着左心室射血量逐渐减少，对主动脉产生的压力值也由极大值点开始逐渐下降到一个极小值点。由于左心室和主动脉压力差的存在，使得流向主动脉的血流向主动脉根部回流，故产生重搏前波的波峰。

C 点：从左心室到主动脉根部的主动脉瓣突然关闭，引起主动脉血流的血流量突然减少，血管压力骤降，因而在脉搏波图形上形成一个较大的切迹。

D 点：由于主动脉根部血管血流量突然减少，主动脉根部与外周血管段之间存在压力差，外周血管的血流量会一部分流向主动脉，主动脉的压力会逐渐上升至一个高度，形成脉搏图形上的重搏波波峰。所以，重搏波通常反映了动脉血管壁弹性、血流惯性、血流顺应性，并且通常通过判断重搏波波形和幅度来衡量主动脉瓣的生理状况。

三、脉象信息特征提取

不同的人脉搏波图形各不相同。正是因为脉搏波传出的过程在人体血管系统中进行循环，因而脉搏波的形成必然携带着人体的生理、病理状况，故对人体脉搏波的研究具有非常重要的临床价值，可以通过对脉搏波进行特征提取和分类识别，从而达到用于对人体系统病变进行预测和诊断的目的。

我们可以通过统计和分析脉搏图特征点的规律，来发现不同脉象之间的区别。将中医脉诊停留在从老中医"感觉"脉搏来进行中医诊断的阶段，推广到通过提取脉象的特征点将不同的脉象更加直观、科学、定量化的区别层面上来。

通过查阅近些年来研究脉搏图特征点的参考文献可以看出，常见提取脉搏图特征点方法有时域特征提取、频域特征提取、时频域特征提取。现有的脉诊仪诊断系统主要算法也是提取时域特征的信息。由于时域的特征点对医生来说更加直观和形象，并且简单易懂，因而对脉象时域特征的提取得到了很好的推广和传播，传统脉象信号的处理方法仅在时域里对脉象信号进行分析。

脉象时域特征提取以脉搏波形特征为基础，主要要素有：①时间要素：t 代表整个心脏周期性活动的时值。t_1 代表快速射血期上升支持续期间；t_4 代表左心室收缩持续间期；t_5 代表左心室舒张期持续时值；w 反映了动脉内高压力水平所维持的时间。②高度要素：h_1 代表脉搏波主波幅值；h_3 代表重搏前波幅值，为重搏前波波峰顶到脉搏波起始点的高度；h_4 代表降中峡幅值，为降中峡谷极值点到脉搏波起始点的高度。③角度要素：α 角反映血管弱性和血液黏性；θ 角主要反映血管弹性和血流状况（图 3-1）。以上这些要素的临床意义将在下一章节中详细介绍。

近年有研究发现，脉象的频域信息同样也十分重要。许多脉象信号从时域波形来看，特征点几乎相同，这样并不能分辨不同的脉象。但是在频域信号里可以看出有很大的不同。并且不同的人出现同一种脉象时，其时域波形虽然较为相似，但其频域波形却有较大的区别。两个不同的个体，其生理、病理状况各不相同，因而通过脉象的频域信号分析也可以得出不同的健康状况评估。这对于疾病的预防和预见有很好的参考作用。因此，脉象信号的分析方法必须兼顾时域和频域。

过去主要是在时域内分析脉象信号的特征，即时域"脉象图"分析。从 20 世纪 60 年代至 80 年代取得了许多研究成果，李惜惜等利用脉图中的特征点参数对人体心血管生理参数进行了分析，得到些有实际临床意义的结论。陈冬志等提取妊娠滑脉与病理性滑脉时域特征，分析时域特征与血液流变学指标之间的关系，得出妊娠滑脉血液黏滞性要低于病理性滑脉。但这种方法存在明显的不足，许多脉象图的波形十分特殊，其中的许多时域特征，如"重搏波前波波峰""降中峡谷""切线斜率"等十分不明显，凭借医生的经验估计，会导致脉象判别误差很大。时域脉图法往往是分析一个周期的波形特征，不同的脉象在时域的特征点的提取值可能非常相似，但是两者是不同的脉象。脉象图时域特征点不能将脉象中丰富的信息全部体现出来，仅仅靠时域特征来判别脉象种类是不太科学的。同时，时域特征点提取算法不准确时，也会对脉象的分类和区别产生影响。因此，将脉象中所包含的丰富的生理病理信息充分表征出来，不仅仅只靠时域特征，也要用到频域的方法。

四、脉象信息分析方法

随着对脉象信息的研究越来越深入，脉象信息的分析方法也越来越多，可以分为时域分析、频域分析、时频联合分析。

（一）时域分析法

时域分析方法简单直观，主要是根据脉搏随时间所发生的变化来分析脉象信号，是最早应用也是应用最广泛的分析方法。通过提取脉象图中脉搏的波幅高度、波峰波谷对应的时间、脉搏周期、脉图的整体面积、收缩期面积、舒张期面积等参数，了解脉动规律。按照中医学的位数形势理论，分别判断脉象的节律、浮沉、强弱、虚实等。时域分析的具体方法包括直观形态法、多因素识图法、脉象速率图、脉图面积法等。

1. 直观形态法 即在脉象图的时域波形中提取时间、幅值、面积、比值等信息。该方法在脉象分类识别中常作为提取特征向量的内容。杨光友等最早开始研究脉象时域参数的提取；谢梦兰等根据直观形态法分析了不同年龄段同一性别、不同性别同一年龄段、相同年龄段不同性别的脉象信号，以主波高度、潮波高度、降中峡幅及时间、脉图总面积和舒张期面积、主波宽度、升支角、脉动周期及相关比值为特征信息，得出正常人随年龄增长脉象趋于弦脉的结论。

2. 多因素识图法 直观形态法的脉图是单一的时间函数，多因素识图法则是在脉象分析时综合多种信息，希望全面反映中医诊脉时的手指触感，比直观形态法更易全面掌握脉象信息，也可以更全面地反映脉诊信息。其中脉波-脉位趋势图是将不同压力下的脉象波形显示在一幅图中，可以直观地看到脉象波形随压力的变化趋势。此外，该方法还综合了脉象波形图、脉率趋势图、脉道形态示意图等，可以得出最佳切脉压力、脉力强弱、脉幅大小、节律等多种信息。

3. 脉象速率图 是指对脉图曲线求导或者求差分，以得到脉象图中任一点的变化，可以获知脉管的细微变化，目前应用和研究均较少。

4. 脉图面积法 以脉图面积的变化作为波形特征量，并由此定义了一个 K 值。K 值的大小与心血管状态密切相关，并且对心血管状态的变化十分敏感。研究表明，K 值与心血管状态之间是有规律可循的，然而 K 值理论却可能出现不同状态对应相同 K 值的现象。经过研究，杨琳等在 K 值理论基础上提出了 K_1 和 K_2 的定义。该特征量是以脉搏波重搏波谷点为界，分别计算同一个脉象周期中该点之前和之后的脉图面积，并分别记为 K_1、K_2，解决了之前相同 K 值不同生理状态的问题。

(二) 频域分析法

随着计算机技术的快速发展，多种数学方法被应用在脉象的频域分析中，其中最经典也是最早使用的频域分析法是功率谱分析，主要基于傅里叶变换。将脉象信号经过傅里叶变换后得到脉象信号的频谱、功率谱，分析脉象能量的分布、基频、谐波个数等。随着对脉象信号的深入分析，在功率谱的基础上出现倒谱分析、熵谱分析、高阶谱分析等。

1. 功率谱 是一种非常经典的频谱分析方法，被广泛应用在众多信号领域中。该方法的一个重要用途就是检测宽带噪声中的窄带信号，也是最早用来分析脉象信号的频域方法。功率谱计算方法有很多种，基于傅里叶变化的周期图法又被称为是直接法，在此基础上改进的 Barlett 平均周期图方法、Welch 法、多窗口法，还有基于参数模型和非参数模型的现代功率谱估计法等。姜斌等对人体脉象信号进行快速傅里叶变换，得到不同脉象的功率谱，并分别提取平脉、滑脉、细脉、弦脉的频域参数，利用径向基函数网络对脉象信号分类。

2. 高阶谱 高阶统计量分析是近十年来现代信号处理领域的一个重要发展，由此衍生出了高阶谱分析，二者同时被应用在生物医学信号分析、图像处理、语音信号处理、雷达探测等多方面领域，且都取得显著效果。基于高阶统计量的谱分析与传统功率谱分析的对比，不仅包含了信号的能量信息，还包含了信号的相位信息，同时解决信号的非高斯与非线性问题。在生物医学信号处理领域最广泛应用的是三阶累积量和它的二维傅里叶变换——双谱。张璋等成功地利用双谱分析人体健康状态与亚健康状态之间的差异，提取在相位特征图之间的区别。许继勇等应用双谱分析吸毒者和正常人之间的脉象信号，发现在对角切片上的双谱幅值特征具有显著差异。

3. 倒谱 对频谱取对数，然后将频谱对数进行傅里叶变换，所得结果即为倒谱。倒谱分析可以在复杂频谱图上处理周期结构，且对高斯噪声不敏感。国内最早使用倒谱分析脉象信号的王炳和等人，利用倒谱分析计算脉象信号的功率倒谱和倒滤波谱，提取滑脉、弦脉、细脉的周期、共振峰个数及其频率、谱能比，以及主峰高度及其比值作为特征量，对三者进行对比分析。黄镭等认为脉象信号具有典型的非高斯性，并对倒谱算法进行了推导验证，在吸毒者和正常人的脉象分析中应用了倒双谱和一又二分之一维倒谱估计，都取得了较好的分类识别效果。

(三) 时频联合分析法

时域分析和频域分析只是把信号表示为时间或频率的一维函数，无法获取信号时间与频率之间的直接关系，时频联合分析方法则把信号表示成一个关于时间和频率的二维函数，可以描绘出各时刻的谱成分。目前时频联合分析方法已被广泛应用，下面介绍几种最常用的时频联合分析法。

1. 短时傅里叶变换（STFT） 是对傅里叶变换的推广，克服了快速傅里叶变换不能描述信号的时频局域特性的缺陷。它假定非平稳信号在较短时宽内是伪平稳的，用该短时间内的信号表示原始信号在滑动窗中心的频谱特性。STFT 具有在整个时频面上时间、频率固定不变的缺点，对于特殊信号要想得到最佳分辨率则需要一个特殊的窗函数。周霞等利用 STFT 方法分析区分正常人和吸毒者。

2. 小波变换 小波变换通过不同尺度的分析方法，具有可变的时间分辨率和频率分辨率特性，在信号不同部位分别得到最佳时域分辨率或者最佳频域分辨率。利用小波方法分析信号时，在信号低频成分使用尖锐的频率分辨率，在信号高频成分使用尖锐的时间分辨率。小波变换尤其适合分析含有非平稳成分的特殊信号，与小波分析相关的常用方法还有小波包变换。目前有利用小波的奇异性与小波模极大值检测分析信号的奇异点的研究，如检测脉象信号的时域特征点。岳沛平利用小波变换进行脉象信号的时域、频域特征提取与分析，同时提取了不同时间尺度的能量特征，以此作为识别脉象信号的特征向量。

3. HHT 变换 是在 Hilbert 的数学理论基础上提出的一种适合非线性非平稳时间序列信号的处理方法，目前被广泛应用在军事、医学、零件检测及各种人体信号等方面。HHT 变换首先对信号进行经验模态分解（EMD），将信号分解为若干个固有模态函数（IMF），然后对每一个 IMF 分量进行 Hilbert 变换。HHT 可以提取信号的瞬时信息，如瞬时频率和瞬时幅度，得到信号的时间 - 频率谱图。沈海东等对脉搏波信号进行 HHT 分析，分析冠心病患者植入支架前后的差别。将原始脉搏信号经过 EMD 分解得到一组固有模态函数，得出植入支架前后患者的特定模态信息发生了改变的结论。

除了时域、频域、时频联合分析方法以外，脉象信号分析还有其他方法，如模型参数分析法、血管建模法、分形理论的研究方法等，都为脉图、脉象分析提供了思路。

近几年，脉象信号处理的研究有了很大的发展，且取得了较为满意的成果。但由于诸如模式识别理论的研究和针对非平稳随机信号分析还处于初级阶段，尚有很大的发展空间。类似于非线性动力学分析方法和分析非线性和非稳定信号之类的研究日益增多，同时也受到人们的日益关注，因此，关于脉象信号定量化研究将继续并期待有更大的突破。

目前中医人工智能诊断仪器的研发与中医药行业相脱节，造成了人工智能的研发缺乏中医药理论的指导，而中医从业者不懂得如何利用人工智能进行科研与辅助诊断，精通于二者的学者少之又少。中医药人工智能现代化研究需要多学科合作与交融，中医药大数据建立及数学建模更需要中西医专家与物理学、数学及计算机等领域人才的通力合作才能完成。人工智能给中医药领域带来新生，但其在中医诊断方面的作用才初露苗头。人工智能技术的不断发展将为中医药研究提供更多的思路与方向，而人工智能引领多学科合作下的中医药现代化研究将推动中医药学向整体精准医学迈进。

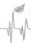

第四章 脉图要素的研究

第一节 高度要素的研究

一、脉图中关于高度要素的记录

图4-1是脉图记录纸示意图。如图所示，脉图记录纸是由横线和纵线交错而成的正方形小格组成，真实的脉图纸中小方格各边均匀1mm。纸上的横向距离代表时间，纵向距离代表幅度。

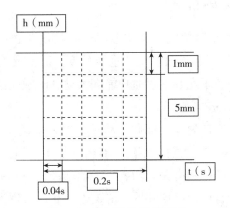

图4-1 脉图记录纸示意图

高度要素的测量主要参考纵线。纵线代表幅度，用以计算各波振幅与深度，以"mm"为单位。脉图描记前，应打上标准高度方波，以标高来计算波幅的高度。以ZM-Ⅰ型脉象仪为例，标高2.5mm（即2.5小格），放大倍率为0.5；标高5mm（5小格），放大倍率为1；标高10mm（10小格），倍率为2；标高20mm（20小格），倍率为4。波幅的计算方法：所测波幅高（mm）×放大倍率＝实际波幅（mm）。例如，定标波幅为5mm，则倍率为1；若测得波幅高为12mm，则该波实际波幅是12mm×1=12mm。

二、脉图中主要高度指标和正常范围

脉图检测的主要参数指标见图 4–2。

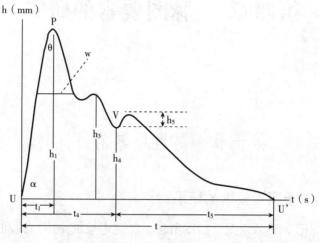

图 4–2 脉图检测的主要参数指标示意图

（一）h_1 值的正常范围和意义

h_1 为主波高度。主波是脉象图的主体波幅，一般顶点 P 为脉象图的最高峰。主波高度 h_1 即是测量主波峰顶 P 到脉图基线的垂线长度。h_1 值反映了心脏收缩期动脉管壁承受的压力和容积，也反映了左心室射血功能和大动脉的顺应性。

正常参考值：9 ～ 22mm。

h_1 的高低因为受左心室的射血功能和大动脉的顺应性等因素的影响，故一些生理因素也会影响 h_1 的正常范围，如性别、年龄。有研究显示，男性的 h_1 值普遍要略高于女性，可能与男性的射血功能稍强有关。随着年龄的增加，左心室的射血功能有可能出现下降，大动脉的顺应性也有可能出现降低，h_1 的值会相应出现下降。除了年龄、性别这些常见因素，人的体质、饮食、情绪、季节等也有可能影响 h_1 值。有研究显示，湿热体质的健康人 h_1 值稍高于平和体质者。在分析脉图的正常值时，这些影响因素应加以考虑。

（二）h_3 值的正常范围和意义

h_3 为重搏前波高度，也称潮波高度，即潮波峰顶到脉图基线的幅度。h_3 测量潮波顶至基线的垂直距离，主要反映动脉血管张力和外周阻力状态。

正常参考值：12.5 ～ 21mm。

年龄、性别、季节变化等因素会对正常的 h_3 产生影响。有研究显示，50 岁以上的患者 h_3 值要高于 50 岁以下的患者，40 岁以上人群 h_3 值比 20 ～ 29 岁人群明显升高，说明随着年龄的增加，h_3 值也随之增加。造成这一现象的一个可能原因就是，随着年龄的增加，血管有逐渐硬化的趋势，造成血管张力或外周阻力改变。此外，体质的不同也会对 h_3 值产生影响，在分析 h_3 值正常范围时应加以注意。

（三）h_4 值的正常范围和意义

h_4 为降中峡高度。降中峡是主波降支与重搏波升支构成的向下的切迹波谷，降中峡高度 h_4 即降中峡谷底到脉图基线的幅度，测量时需测量降中峡最低点至基线间的垂直距离。h_4 主要反映血管外周阻力大小，并能一定程度反映主动脉瓣的关闭功能。

正常参考值：7.35～12.5mm。

性别、体质、季节等因素对 h_4 的正常范围有一定的影响。有研究显示，男性的 h_4 值普遍要略高于女性；不同体质者的 h_4 值也略有差异，如湿热体质的健康人 h_4 值稍高于平和体质者；季节也会对健康人的 h_4 值产生影响，一般正常人的 h_4 值在夏至前后时最高，而在冬至后的小寒、大寒最低。

（四）h_5 值的正常范围和意义

h_5 为重搏波高度。重搏波是降支中突出的一个上升波。重搏波高度 h_5 即重搏波峰顶点至过降中峡谷底水平基线的幅度，测量时以重搏波峰顶和过降中峡谷底所做的两条水平线之间的距离为准。h_5 反映大动脉的弹性（顺应性）状况。

正常参考值：0.5～2mm。

h_5 也受到年龄、体重等因素的影响。有研究显示，40 岁以上的健康人群 h_5 值显著降低，可能与血管弹性降低有关。同时还有研究指出，超重人群的 h_5 值低于非肥胖人群。在分析脉图时，这些因素应加以考虑。

三、脉图中高度要素变化的临床意义

脉图中高度要素的变化主要反映了血管的张力、外周阻力状态等，更多地用来评估脉形的流畅与滞塞、紧张与弛缓及脉势的强弱。脉图的高度要素受心输出速度、心输出量、射血阻力、血管外周阻力大小及大动脉的顺应性（即可扩张性）的影响。凡是影响上述心血管参数变化的生理或病理因素，都可引起脉搏图形的相应改变。不同的年龄、季节及生理状态改变时，都有可能对上述因素产生影响，造成脉图高度的改变。而在病理状态下，脉图中高度要素变化往往预示着疾病的发生发展，有助于诊断疾病或是判断疾病发展变化规律，有着非常重要的临床意义。

（一）h_1 值变化的临床意义

h_1 为主波高度，主要反映了心脏收缩期动脉管壁承受的压力和容积。主波形成的机理是左心室收缩后，血液快速射入主动脉起始部，随后动脉管壁被扩张，脉压波由基线开始上升，形成了主波脉图的上升支，即 U-P 段；之后血液自左心室继续射出，当压力和容积达到最高点时，主动脉起始部的脉压波形成脉图的顶峰，即主波。因此，h_1 的高低反映了左心室的射血功能和大动脉的顺应性，也反映了动脉收缩压与舒张压之间脉压的大小。h_1 高大代表着左心室收缩将血液充盈入动脉的能力强，脉搏有力，且动脉顺应性好，可以适应血液的充盈；h_1 低下则相反。h_1 值受心输出速度、心输出量、射血阻力及大动脉的顺应性（即可扩张性）的影响。

1. h_1 升高的临床意义 h_1 升高意味着外周阻力变小，心输出量大，速度快，动脉顺应性增加；同时 h_1 也可以反映脉势的强弱。脉搏有力者，h_1 值较大，表示阳热盛、血液丰盛，见于高热、代谢亢进、血管扩张等，临床常见于见于紧脉、洪脉、实脉、弦脉等。

（1）h_1 升高可见于紧脉：紧脉的脉图主波宽大且波谷抬高，形似弦脉，h_1 通常大于 22mm。紧脉常见于实寒证、疼痛和食积等。其中实寒证是引起紧脉的一个常见原因，其机制是由于寒为阴邪，主收引凝泣，困遏阳气，而寒邪侵袭机体，则脉管收缩紧束而拘急，形成紧脉。而西医学也认为寒冷的刺激可以使外周的血管收缩，从而使心率加快，心脏收缩加强，心输出量增加，h_1 值也随之增大。比如流行性感冒、支气管炎或哮喘等疾病，均可见 h_1 值的增大。疼痛也是紧脉的常见原因之一。在中医学看来，各种原因所致的疼痛都有可能出现紧脉，如肝郁气滞引起的胃痛、寒凝肝脉引起的腹痛、风寒湿痹引起的疼痛等。而在西医学看来，疼痛可能会引起急性的血管紧缩、痉挛、收引的状态，并使血管拉紧拉直。这也可能是紧脉形成的机制之一。所以，各种急性疼痛都有可能出现紧脉，出现 h_1 值的增加。除此以外，紧脉还可见于西医学各种感染性疾病的早期发热患者，如传染性疾病、肠道传染病、破伤风，以及肺气肿、脑膜炎、胃肠神经官能症、癫痫等疾病。

（2）h_1 升高可见于弦脉：弦脉可见主波高度增加，$h_1 > 18mm$，升支斜率减小。紧脉与弦脉均出现 h_1 增高，但两者是有区别的。紧脉的脉管紧张度、力度均比弦脉高，指感比弦脉更加绷急有力。弦脉常见于肝胆病、疼痛、痰饮等，或为胃气衰败者。上述原因导致脉管失去柔和之性，弹性降低，紧张度增高，都有可能形成弦脉。弦脉亦见于老年健康者。研究表明，h_1 值的确会随着年龄的增加而变大，一些老年健康人会出现 h_1 值的增加。中医学也认为老年人脉象多弦硬，是精血衰减，脉道失其濡养而弹性降低的征象，其原因可能与老年人血管硬化有关。西医学认为，弦脉的形成可能与动脉血管弹性减弱、血管壁紧张度增高有关，在临床上常见于高血压、动脉硬化、甲亢、肝癌、冠心病、肝炎、胆囊炎、慢性胃炎等。

（3）h_1 升高可见于洪脉：洪脉主波幅明显增高，常大于正常脉主波幅值，$h_1 > 26mm$。在实际切脉中，洪脉除了表现为脉体宽大之外，还表现为搏指有力。洪脉主邪热盛，多见于阳明气分热盛。洪脉的形成是因在外感热病的中期，由于邪热亢盛，充斥内外，且正气不衰而奋起抗邪，邪正交争，气盛血涌，脉管扩大所致，故脉大充实有力。有研究显示，洪脉的脉学信号提示人体气血沸腾、血流加速、血管扩张，可能与心率加快，心输出量大有关，这会使 h_1 升高，临床上可见于各种原因引起的高热。

（4） h_1 升高可见于实脉：脉图可见波峰高大、增宽，主波波幅 $h_1 > 22mm$。

实脉属复合因素脉象，不是单因素脉象。实脉综合了宽大、充实、有力三方面的复合条件。实脉见于实证，亦见于正常人，其形成主要是由于邪气亢盛而正气不虚，邪正相搏，气血壅盛，脉管内充盈度较高，脉管呈紧张状态，故脉来充实有力，可见于实热、癥瘕积聚、痰饮、食滞、血瘀等实证。

2. h_1 降低的临床意义　主波波幅 h_1 降低说明阻力大，心输出量少，速度慢，大动脉顺应性低，脉搏常表现无力，表示心气不足、心血亏少、气滞血瘀，见于动脉硬化、外周血管痉挛、血管闭塞所致血管阻力增加、心力衰竭及有效血容量减少等。在临床上， h_1 降低可见于濡脉、弱脉、细脉、虚脉、微脉、涩脉、伏脉。

（1） h_1 降低可见于濡脉：濡脉脉图主波幅值降低， $h_1 < 9mm$。濡脉是具有复合因素的脉象，包括三方面的条件：一是，脉体"细"，二是脉位"浮"，三是脉体"软"，而 h_1 降低则主要反映的是脉体软。濡脉多见于虚证或湿困。濡脉的产生可因气虚而致无力推运血行，也可因精血虚而不荣于脉，使脉管不充，或因湿困脾胃，阻遏阳气，脉气不振。在临床上可见于头痛、腹泻、慢性胃炎、功能性消化不良等。

（2） h_1 降低可见于弱脉：其主波波幅高度明显小于正常范围， $h_1 < 9mm$。弱脉也属于复合因素脉象，不是单因素脉象。弱脉兼有沉、细、软的特点， h_1 的降低则主要反映的是脉体软而无力。弱脉多见于阳气虚衰、气血俱虚，如脾肾阳虚。有学者通过比较51例以脾肾阳虚型为主的慢性肾衰患者，其脉象主要以沉弱为主，发现其脉图的 h_1 值低于正常组。而中医学也认为如果人体阳气衰少，无力推动血液运行，脉气不能外鼓，则脉位深沉，脉势软弱。弱脉的产生还可因阴血亏少，不能充其脉管，故脉形细小。在临床上， h_1 降低还可见于冠心病、贫血、哮喘、慢性阻塞性肺疾病、头痛等。

（3） h_1 降低可见于细脉：细脉的脉图主波波幅降低，脉图显示主波波幅 $h_1 < 10mm$。细脉多见于气血两虚、湿邪为病，也可见于脾肾气虚。有研究显示，脾肾气虚的慢性肾衰患者脉象多见细脉，其脉图的 h_1 值也低于正常组。细脉的产生常因阴血亏虚不能充盈脉管，气虚则无力鼓动血行，致脉管的充盈度减小，故脉来细小而无力。而湿性重浊黏滞，脉管受湿邪阻遏，气血运行不利，也可致脉体细小而缓。现代研究也显示，细脉的信号表征常表明失血或者少血，血压降低，血管回缩，可见于一些长期消耗的患者，或者一些低能量的状态，这些患者有可能出现左心功能不同程度的减退，使心输出量减少， h_1 值降低，临床上可见于肿瘤患者、肝炎、焦虑症、慢性肾衰及健康人亚健康的状态。

（4） h_1 降低可见于虚脉：其脉图主波波幅高度小， $h_1 < 9mm$。虚脉多见于虚证，常为气血两虚。虚脉的形成可因气虚无力推动血行，搏击力弱，故脉来无力，或气虚不敛，则脉管松弛，故按之空豁。比如肺气虚的患者，因肺气能够助心行血，故肺气不足

可导致脉力减弱。有研究显示，因肺气虚而致的小儿反复呼吸道感染的患者，其脉图的 h_1 值要明显低于正常组。虚脉的形成也可因血虚不能充盈脉管，而致脉虚无力。若迟而无力多为阳虚，若数而无力多为阴虚。有研究显示，心阳虚、脾阳虚、肾阳虚等虚寒患者的 h_1 明显降低，虚脉临床上可见于各种疾病，如习惯性感冒、慢性肾衰、冠心病、贫血、慢性消耗性疾病，以及虚脱、休克等患者。

（5） h_1 降低可见于微脉：其脉图显示脉力不均，主波波幅 h_1 低于 7mm。微脉多见于气血大虚，阳气衰微，营血大虚，脉管失充则脉细，或阳气衰微，鼓动无力则脉弱，按之欲绝，似有似无。临床上以心肾阳气衰微较为多见，如心肾阳虚之心痛或喘脱，可见于冠心病合并心衰或慢性阻塞性肺疾病后期合并心衰，由于心输出量的减少，主波波幅 h_1 降低明显。此外，微脉还可见于脱汗，阴阳两虚之肺痨、厥证。

（6） h_1 降低可见于涩脉：其脉图主波较低，脉力较弱，主波波幅 $h_1 < 18mm$。涩脉多见于气滞、血瘀和精伤、血少。若脉涩而有力者，常为实证，其形成多由于气滞、血瘀，邪气内停，阻滞脉道，血脉被遏，以致脉气往来艰涩。若脉涩而无力者，为虚证，其形成常因精血亏少，津液耗伤，不能充盈脉管，久而脉管失去濡润，血行不畅，以致脉气往来艰涩而无力。涩脉临床常见于一些心血管疾病或者原发其他疾病累及心血管系统，如冠心病、高血压、大动脉炎、肾炎、慢性胃炎、糖尿病、肿瘤等。

（7） h_1 降低可见于伏脉：伏脉需要重按始得，故其脉图需较高的压力才能获得清晰的脉图，主波波幅在 200g 力以上时最高，波群最清晰，而在 130g 力以下的脉图在清晰时可见主波波幅高度降低，常小于 9mm。在临床上，伏脉常见于邪闭、厥病和痛极的患者。

（二） h_3 值变化的临床意义

h_3 是重搏前波的高度。重搏前波是主动脉根部的初始波在传达到桡动脉的过程中，脉搏波在动脉树内来回反射对桡动脉施加影响而形成的。因此，h_3 主要反映动脉血管弹性大小和外周阻力强弱，可受心脏功能、血管弹性和外周阻力等因素的影响。当动脉的张力增高、弹性降低、外周阻力增高时，可见到 h_3 增高，其机制可能是因血管收缩或动脉硬化等原因引起。当 h_3 减低时意义则相反。有研究显示，h_3 与左室舒末径和左室缩末径也存在相关性。

1. h_3 升高的临床意义 h_3 升高提示动脉的张力增高、弹性降低、外周阻力增高。在脉诊中，h_3 升高多见于滑脉、弦脉、紧脉。有学者观察 60 例糖尿病患者的脉图。这些患者中有 48 例属于血瘀脉络和痰湿困脾，脉象也大多表现为弦脉和滑脉。研究发现，这部分糖尿病患者的 h_3 值要高于正常组。这可能与血管硬化导致的外周阻力增高有关。另有研究者观察了 72 例肝肾阴虚的慢性肾衰患者的脉图，其脉象大多弦脉或弦细脉。最后脉图也显示肝肾阴虚的慢性肾衰患者脉图的 h_3 值要高于正常组。在临床上，h_3 升高还可见于高血压、冠心病、慢性胃炎等。有研究显示，原发性高血压病心脏损害、肾脏损害、血管损害脉图参数 h_3 值也高于正常健康人。另外，h_3 与全血还原黏度（高切）、红细胞聚集指数也呈现一定相关性。

2. h_3 降低的临床意义　h_3 降低提示动脉张力减弱、弹性增高、血管顺应性改善、外周阻力减少。有学者观察了高血压患者治疗前后的脉图，发现治疗后脉图的 h_3 明显降低。h_3 降低可见于涩脉，其脉图主波与重搏前波融合成圆钝的顶波，重搏前波与重搏波不明显。h_3 降低还可见于急性运动性疲劳后，也见于湿疹或中风患者。此外，有研究显示，冠心病患者冠脉完全闭塞的脉图要比其他不完全闭塞的患者脉图 h_3 稍低。

（三）h_4 值变化的临床意义

h_4 为降中峡幅度，反映动脉血管外周阻力和主动脉瓣的关闭功能。降中峡的形成是由于心室舒张，心室内压下降，主动脉内血液顺着压差向心室反流，主动脉根部压力下降，并推动主动脉瓣迅速关闭，此时脉图曲线急速下降，在降支上形成一个切迹，即降中峡。当降中峡高度 h_4 升高时，往往表明动脉血管的外周阻力增强。当 h_4 降低时，其意义则相反。h_4 多与舒张压相应，反映了动脉血管外周阻力和主动脉瓣的关闭功能。有研究显示，h_4 与左室后壁厚度、血沉、红细胞压积也存在相关性。

1. h_4 升高的临床意义　h_4 主要受血管外周阻力大小的影响，同时也受主动脉瓣的关闭功能影响。因此，凡是能影响血管外周阻力和主动脉瓣的关闭功能的病理生理状态都会影响 h_4 值的大小。h_4 升高主要反映外周血管的阻力增高，常见于弦脉、紧脉等。

（1）h_4 升高可见于弦脉：其脉图为降中峡抬高，$h_4/h_1 > 0.5$。h_4 升高可见于弦脉所主的肝胆病、疼痛、痰饮等，或为胃气衰败者，亦见于老年健康者。有研究显示，以血瘀脉络和痰湿困脾为主的糖尿病患者中，其脉象大多表现为弦脉和滑脉，这些糖尿病患者的 h_4 值要高于正常组。慢性运动疲劳后 h_4 值也增高，并且前移，脉象变弦。在临床上，h_4 升高还可见于高血压、冠心病、脂肪肝等。

（2）h_4 升高可见于紧脉：其脉图特征为降中峡较高，大于6mm，降中峡与主波比值 $h_4/h_1 > 0.5$。h_4 升高可见于紧脉所主的实寒证、疼痛和食积等。西医学认为，紧脉的形成可能与各种原因引起的血管紧缩、痉挛、收引有关，而这些因素会使外周的阻力增加，从而使 h_4 升高。

2. h_4 降低的临床意义　h_4 降低往往表明动脉血管的外周阻力减弱，或血液黏度明显减小，血流滑利，可见于濡脉、虚脉、滑脉等。

（1）h_4 降低可见于濡脉：其脉图为降中峡偏低，$h_4/h_1 < 0.4$。濡脉多见于虚证或湿困，如脾虚、气血亏虚、阳虚或湿困脾胃等，临床上可见于体质虚弱、慢性贫血、脏器功能低下、心脏病、慢性胃炎等患者。

（2）h_4 降低可见于虚脉：其脉图为降中峡偏低，多为气血两虚。有研究调查了264例原发性肝癌患者，其中表现出气虚证或兼有气虚证者有154例，这些患者与106例正常人对比发现，气虚证的肝癌患者 h_4 值低于正常人，并且 h_4/h_1 也低于正常人。这可能因为气虚多出现于肝癌晚期，而此时肝脏被严重破坏，功能下降，血管舒血管物质积聚，血管扩张，外周阻力下降，h_4 降低。另有学者对比了 330 例心血管疾病不同证候的患者，发现虚证兼痰浊患者的 h_4 值要低于其他证候。另外，h_4 降低还可见于中风患者。

（3）h_4 降低可见于滑脉：其脉图为降中峡位置低而显著，且 $h_4/h_1 < 0.3$。有学者观察了 68 例脾肾气虚的慢性肾衰患者的脉图，其脉象以平滑或细脉为主，结果显示脾肾气虚患者的 h_4 值低于正常组。

（四）h_5 值变化的临床意义

h_5 为重搏波的幅度。重搏波幅度主要反映的是大动脉的顺应性，即动脉的弹性情况。重搏波的产生是由于心室舒张，心室内压迅速下降，主动脉内血液顺着压差向心室反流，主动脉根部压力下降，并推动主动脉瓣迅速关闭。此时脉图曲线急速下降，此后反流的血液不仅使主动脉根部的容积增大，并受到已闭合的主动脉瓣的阻挡，发生反折，形成一个短暂的上升小波，即重搏波。因此，重搏波幅度主要反映的是大动脉的顺应性及主动脉的关闭状态。当重搏波的幅度 h_5 降低时，多提示血管对血液的回弹能力变差，此时的 h_5 不仅仅表现为降低，甚至值可以为零，即不出现 h_5 波峰，或其值为负数。另外，一些影响大动脉顺应性，造成血管硬化的相关因素也有可能与 h_5 有一定的相关性。有研究显示，h_5 与高密度脂蛋白、全血还原黏度（低切）、全血还原黏度（中切）有一定相关性。另外，血压的高低与 h_5 有负相关趋势。h_5 也反映了主动脉瓣的功能。同样有研究显示，心脏超声指标中主动脉瓣口径、二尖瓣 E 峰的变化与脉图 h_5 呈负相关。在分析脉图时，h_5/h_1 也反映了大动脉的弹性及主动脉瓣的功能，敏感度也要高于 h_5，经常作为脉图高度检测必测量的指标之一。

1. h_5 升高的临床意义　h_5 升高时，多提示血管对血液的回弹能力较好。h_5 升高时可见于动脉、滑脉。动脉和滑脉的脉图共同特点是重搏波显著，重搏波波幅 $h_5 > 2mm$。滑脉多见于痰湿、食积和实热等病症，亦是青壮年的常脉，妇女的孕脉。动脉的脉象特点是具有短、滑、数 3 种脉象的特点，常见于惊恐、疼痛等。临床上，h_5 升高还可见于糖尿病、乙肝患者。

2. h_5 降低的临床意义　h_5 降低时，多提示血管对血液的回弹能力变差，或血液黏稠。h_5 降低可见于弦脉和散脉，两者脉图的共同特点是 $h_5 < 0.5mm$。弦脉见于肝胆病、疼痛、痰饮等，或为胃气衰败者，亦见于老年健康者。而散脉多见于元气离散，脏腑精气衰败，尤其是心、肾之气将绝的危重病症。有研究者观察心阳虚、脾阳虚、肾阳虚和肿瘤患者，发现其 h_5 普遍降低，甚至为负。另有研究者对比围绝经期综合征肝肾阴虚证者治疗前后的脉图，发现治疗前患者脉多弦细数，h_5 值偏低。此外，h_5 降低还可见于湿疹患者。

第二节　角度要素的研究

一、脉图中关于角度要素的记录

脉图中的角度要素并不像时间和高度要素那样直观地显示在脉图记录纸上。脉图的角度需要用量角器测量，如主波角（θ）的测量，是主波升支与降支的夹角，测量时需要将上升支与下降支速降段各引伸一条延长线，两条延长线相交之夹角（图4-2）。

二、脉图中主要的角度指标和正常范围

（一）α 的正常范围和意义

α 为上升角，又称升支角或U角，为主波升支与基线的夹角，反映血管弹性与血液黏性。测量时以U点为角顶点，量出升支起始段与基线夹角的度数，即上升角的度数。

正常参考值：$80° \sim 87°$。

因为上升角主要反映血管弹性和血液黏性，年龄、性别等因素会对上升角的正常值产生影响。有研究显示，同样是生理性弦脉的健康人，中老年人的生理性弦脉要比青年人的生理性弦脉的上升角高，可能与中老年人的血管弹性稍差有关，在分析脉图时应加以考虑。

（二）θ 值的正常范围和意义

θ 为主波角，或称P角，是主波升支与降支的夹角，主要反映血管弹性和血流状况。测量时需将上升支与下降支速降段各引伸一条延长线，两条延长线相交之夹角即θ角。若θ角呈平顶者，可不测量角度数值，而以文字记述为"平顶型角"。

正常参考值：$19° \sim 42°$。

因为主波角主要反映的是血管弹性和血流状况，也受年龄等因素的影响，血管弹性稍差的老年人主波角会稍高于正常年轻人。

三、脉图中角度要素变化的临床意义

（一）α 变化的临床意义

α 可以反映血管弹性与血液黏性。当动脉硬化时或血液黏滞度增大时，角度会明显变小。反之，当血管弹性良好，则角度变大。α 的大小与主波波幅大小成正比关系，若主波的波幅高，则一般 α 大；相反，若主波的波幅低，则 α 小。而主波幅度是判

断脉象有力与无力的重要指标，故 α 对于判断脉象的有力与无力也有一定的参考意义。典型的 α 减小可见于无力的脉象，如虚脉、弱脉与濡脉等，其脉图可见 $h_1 < 9mm$，α $< 78°$；而 α 增大可见于一些有力的脉象，如滑脉、实脉等，其脉图可见 $h_1 > 9mm$，α $> 78°$。

1. α 增大的临床意义　α 的正常参考值为 $80°\sim 87°$，增大说明血管弹性好，可见于实脉、滑脉。实脉一般升支斜率大，升支角度为 $85°\sim 95°$，滑脉的升支和降支斜率也比较大，有时单纯性的浮脉脉图特点表现为各波清晰，主波升支较陡直，升支角度为 $85°\sim 93°$。

2. α 减小的临床意义　α 减小说明可能存在动脉硬化或血液黏滞的情况，可见于虚脉。虚脉的脉图主波升支和降支斜率较小，α 值为 $70°\sim 80°$。有研究显示，脾肾阳虚的慢性乙肝患者的 α 较正常人小。另有研究显示，冠心病也可见 α 减小，而气虚也是冠心病最主要的两个证候要素之一。

（二）θ 变化的临床意义

θ 受心输出量、动脉阻力和管壁弹性的影响，主要反映血管弹性和血流状况。当血管弹性减退，血液黏滞度增大而表现有气滞血瘀时，角度增大，变成钝角或平顶角。

θ 对于判断脉象的流利与否也有一定参考意义，如流力度差的涩脉脉图波形呈土堡形，θ $> 42°$；而流力度大的滑脉脉图波形呈双峰波，主波高陡而狭，升支和降支斜率较大，θ $< 34°$。同时 θ 对于判断脉象的紧张度也有一定参考意义。

1. θ 增大的临床意义　角度增大说明血管弹性减退，血液黏滞度增大，可见紧脉、涩脉、芤脉、革脉等。在脉图上，紧脉脉图主波宽大，波谷抬高，形似弦脉，θ $> 42°$；涩脉脉图 θ 增宽到 $28°\sim 50°$；芤脉和革脉则都是 θ 呈圆头状，夹角在 $20°\sim 48°$ 之间。涩脉常见于阳虚而寒凝血瘀者，有研究显示，脾肾阳虚的慢性乙肝患者会出现 θ 增大，可能与阳虚寒凝血脉，导致气血运行滞涩有关。此外，θ 增大还可见于肝阳上亢、气滞血瘀等。

2. θ 减小的临床意义　θ 减小，说明血管弹性好，气血运行正常，血流通畅，可见于洪脉。洪脉的脉图可见 θ $< 20°$，其脉象特征为充实有力，来盛去衰，多见于阳明气分热盛。

第三节　时间要素的研究

一、脉图中关于时间要素的记录

脉图记录纸的横向距离代表时间，用以计算各波和各间期所占的时间，以"秒（s）"为单位，如图 4-1 所示。常规脉图走纸速度为 25mm/s，故每 1mm（即 1 小格）代表

0.04 秒，每 5mm（即 1 大格）代表 0.2 秒。若脉搏频率太快时，可用 50mm/s 速度，则每 1mm 代表 0.02 秒，但必须在脉图纸上标明秒速。

时间的计算方法：时间（s）=0.04 秒（或 0.02 秒）× 所测横格数

二、脉图中主要的时间指标和正常范围

（一）t 值的正常范围和意义

t 值为脉搏周期时间，为脉图起始点到终点的时值。这一时值对应图中 U–U' 时间，测量时可以用 U–U' 点间隔的时间。t 值对应左心室的一个心动周期，t 值可以用来测算脉搏速率。计算公式：脉搏速率（次 / 分）= 60/t，如果一个人的脉搏周期时间是 1 秒，那么其脉搏速率应为 60/1，等于 60 次 / 分。但在计算时应注意，t 应取连续 5 ～ 10 个脉动周期，再取平均值，如有明显心律不齐者，应取 30 个脉动周期计算平均值，再予以计算。正常人的脉搏不仅脉搏周期时间在正常范围内，脉搏节律也应当规整，若脉搏时快时慢，或为时有中止、参差不齐的状态，则为病脉。脉图检测脉搏节律，也是以 t 的差异来表示的。正常成人在同一次描记的脉图中，最长的 t 值与最短的 t 值之差应不超过 0.12 秒（任意 2 个基点或 2 个主波峰顶之间的差值＜ 0.12 秒），若大于 0.12 秒，则视为脉律不齐。

正常参考值：0.6 ～ 1 秒。

t 值主要反映了心脏的心率。而在生理状态下，人的心率易受各种因素的影响而发生波动，如年龄、性别、情绪、饮食、季节等。儿童的心率一般比成人快，其 t 值正常范围也相应较低。测试者在脉图测量时情绪紧张，也会导致心率加快，或者是在测量前饮用过浓茶、咖啡等影响心率的食物、药物等，都会引起 t 值的变化。因此，在临床上判断患者的 t 值是否正常，要充分考虑患者的自身因素，作出准确判断。

（二）t_1 值的正常范围和意义

t_1 值为脉搏波图起始点到主波峰点的时值，即上升支由 U 点上升到 P 波顶点所需时间，测量方法为自主波的最高点向下划一垂直线至基线，测量 U 点至垂直线与基线交界点之间的时间，即 U–P 时间。如主波顶为二峰或三峰时，乃以最高峰顶点做垂直引线。平顶峰也以峰顶最高点向下做垂直引线。

正常参考值：0.07 ～ 0.11 秒。

t_1 为心室收缩、快速射血时间，也称流入时间、上升时间、升支时间。其正常范围也容易受到年龄、体质等因素的影响。有研究显示，随着年龄的增加，弦脉逐渐增加，脉图上可见 t_1 值会随年龄增加逐渐增大，提示脉象逐渐变弦，并以 40 岁以上者和 40 岁以下者差别最明显。虽然弦脉也可出现在健康的年轻人中，但老年人的生理性弦脉也比年轻人的生理性弦脉的 t_1 值要大，临床分析脉图时应加以考虑。

（三）t_4 值的正常范围和意义

t_4 值为脉搏波图起始点到降中峡之间的时值，即起点 U 到降中峡 V 所需的时间。测量方法为降中峡切迹点到基线的垂线与基线的交点与 U 点之间的时值，也称 U–V 时间。t_4 主要对应于左心室的收缩期。

正常参考值：0.28 ～ 0.44 秒。

t_4 值也会受到一些生理因素的影响，如性别、年龄、体质等因素。有研究显示，女性的 t_4 值普遍高于男性。

（四）t_5 值的正常范围和意义

t_5 值为降中峡到脉搏波图终止点之间的时值，即降中峡 V 到 U' 所需的时间。测量方法为降中峡切迹点 V 到基线的垂线与基线的交点与 U' 点之间的时值。t_5 对应于左心室的舒张期。

正常参考值：0.36 ～ 0.76 秒。

年龄、性别、体质等因素会影响 t_5 值。有研究显示，男性的 t_5 值普遍高于女性。

（五）w 值的正常范围和意义

w 值为主波上 1/3 的宽度。测量方法为先由主波峰顶至基线垂线上 1/3 与下 2/3 交界点做一水平线（平行于基线），再测量该水平线与主波两侧升降支相交两点间的时值。

正常参考值：0.12 ～ 0.23 秒。

年龄、性别、季节等因素可能会影响 w 值的正常范围。随着年龄的增加，w 值会稍有下降，可能与血管壁弹性下降有关。

三、脉图中时间要素变化的临床意义

脉图中时间要素的变化主要反映了人体脉动在速率和节律上的一些细微变化。在生理状态下，人体的脉象并非是恒定不变的，人体脉动的速率和节律受年龄、季节、性别、体质、饮食、情志等多方面的影响。不同生理状态下，脉动的速率和节律都可能出现变化。了解在生理状态下，这些变化的规律和意义将有助于人们的健康管理，同时也有助于帮助我们更好地了解在病理状态下时间要素变化的临床意义；而在病理状态下，脉图中时间要素变化往往与疾病的发生发展有明显的相关性，对于诊断疾病或是判断疾病发展变化规律，有着非常重要的临床意义。

（一）t 值变化的临床意义

t 是脉图起始点到终点的时值，反映了心率。t 越长则心率越慢，t 越短则心率越快。正常人在安静状态下心率为 60 ～ 90 次 / 分，t 值的正常范围一般在 0.6 ～ 1 秒之间。任何能够影响心率的生理、病理因素都会对 t 值产生影响。例如，在病理情况下，发热、

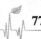

贫血、甲亢等会对心率产生影响，导致 t 值出现相应的变化。在中医脉诊中，t 值增大意味着脉率减慢，常见于迟脉、缓脉、结脉、代脉及涩脉等；而 t 值减小意味着脉率加快，常见于数脉、疾脉、促脉、动脉和散脉等。

1. t 延长的临床意义　t 延长意味着脉率减慢。在中医脉诊中，有多种脉象可出现 t 延长，最具代表性的有两种，分别为迟脉和缓脉，除此之外还可见于结脉、涩脉等。

（1）t 延长可见于迟脉：迟脉的 t 值＞1 秒，脉率不足 60 次 / 分，同时脉图规整，无间歇。迟脉多见于寒证，若脉迟而有力多为实寒，若脉迟而无力多为虚寒。迟脉的形成可由气滞不通、寒邪凝滞、阳气失运等多种因素所致。脉迟而有力可见于正常人，特别是长期体育锻炼或体力劳动者，是心阴心血充盛、心气心阳鼓动有力的表现，多属窦性心动过缓。脉迟而无力多属心阳虚鼓动无力所致，可见于迷走神经张力过高或病态窦房结综合征。前者常由于体位改变、呕吐等诱发，多呈阵发性，临床症状较轻；后者常有明确的病因而无明显诱因，多为持续性，常伴有一过性黑蒙或晕厥、心前区疼痛、畏寒肢冷等，临床常见于冠心病、心肌梗死、心肌病、心肌炎等。其他引起迟脉的常见原因还包括颅内疾病、严重缺氧、低温、甲状腺功能减退等。此外，洋地黄、奎尼丁、利血平、乌头类药物亦可导致迟脉。

（2）t 延长可见于缓脉：缓脉比迟脉程度稍轻，稍慢于正常而快于迟脉，t 值在 0.8 ～ 1 秒之间，脉率为 60 ～ 72 次 / 分，同样脉图规整，无间歇，各波群图形类似于平脉。缓脉多见于湿病或脾胃虚弱，因脾胃为气血生化之源，脾胃虚弱，气血不足，则脉管不充，亦无力鼓动，则脉缓；而湿性黏滞，阻遏脉管，气机被困，则脉管弛缓。缓脉也可见于正常人。由于缓脉与迟脉相似，只是快于迟脉，故引起缓脉的临床表现也与迟脉相似。

除了迟脉和缓脉以外，t 延长还可见于迟脉和缓脉衍生的一些相兼脉，如迟沉脉、迟紧脉、迟弦脉等。

（3）t 延长可见于涩脉：涩脉的脉象特点是脉形较细，脉势滞涩不畅，至数较缓而不匀，多见于气滞、血瘀和精伤、血少。临床上有些慢性持续性房颤患者可出现涩脉，患者脉率可在 60 ～ 100 次 / 分，甚至小于 60 次 / 分。

（4）t 延长可见于结脉：结脉常脉来缓慢，时有中止，止无定数。其特点不仅是脉率慢，也表现出脉的节律失常，以脉"间歇"为构成条件，即在一次完整的脉搏之后，脉搏停搏或发生一次小的搏动，而后出现一个不完全或完全的代偿间歇期。t 值在 0.6 ～ 1.2 秒之间，脉搏搏动少于 90 次 / 分。结脉有两种脉搏波形图，一是在基本常态波群之间有插入性小波，数量为 1 ～ 2 个，无一定规律。插入性小波形态不一，其后有较长时间的歇止。二是在一个基本常态波群之后，无插入性小波，但有一次明显间歇，间歇后的脉搏波群形态如前。结脉多见于气结、寒痰、血瘀所致的邪气阻遏，也可见于气血虚衰。临床可见心动过缓兼房性早搏或间歇性窦性停搏、二度窦房传导阻滞或房室传导阻滞。此外，健康人因劳累和饮食不节也可出现结脉。

2. t 缩短的临床意义 t 缩短意味着脉率加快。在中医脉诊中，t 缩短可出现在多种脉象中，其中最具代表性的有两种，分别是数脉和疾脉。此外，促脉、散脉、动脉也可见 t 缩短。

（1）t 缩短可见于数脉：数脉的 t 值在 0.65～0.5 秒之间，合心率 90 次 / 分以上，120 次 / 分以下，并且单一数脉各波群图形类似于平脉，脉图规整，无间歇。数脉脉来急促，多见于热证，亦见于里虚证。热证常因实热内盛或外感病邪热亢盛，邪正相争，气血受邪热鼓动而运行加速，脉见数而有力；虚证常因病久阴虚，虚热内生而使气血运行加快，可见脉细数无力。数脉临床常见于发热、严重感染、心功能不全、阵发性房性心动过速、植物神经功能紊乱、甲亢等多种疾病，亦可见于正常人运动、情绪激动或妊娠的中后期。

（2）t 缩短可见于疾脉：疾脉的 t 值 < 0.5 秒，合心率 121 次 / 分以上。单一疾脉各波群图形类似于数脉，脉图规整，无间歇。疾脉的脉率比数脉更快，多见于外感热病之热极时，若脉疾而弱，按之不鼓指，多为虚阳外越，元阳欲脱使然。疾脉与数脉相似，只是脉率比数脉更快，故其临床常见病与数脉相似。值得注意的是，3 岁以下小儿脉搏可在一息七至以上，为平脉，不作病论。

（3）t 缩短可见于散脉：散脉的指感特征主要是脉体散漫，脉象宽泛，但也有可能伴有节律不齐，多见于元气离散、脏腑精气衰败，临床可见心力衰竭的患者。

（4）t 缩短可见于促脉：t 值平均小于 0.65 秒，合心率大于 90 次 / 分。与数脉不同的是，促脉在几个正常波群之后有一个不规则的插入性小波，或在几个正常波群之后见一个规则的插入性小波。促脉多见于阳盛实热、痰食停滞、气血瘀滞，亦见于脏器衰败，临床可见于阵发性室上性心动过速基础上伴有房性或室性早搏。

（5）t 缩短可见于动脉：心率 > 90 次 / 分。动脉的脉象特点是具有短、滑、数 3 种脉象的特点，常见于惊恐、疼痛等症。

在临床中，影响心率的因素很多，一些生理因素也会导致 t 缩短，如情绪激动、饮浓茶或咖啡、饮酒、饱餐等。生理因素所致的 t 缩短常为一过性，持续时间比较短。另外，一些药物也会引起心率加快，t 缩短，如肾上腺素类、阿托品类，临床需加以鉴别。

（二）t_1 值变化的临床意义

t_1 是左心室开始收缩排血到最大排血量的时间，是反映血管充盈度的一项重要指标。心脏收缩后，血液流入动脉，使桡动脉扩张，血液充盈达到最大程度及持续最大扩张度，这段时间即为 t_1。t_1 时间的长短取决于血管弹性、血管管腔状态与血液的黏滞度，故与血液流入动脉所遇阻力的大小关系密切。

1. t_1 延长的临床意义 t_1 延长，表示血管弹性差，血管紧张度增大，血液流动所遇阻力大，或血液黏滞度大等，临床常见于动脉粥样硬化、血管痉挛、血液高凝状态。在中医脉诊中，t_1 延长可见于弦脉、涩脉、紧脉、实脉、牢脉等。

（1）t_1 延长可见于弦脉：弦脉的脉象特点是脉形端直而似长，脉势较强，脉道较硬，切脉时有挺然指下、直起直落的感觉，常见于肝胆病、疼痛、痰饮等，或为胃气衰败者。有研究显示，痰瘀阻络证的患者 t_1 延长明显，还有高脂血症患者的 t_1 延长，而高脂血症中医学认为其病机多与痰浊内停相关。在临床上弦脉多见于动脉硬化、高血压和冠心病等患者，亦见于老年健康者，可能与老年人动脉硬化有关。

（2）t_1 延长可见于紧脉：紧脉脉图主波宽大、波谷抬高，形似弦脉，弦脉主要是脉管较硬，弹性差，而紧脉主要是脉管绷紧，弹性高。紧脉 t_1 值一般 > 0.09 秒，上升角 < 84°。紧脉一般多见于实寒、疼痛和食积，也可见于虚寒证。有研究显示，虚寒证的患者 t_1 值比正常人高。

（3）t_1 延长可见于实脉：实脉脉图大波波峰高大、增宽，主波波幅 h_1 > 22mm，t_1 值为 0.1 ～ 0.15 秒。实脉的特点是脉搏搏动力量强，三部浮、中、沉三候均有力量，常见于实证，亦见于正常人。

（4）t_1 延长可见于牢脉：牢脉脉图呈宽大主波，主波 t_1 值 > 0.1 秒，上升角 < 84°。牢脉的脉象特点是脉位沉长，脉势实大而弦。牢脉轻取、中取均不应，沉取始得，但搏动有力，势大形长，为沉、弦、大、实、长 5 种脉象的复合脉，多见于阴寒内盛，疝气痕积之实证。

（5）t_1 延长可见于涩脉：涩脉脉图升支上升速度缓慢，t_1 值在 0.09 ～ 0.16 秒之间。涩脉的至数较缓而不匀，可以通过时间要素体现出来；而其他特点，如脉力大小、脉形等还有赖于脉图的其他要素来体现。涩脉多见于气滞、血瘀和精伤、血少，临床上可见于冠心病、高血压性心脏病、甲亢，多发性大动脉炎的早期也可出现脉涩而细弱。

2. t_1 缩短的临床意义　t_1 缩短，表明血管弹性良好，血管易于扩张，血液黏度小，血液流动受阻力小，临床见于青年人，也可见于甲减患者，可能与甲减患者左心射血分数下降，心功能受损有关。在中医脉诊中，t_1 缩短可见于滑脉、动脉、革脉等。

（1）t_1 缩短可见于滑脉：滑脉的 t_1 值在 0.07 ～ 0.09 秒之间。滑脉的脉象特点是脉搏形态应指圆滑，多见于痰饮、食积和实热等病症，亦是青壮年的常脉，妇女的孕脉。

（2）t_1 缩短可见于动脉：其脉图显示上升支直立，无转折；t_1 值在 0.07 ～ 0.09 秒之间；重搏波显著，脉率 > 90 次 / 分，常见于惊恐、疼痛等症。

（3）t_1 缩短可见于革脉：革脉脉图主波波幅 h_1 < 9mm，t_1 值在 0.06 ～ 0.09 秒之间。革脉的脉象特点是浮弦而硬，浮取感觉脉管搏动的，范围较大并且较硬，有搏指感，但重按则乏力，有豁然而空之感，多见于亡血、失精、半产、漏下等病症。

（三）t_4 值变化的临床意义

t_4 对应于左心室的收缩期时间，包括两部分：第一部分是脉图升支所用的时间，即上升时间 t_1，是左心室开始收缩排血到最大排血量的时间，是反映血管充盈度的一项重要指标。第二部分是部分降支所用的时间，即从 P 波顶点到降中峡所用的时间，反映了快速射血期末到心脏舒张期开始前的时间。而这两部分组成的 t_4 反映了左心室的收缩期时间。

1. t_4 延长的临床意义 t_4 延长可见于迟脉和缓脉。有研究显示，高脂血症的患者可出现 t_4 延长。这可能与患者血管阻力增大，大动脉顺应性下降，心血管功能老化有关。t_4 延长可见于中医的血瘀证。有研究显示，原发性肝癌血瘀证患者的 t_4 值要高于正常组及原发性肝癌气虚组患者。此外，t_4 延长还可见于西医学的肝硬化、子宫肌瘤和湿疹患者。

2. t_4 缩短的临床意义 t_4 缩短可见于数脉和滑脉，也可见于正常人。有研究显示，心肾阳虚证、风痰证、肝脾不调证、痰热蕴肺证、气滞证、脾虚湿困证、肝气郁结证者，多见 t_4 缩短。

（四）t_5 值变化的临床意义

t_5 对应于左心室的舒张期，t_5 的时间是从降中峡 V 开始，反映的是时间就是降中峡至脉图降支终点的舒张期时值。降中峡的形成是由于心脏舒张期开始，因心肌舒张而左心室内压力迅速下降，并推动主动脉瓣迅速关闭，在关闭前的瞬间，脉波曲线形成切迹，这个切迹就是降中峡。在整个舒张期内，心脏停止射血，主动脉管壁由于弹性收缩，使血液继续向外流出，管内血容量逐渐减少，血压继续下降，血管壁亦逐渐回缩，最后恢复到心脏开始收缩前的状态。t_5 的长短与外周血管阻力、血液黏度有关。若外周血管阻力大，血液黏稠，则 t_5 缩短，反之则 t_5 延长。此外，t_5 也与心率快慢密切相关。同样条件下，心率慢，V–U' 段延长，t_5 增大；心率快，V–U' 段缩短，t_5 减少。此外有研究显示，t_5 与左室后壁厚度及凝血酶原时间也存在相关性。此外，t_5 还与心率、QRS 时限、PR 间期、收缩压、舒张压具有负相关性，与 ST 段、周围血管总阻力具有正相关性。

1. t_5 延长的临床意义 t_5 延长见于迟脉、缓脉。在临床上，t_5 延长可见于慢性支气管炎、冠心病、肝硬化。

2. t_5 缩短的临床意义 t_5 缩短说明外周血管阻力大，血液黏稠度低，常见于数脉、滑脉。有研究显示，高脂血症患者 t_5 值明显低于正常人。此外，t_5 缩短还可见于慢性湿疹患者。

（五）w 值变化的临床意义

w 反映了动脉内高压力水平所维持的时间。有研究显示，w 与异常的肌酐存在负相关，与心率、PR 间期、QT 间期、QRS 时限、Rv_5+Sv_1 幅度、ST 段、舒张压也具有负相关性。此外，有研究显示，w 与肿瘤指标之间也存在相关性。

1. w 延长的临床意义 w 延长可见于弦脉。弦脉可见于肝胆病、疼痛、痰饮等。有研究显示，脾虚痰凝和痰瘀阻络的高脂血症患者的 w 值要高于非痰非瘀的高脂血症患者。此外，w 延长还可见于虚寒证及血瘀证。有研究显示，原发性肝癌的血瘀证患者 w 值要高于正常组和气虚组。

2. w 缩短的临床意义 w 缩短可见于湿热内阻、阳虚胃热证等。

中　篇

第五章 正常脉象的研究

第一节 正常脉象的特点与变异

正常脉象也称为平脉、常脉，是指正常人在生理条件下出现的脉象。正常脉象既具有脉象表现的基本特点，又有一定的变化规律和范围，而不是指固定不变的某种脉象。有些脉象如缓、大、长、实、浮、沉、滑、弦、迟、数等，在生理、病理状况下均可见到。

一、正常脉象的特点

正常脉象反映机体气血充盈，气机健旺，阴阳平衡，精神安和的生理状态，是健康的象征。其形象特征是寸、关、尺三部皆有脉，不浮不沉，不快不慢，一息三四至，相当于 72 ～ 90 次 / 分（成年人），不大不小，从容和缓，节律一致，尺部沉取有一定的力量，并随生理活动、气候、季节和环境等的不同而有相应变化。

古人将正常脉象的特点概括称为"有胃""有神""有根"，相关内容将在下一节论述。

二、正常脉象的变异

人体正常脉象可随年龄、性别、体质等个体因素出现变异。脉象亦可随生活起居、职业和精神情志等外在因素的影响，出现各种生理变化。这些脉象的变异，往往是暂时的，或者是可逆的。

（一）个体因素影响

1. 性别与年龄 健康人的脉象，随年龄的增长而发生各种变异。3 岁以内的小儿，一息七八至为平脉；5 ～ 6 岁的小儿，一息六至为平脉；青年人的脉象较大且滑而有力，老年人脉象多弦，滑、弦都可以看做是相应年龄组的平脉。由于性别的不同，脉象亦有异。一般来说，女性的脉势较男性的脉势弱，且至数稍快，脉形较细小。青年人脉图主波角较小，表示肾气充盛，血管顺应性好；中年人主波角逐渐增大，老年人更为显著。

正常人脉图的这一变化，与人体 40 岁以后随年龄的增加，心血管功能状态的自然衰退，以及血管顺应性退行性变化一致，也与中医学"年四十阴气自半"，肝肾阴亏有关。脉图参数变化的一般表现为随年龄的增大，顶峰持续时间延长，重搏前波、降中峡位置上移，重搏前波高 / 主波高，主波高度及脉图总面积可随年龄的增大而增大；降中峡波幅、升支最大斜率，可随年龄的增大而减小，以 40 岁上下变化最显著。

费兆馥等对 185 例 21 ～ 93 岁不同年龄的正常人脉象进行调查，结果显示，21 ～ 30 岁者，平脉占 57.1%，平滑脉占 31%，平弦脉占 12.3%；31 ～ 40 岁者平脉占 55.5%，平滑脉 9.3%，平弦脉占 35.2%；41 ～ 50 岁者，平脉占 17.9%，平滑脉占 7.7%，平弦脉占 74.6%；51 ～ 60 岁者，平脉无，平滑脉占 8.3%，平弦脉占 91.6%；61 ～ 93 岁者，平弦脉占 100%。由此可见，随着年龄的增加，平脉和平滑脉逐渐减少，而弦脉逐渐增加。30 岁以下的青年人以平、滑脉为主，是肾气充盛的表现，40 岁以上者弦脉逐渐增加，弦度也随年龄增大且硬度增加。这种变化规律与人体随年龄增大而产生的血管退行性变化一致，与心血管功能随年龄而衰退有密切关系。

丁学民等用 BYS-14 型心脉仪对 16 ～ 45 岁的 500 例健康人脉图进行了分析，结果显示，500 例健康人中以平、细、弦 3 种脉象最多，其中平脉 227 例，占 45.4%；细脉 162 例，占 32.4%；弦脉 64 例，占 12.8%。男性以平、弦为主，占男性总数的 70.87%；女性以平、细脉为主，占女性总数的 82.66%。3 种脉象的共同特征是从容和缓，节律均匀，不浮不沉，不迟不数。脉图主波幅 82.2% 的健康人以中取最高，脉动周期平均为 0.85±0.006 秒，相当于一息四至，无一例不整脉。从脉图分析可知，平脉的升支坡度和速度不大不小，不快不慢，主波波幅、降中峡波幅、降中峡相对高度、重搏波波幅等均不高不低，顶峰持续时间不长不短，潮波一级占 59.91%，二级占 36.12%。细脉主峰持续时间较平脉长，降支第一段下降缓慢，升支坡度及速度类似平脉，潮波一级占 56.17%，二级占 37.65%。弦脉升支坡度和速度均大于平脉，主波波幅高度、降中峡高度、重搏前波高度均比平脉高，潮波一级 62.5%，二级 28.13%。正常人细脉与平脉比较各项参数差别无显著意义，正常人弦脉与平脉比较仅有升支最大斜率、降斜 II 差别有显著意义。男性与女性之间有 3/4 的指标差别有显著意义，其中 AA'、平均升支斜率、降斜、升支最大斜率、OD'、OO'、D'O'/OO'、CD 等项指标男性大于女性，OA'、OA'/OO'、顶峰持续时间、DD'/AA'、OD'、OD'/OO' 等项参数女性大于男性。

张承恩等用 BYS-14 型心脉仪对 488 例正常青年人脉象检测，结果显示：①488 例青年中，细、缓（平）、平弦脉居多，占 81.96%，男女之间差别有显著意义，男性弦脉多于女性，脉图参数男性也大于女性。②脉图升支光滑均匀，上升速度快，但并不骤然，上升时间为 0.06 ～ 0.1 秒，脉波顶峰持续时间 0.06 ～ 0.12 秒，整个脉图形态光滑。③缓脉（指平脉）脉图主波高度适中，升支速度、时值及脉图主波上 1/3 宽度都在细脉和弦脉之间；平细脉上升支坡度和主波波幅比缓脉小；平弦脉主波波幅较高，潮波显著，降中峡相对高度略高。

张珍玉等对 114 例正常人脉图分析结果显示：①各项脉图参数男性与女性比较，主波波幅、降中峡波幅、降斜 I 男性大于女性，两者均值差别有显著意义。②各年龄组脉图参数比较，29 岁以内成人各组差别无显著意义，随着年龄的增长，主波波幅、降中峡波幅、降斜 II 均值逐渐增大，降斜 I、时差均值逐渐减小。

陈德奎等分析了 20～93 岁不同年龄组的有关心血管动力学参数，结果表明，随着年龄增大，动脉血管弹性增大，血管顺应性下降，外周阻力上升，而且脉压增大，每搏心输出量减小。特别在平均年龄 60～69 岁时这些变化更为急剧，动脉的固有顺应性 C_0 很快降到 1，表明动脉血管有明显的硬化，与眼底动脉检查和甲皱微循环观察到的结果一致。人体脉象自幼儿期的细弦，到青壮年时期的平、滑，直到老年期弦的演变过程，符合机体生、长、壮、老、已的自然变化规律，与机体适应外界条件的自身调节功能及促进生长发育的内分泌激素等急剧变化密切相关，是心血管系统出现生理性老年化倾向的反映。

张镜人等对 175 名正常人脉象及脉图采用脉搏波线化理论进行了分析，结果显示：①正常人脉象可分为细弦、细、弦、细滑、滑、弦滑、平 7 种脉象，弦脉者的平均年龄，收缩压与舒张压，H_1 值 [$H_1 = (h_2 - h_1)/h_1$，h_1 为主波高、h_2 为主波后沿第一阶梯波的切迹]，M 值 [$M = ts/(4L/\alpha)$，ts 为主动脉瓣开启时间，L 为桡动脉到臂动脉始端的距离，一般为 0.4～0.7m，α 为脉搏波在臂动脉的传播速度]，显著大于滑脉；细弦脉者的平均年龄、H_1 值、N 值（由 H_1 值和 M 值计算而来）大于细滑脉，而 H_1 值、M 值、N 值大于细脉；细脉者的 M 值、H_1 值大于细滑脉。这些均属于生理范围的变化，非病理脉象。②M 值、H_1 值、N 值均随年龄增大而增大，20～29 岁组与 60～89 岁组比较，两组间差别有显著意义（$P < 0.01$）；50～59 岁组男、女之间 H_1 值差别有非常显著意义（$P < 0.01$）。③随着年龄的由小到大，重搏前波相对位置由低到高，主波宽度增大，故切脉感觉由平、缓向弦的方向发展。张氏根据上述规律和各正常年龄组的代表脉图，建立了桡动脉压力随 M 值、N 值的变化脉图图谱，对所描记的脉图可用简易的目测法对照分析及报告，对预测动脉是否衰老及其衰老程度，以及脉图是否为病理改变，均有一定意义。正常脉象一般应为不浮不沉、不大不小、不急不徐、从容和缓、脉律均匀、一息四至、闰以太息、五十至内无间歇，但是不偏不倚的平脉只是一部分，青年人比较多见，随年龄的增大，平脉出现频率逐渐减小，一般在切脉时有偏弦、偏滑、偏细的指感，但不失从容和缓的感觉。研究结果也显示，正常人弦脉、细脉、滑脉仅少数参数与平脉有差别，与病理的弦脉、滑脉、细脉比较，差别显著。梁骅等称正常人弦、细、滑脉为"平弦""平细""平滑"脉，从而与病理细、弦、滑脉象相区别。正常人脉象"平弦"脉男性多于女性，"平细"脉女性多于男性。

2. 体质因素 身材高大的人，脉的显现部位较长；身材矮小的人，脉的显现部位较短。瘦人脉多浮；胖人脉多沉；运动员脉多迟缓而有力。

由于禀赋的不同、体质的差异，有六脉同等沉细而无病者，称为六阴脉；有六脉同等洪大而无病者，称为六阳脉，均不属病脉。

不同体质脉象表现不同，平和质脉象和缓有力，气虚质脉虚无力，阳虚质脉沉迟无力，阴虚质脉细数，痰湿质脉滑，湿热质脉滑数，瘀血质脉涩或结代，气郁质脉弦，特禀质脉弱。

胡振龙等的研究表明，若将人群按 3 种类型划分，平脏人以滑脉、平脉居多，阳脏人以数脉、浮脉居多，阴脏人以沉脉居多。三类人的脉图 h_1 的高度参数有显著差异。吴宏进等的研究显示，男子体表面积、体质指数与采脉压力呈正相关关系，女性体表面积及体质指数与采脉压力无相关关系。男子体表面积与脉图参数左心室快速射血期时值（t_1）、左心室收缩期时值（t_4）、h_1、h_5、脉图总面积（A）、收缩期面积（As）呈正相关关系，男性体质指数与除左心室的舒张期时值（t_5）外的其他脉图参数均有相关关系（$P < 0.05$）；女性体表面积与脉图参数 t_1 呈正相关关系（$P < 0.05$）；女性体质指数与除采脉压力外其他脉图参数均有相关关系（$P < 0.05$）。男、女两性体表面积较大和超重人群的左心室快速射血和收缩期、主动脉顺应性和外周阻力均高于非肥胖人群。

黄婧文采用中医数字化四诊仪对 315 例糖脂代谢病患者进行数据采集，统计分析糖脂代谢患者群的中医体质类型及舌脉象特点。结果显示，患者中医体质分布频率由高到低依次为气虚质、平和质、阳虚质、阴虚质、湿质、血瘀质、气郁质、湿热质、特禀质。2～3 种兼有体质所占比例较大。脉位以脉中为主，脉律以律齐为主，脉力以无力为主，脉势则以低平虚为主，脉率以缓、慢、中为主。

另外，还有一种特殊的正常脉象变异。有的人脉不见于寸口，而从尺部斜向手背，名叫斜飞脉；若脉出现在寸口的背侧，名叫反关脉；还有出现于腕侧其他位置的，都是生理特异的脉位，即桡动脉解剖位置的变异，不属病脉。变异的脉位对脉形、脉位均有较大影响，在描记脉图时不仅要标记取脉部位，而且要把分析的重点放在脉率与脉律上。脉形与脉位的临床意义要根据多次脉图的变化情况确定。

（二）外在因素影响

1. 情志因素 恐惧、兴奋、忧虑、紧张等情绪的变化，常导致脉象的变异，当情绪恢复平静之后，脉象亦随之恢复正常。《素问·经脉别论》云："人之居处、动静、勇怯，脉亦为之变乎……凡人之惊恐恚劳动静，皆为变也。"一般情况下，喜则气缓而脉多缓；怒则气上而脉多弦；惊则气乱而脉动暂时无序。

王明珠、滕晶等结合心理脉象与中医"五神"、七情之间的关系，在充分认识神、魂、魄、意、志 5 个要素基本生理、病理特点的基础上，初步构建了中医五神辨治体系下心理脉象诊断系统，主要包括：①从"神"的方面，心主神，心在志为喜，故其主要的心理脉象多表现为缓、散、沉细或虚数，在某些特定情况下心神的情志变化还会表现为心烦、虚烦、急躁易怒等。此时的脉象表现多为躁数，主要表现是在右尺脉和左寸脉可见脉动初始段的勃发躁疾感。②从"魂"的层面讲，肝主魂，肝在志为怒，故其主要心理脉象特点多数为促、急、弦、涩，可以概括为急迫、急促、弦激等脉象特点，少数可表现为惊或悸的心理表现。此时脉象多表现为动、摇，体现在右尺脉的紧缩感，同时在脉动的最高峰有匆匆滑过的悸动感。③在"魄"的层次，肺主魄，肺在志为悲，其心理脉象多表现为短、紧、促、沉细。悲伤过度，最终导致气滞气郁。此时脉象多表现为左关部脉位较沉，初始段郁滞，血流不畅，涩涩而进，时间久远者则其他部位也可以见到。④从"意"的方面，脾主意，脾在志为思，故其心理脉象特征多为短、结、滞。适当的思虑、思考是人类生活工作所必需的，但是一旦超过了一定的生理限度，就会对机体产生伤害，导致疾病的发生，最终导致忧思、劳心、劳神。根据思虑内容不同，可将其分为忧愁思虑，表现右侧脉象的结滞或左手起始段的涩滞难以前进；思虑挂念则见右手脉的紧弦挺直；思慕惦念则表现右手脉象的敛紧。⑤从"志"的方面看，肾主志，肾在志为恐，其心理脉象特点为沉、弱、缓，可以概括为脉形如循丝、沉弱如线。恐惧过度会引起肾气不足，最终导致神疲倦怠、精神萎靡、表情淡漠、反应迟钝等。其心理脉象表现为右手脉起始部有怠慢的感觉。

陈爱华等采用血液循环动力学脉图检测仪（CD 仪）检测 38 例焦虑抑郁患者与 26 例正常人的血液循环动力学脉图参数，包括收缩期动脉平均压、舒张期动脉平均压、射血阻抗、主动脉模量、中动脉模量、小动脉模量、系统输出常数、静脉回流系数、中心静脉压、左室喷血压力、左室舒张末期压力、心输出量、心脏指数等，统计研究组与对照组各项参数进行对比分析，结果显示两组的脉图参数差异显著。魏红等采用 DY-SS-1 型三探头中医脉诊仪采集 50 例抑郁症患者及 30 例健康对照者的两手寸、关、尺六部脉象信息，通过脉图独诊法和辨证法共同分析抑郁症患者的病因及证候，病因与脉图的符合率为 72%，证候与脉图的符合率为 56%。徐刚采用 DY-SS-1 型三探头中医脉诊仪采集 102 例情志异常致病患者（分 4 个证型组）及 25 例健康对照者的两手寸、关、尺六部脉象信息，通过脉图独诊法和辨证法相结合的中医脉象信息分析方法进行综合分析判断，得出脉诊仪有较高的正确辨证诊断率，并且实验各组与健康对照组在异常脉象检出率上的差异有统计学意义。王莉等采用 DY-SS-1 型三探头中医脉诊仪采集 25 例恐伤肾患者及 25 例健康对照者的两手寸、关、尺六部脉象信息，通过脉图独诊法和辨证法相结合的分析方法进行综合分析，得出实验组与健康对照组在异常脉象检出率上有比较明显的差异，初步揭示了恐伤肾的脉象信息特征。苏日娜等采用腕带式脉搏传感 HK-2000C 采集 10 例健康人 4 种情绪状态下的脉象信息，并对脉搏信号进行频域分析，提取脉搏信号的特征参量，包括功率谱峰值、峰值密度、前次峰、功率谱基频、谱能比等，以此参数为基础，使用线性判别式分析法和神经网络的方法对不同情绪进行分类识别，识别率分别为 86.5% 和 90%，即可有效地进行情绪分类识别。周苗采用 ZM-Ⅲ智能脉象仪采集 66 例 D 型性格者的关脉和尺脉脉象信息，统计分析了脉图各项参数，结果显示尺脉弱的脉象与善惊易恐的性格特征有关。

2. 劳逸与饮食　人在剧烈活动之后，脉多洪数；入睡之后，其脉多迟缓。长期从事体力劳动者与从事脑力劳动者比较，脉多大而有力。酒后、饭后脉稍数而有力；饥饿时脉多缓弱。有研究表明，力竭性运动前后、慢性运动性疲劳、脑力性疲劳等状态下的 w/t、h_4/h_1 等一些脉图特征性参数有显著变化。

3. 季节因素 季节气候的变化，时时影响着人体的生理活动，人体为适应自然而进行的生理性调节，亦可反映在脉象上。《素问·脉要精微论》说："万物之外，六合之内，天地之变，阴阳之应……四变之动，脉与之上下。"因此，正常人形成了与时令气候相应的四季脉象，《素问·平人气象论》总结"春胃微弦""夏胃微钩""秋胃微毛""冬胃微石"为平脉。这是因为，春令虽阳气初升，人体应生发之气，阳气向外浮越，但寒气未尽除，气机仍有约束之象，故脉位较浅，且端直而长，如按琴弦；夏天阳气旺盛，人应盛长之气，气盛血涌，脉管充盈，故脉来形体较大，且来势盛而去势衰；秋天气机开始收敛，人应之而阳气乍敛，故脉在肤下，但脉势已减而但见浮象；冬日气候严寒，人应闭藏之气，腠理致密，阳气内潜，故脉位深沉而有力。此为应时之脉，属无病，反此则病，故《素问·玉机真脏论》曰："脉从四时，谓之可治……脉逆四时，为不可治。"在《脉诀汇辨》中，十分强调"准随时令变脉"，李延昰指出："准时令者，所以见四时之变其状，各自不同，脉与之应也。"闪增郁等的研究显示，季节变化可以在脉图显示出来，脉位变化是重要的影响因素。有临床研究显示，正常青年弦脉在春季的出现比率明显高于其他季节，沉脉在冬季的出现比率明显高于其他季节，与传统理论一致。

4. 昼夜、地理及地域环境 一日之中随着平旦、日中、日西、夜半的阴阳消长，脉象也有昼夜节律的变化，总的趋势是昼日脉象偏浮而有力，夜间脉象偏沉而细缓。长时期生活在不同地区的人，由于受地理环境的影响，以致体质有别，因而出现的平脉亦不同。例如，我国东南方地势低下，气候偏温，空气湿润，人体肌腠疏松，故脉多细软偏数；西北方地势高，空气干燥，气候偏寒，人体肌腠致密紧缩，故脉象多沉实。李杰等观察了高原地区（西宁市）100名健康青年人脉图参数的变化，并与76名上海市青年大学生做对照，结果显示，西宁地区健康青年人以平、弦、滑脉多，与上海市的青年人基本一致；将脉图参数 h_1、h_4、h_5、t、w、h_4/h_1、h_5/h_1、w/t 进行比较，两地差别无显著意义，西宁地区海拔2200m以上，与内地（上海市）比较，气候干燥，大气压、氧分压均较上海低，风沙多，冬季长，夏季短，属于高原干旱寒冷地区，健康青年人脉图参数，常见脉象的出现频率与上海市基本一致，说明健康青年人"阴平阳秘，精神乃治"，具有较好的适应和调节能力。而老年人则有明显的区别。

王坤等对长住呼和浩特市的健康人与长住长沙市的同龄健康人进行对照，观察了北方与南方、蒙古族与汉族的脉图循环动力学变化，探讨了地理环境及气象对脉图血流动力参数的影响。结果表明，北方组喷血前相、左室总泵力、心脏功率、左房最大充盈压较南方组增大，左室有效功率增强，心输出量增加，从而改善了人体重要生命器官的低氧状态，外周阻抗与平均动脉压增加，相应的射流压力时间常数下降，有利于各种代谢状态的改善。这种生理性的变化是机体为适应低氧环境的一种代偿性表现，证明了不同地理环境及气候条件等因素对人体心血管血流动力学方面的影响，也进一步证明了中医学"天人相应"的理论。对长期居住在呼和浩特市的汉族健康成年人与蒙古族健康成年人脉图血流动力学参数比较，结果显示，蒙古族组平均动脉压力、左室喷血压力、左室有效功率比汉族组高；而改善机体需氧量、微循环方面，蒙古族组毛细血管前动脉及括约肌顺应性比汉族组增高，提示微小动脉及毛细血管开放数目增高，可以看出蒙古族健康成年人的心肌力能及微循环功能均较汉族人强。

5. 职业因素 干尔辛等对 71 例从事脑力劳动者正常人脉图的分析结果显示，71 例中，弦脉占 11.3%，弦滑脉占 32.4%，滑脉占 14.1%，平脉占 7.04%，细弦占 35.2%。不同性别比较，女性弦脉与弦细脉多，男性滑脉与滑弦脉多见，而对照组为体力劳动者，滑脉与弦滑脉占 99%；脑力劳动者组主峰均值减小，h_4/h_1、w/t 增大，两组间差别有非常显著意义。以上结果说明，脑力劳动者平日用脑频繁、活动量小、体质较弱，故脉象以弦及弦细为主，长期的工作性质和环境的影响使脉象也能产生一定的变化。

综上所述，平人的脉象随着年龄的增长而变化。部分脉象可以出现在常人身上，但常人所表现的滑脉、弦脉等与病理情况下的滑脉、弦脉等还存在一定差异，在以往研究的基础上进一步细化脉图指标，分析非疾患者群平脉、滑脉、弦脉脉图的一些差异性指标，并以专家判读的方式进行平脉、弦脉、滑脉的脉图分类，同时通过测量脉图特征参数的指标范围，可以建立 3 种脉象特征参数的正常医学指标参考范围。有研究结果表明，平脉、滑脉、弦脉两两比较，脉图参数中的 h_1/t_1、h_3/h_1、h_4/h_1 差异有统计学意义（P ＜ 0.01）；平脉与滑脉的 w/t 比值差异无统计学意义（P ＞ 0.05），但平脉与弦脉、弦脉与滑脉的 w/t 比值差异有统计学意义（P ＜ 0.01）。提示上述参数在平脉、弦脉和滑脉脉图的区分中具有特征性意义。有研究显示，比值性参数 h_1/t_1、h_4/h_1、w/t 可以作为平脉、滑脉、弦脉的分类参数，w/t 和脉形可以作为区分平脉、滑脉、弦脉的主要依据；平脉、滑脉、弦脉 h_1/t_1 的范围总体在 3.93 ～ 14.9 之间，相互区分不明显；w/t、h_3/h_1、h_4/h_1 三项参数具有较好的分类区分特征。平脉与滑脉的 w/t 上限分别为 0.18 和 0.16，且比值差异无统计学意义，提示 w/t 对于平脉和滑脉无明显区分度；弦脉的 w/t 比值的下限值为 0.14，平均值为 0.23，均明显高于平脉和滑脉，说明 w/t 可以作为弦脉与平脉、滑脉区分的指标，具有很好的区分度。h_3/h_1、h_4/h_1 两项脉图参数，在平脉、滑脉、弦脉的区分度上表现一致，其中对于滑脉与弦脉具有较好的区分度，而平脉的参数范围则居于两者之间。既往有关脉形分析的研究结果显示，三峰波以平脉居多，双峰波则以滑脉居多，弦脉则单峰、双峰、三峰均可见到。

第二节　胃神根的研究

诊脉时，诊者首先要熟知正常脉象，才能进一步辨别异常脉象。并且，在诊视疾

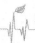

病时，不仅要辨病因、病位、病机，而且还必须了解患者正气的盛衰进退，以判断疾病的预后。健康人的正常脉象，以及患者脉中正气的反映，就是胃气、神气、根气。这种切脉首先要审察正气的方法，为历代医家所推崇，将其列为诊脉要领之首。程钟龄曰："脉有要诀，胃神根三字而已。"

一、胃

中医学认为，胃为后天之本，气血生化之源。胃气旺盛，则脉道充盈，人体充满生机。《素问·玉机真脏论》曰："有胃气则生，无胃气则死。"由此可见胃气对人体生命活动的正常存在有决定性的作用。《伤寒论》云："脉浮而芤，浮为阳，芤为阴，浮芤相搏，胃气生热，其阳则绝。"钱天来释云："浮为阳邪盛，芤为阴血虚……阳邪盛则胃气生热，阴血虚则津液内竭，故其阳则绝。"陈修园认为："胃为阳土，贵得阴土以和之。若患者脉浮而芤，浮为亢阳，芤为孤阴，浮芤相搏，则胃之阳气盛而生热，热则津液欲竭，无以维其阳，其阳亢则与阴相绝，所谓阳绝于里者如此。"因热而耗其津液，阴不敛，胃气将绝。此处"胃气"亦指胃府之气，并且胃气也需要津液的涵养，所谓"阴平阳秘"。所以，后世医家常"保胃气""存津液"并称。

（一）有胃的脉象与脉图表现

1.脉象表现　《医宗必读·新著四言脉诀》云："胃气脉者，缓而和匀，不浮不沉，不大不小，不疾不徐，意息欣欣，悠悠扬扬，难以名状者，不拘四时，一切百脉，皆以胃脉为本。"所有胃脉即是从容和缓，节律一致。如结合四时五脏主脉而论，《素问·平人气象论》云："春胃微弦曰平，夏胃微钩曰平，长夏胃微软弱曰平，秋胃微毛曰平，冬胃微石曰平。"

《素问·五脏别论》云："胃者，水谷之海，六腑之大源也。五味入口，藏于胃以养五脏气，气口亦太阴也。是以五脏六腑之气味，皆出于胃，变见于气口。"这说明人赖后天以养先天。而脾胃为后天之本，五脏六腑的功能活动均靠水谷之气的补充供养，才能各司其职，保持其生理状态正常。而脉搏之来，多滋生于胃，故生理之脉有胃气，其形状定见从容和缓，节律一致。

2.脉图表现　①脉律规整，t值之差小于0.12秒，表示脉搏节律均匀。②脉率正常，成人为60～90次/分。③主波顶柔滑，主波角（θ）＜42°。④重搏波位于降支中段。以上4点表示脉来"从容和缓"，若4项中任意2项或以上严重失常，为脉少胃气和无胃气。

（二）临床意义

现代研究认为，食物经人体胃肠道的消化吸收后水解成单糖、氨基酸和脂肪酸等基本营养物质，再通过三羧酸循环过程产生能量。这一过程主要在心肌细胞的线粒体中进行。接着心室开始有节律地收缩，将血液射入脉管系统，将食物中所含能量转化成血液的动能。血液的动能在脉管系统表现为一定的脉搏压。诊脉时医者将手指末端作用于桡动脉，可感受脉搏压及血流动力学特点。由于各重要脏器与心脏的位置大致与桡动脉距心脏距离相等，故触诊桡动脉可反映各脏器血流动力及能量情况，诊脉可反映人体的胃气情况。采用超声脉搏图对人体脉搏测试结果显示，胃病患者桡动脉中心频率与波动、夹角度数均明显低于健康平脉组，提示若胃气充足，则产生能量足，会形成有力的平脉；反之，若胃气不足（如胃病患者），能量缺乏，则相应产生各种逆乱、无力的脉象。有胃气的脉象古人认为应是"凡脉来缓而和匀，不浮不沉，不大不小，不疾不徐，不长不短，应手中和，意息欣欣，悠悠扬扬"，即从容和缓之脉象。"脉弱以滑，是有胃气"。有胃气的脉象反映人体脏腑安和，或邪气虽盛但正气不衰。人的心率为 60～90 次/分，过快或过慢都对人体心脏功能不利。这与古人"凡一呼一吸为一息，一呼脉再至，一吸脉再至，是一息之间脉四至并五至，不大不小，不短不长，是谓平人之脉也"的认识一致。因为在此心率频段下每次心搏间隔正好是最佳的碳氧交换时间，是呼吸运动与血液循环得以正常运行与交换的前提条件。受四季变化的影响，人体脉象表现为春胃微弦、夏胃微钩、长夏微软弱、秋胃微毛、冬胃微石的特点。《素问·平人气象论》云："春胃微弦曰平，弦多胃少曰肝病，但弦无胃曰死……夏胃微钩曰平，钩多胃少曰心病，但钩无胃曰死。"其变化的实质在于四季如体温变化，则导致机体的血液流量、血液能量与外周阻力随之发生改变。从血液供应角度上，若供血量与需血量互相平衡，则呈现有胃气的平脉；若供血量小于需血量，机体可部分代偿时，则表现为胃少之病脉；若供血量小，机体无法代偿，出现严重供血不足时，则表现为"无胃气"的死脉。当然，无胃气之脉未必均是死证，只要及时发现，积极救治，也许还有生机。由此亦可知，胃气与血流动力学密切相关。

察脉是否有胃气，对判断预后、了解邪正进退有着一定的实际意义。《医学心悟·脉诊金针》云："凡诊脉之要，有胃气曰生，胃气少曰病，胃气尽曰不治。"临床可根据胃气的多少来探求脉象所主的病变。《素问·平人气象论》说："弦多胃少曰肝病……钩多胃少曰心病……弱多胃少曰脾病……毛多胃少曰肺病……石多胃少曰肾病。"又说："人以水谷为本，故人绝水谷则死，脉无胃气亦死。所谓无胃气者，但见真脏脉，不得胃气也。"真脏脉为坚硬而失柔和，由阴阳偏盛，将形成离决之势，病属难治，如过浮为外邪过猛，抗病力过激，致正气受损较重，无力维持其自身阴阳的最低平衡，故疾病较重。

二、神

（一）有神的脉象与脉图表现

1. 脉象表现 李东垣云："脉中有力，既为有神。"陈士铎《脉诀阐微》云："无论浮沉、迟数、滑涩、大小之各脉，按指之下若有条理，先后秩然不乱者，此有神之至也，若按指充然有力者，有神之次也，其余按指而微微鼓动者，亦谓有神。"邢锡波《脉学阐微》云："脉有神，即脉的浮沉迟数、滑涩大小之脉，按之指下有条理，先后秩然不乱，雍容和缓。倘按之散乱，或有或无，或来有力而去无力者，或轻取有而重按绝无，或时而续、时而断者，或欲续而不能，或欲接而不得，或沉细之中倏现依稀之状，或洪大之内忽有缥缈之形，皆为无神。"《灵枢·平人绝谷》云："故神者，水谷之精气也。"水谷之精气，就是胃气。《医原》则云："有胃即是有神。"由于许多医家都以缓为胃气，故《一指禅》曰："缓即为有神。"而孙光裕则曰："所谓神，滋生胃气之神也。于浮沉迟数之中有一段冲和神气，不疾不徐，虽病无虞，以百病四时皆以胃气为本是也。"脉象有神的主要表现是柔和有力，节律整齐。即使微弱之脉，微弱之中不至于完全无力的为有神；弦实之脉，弦实之中仍带有柔和之象、节律整齐的为有神。反之，脉来散乱，时大时小，时急时徐，时断时续，或弦实过硬，或微弱欲无，都是无神的脉象。可见有神脉是指脉平柔和，来去分明，形状充实，故有称有胃气即是脉中有神。

《脉诊》云："不外心脏功能正常，主宰血脉，使气血畅旺，灌溉脏腑百骸，则一切组织器官自然调和，反映于脉则脉力从容和缓，生机勃勃。"心藏神主血脉，心神健旺，能促进气血的运行，血脉调匀，故脉来有神；心神虚衰，脉神则有变化。王执中提出："有神者，有力之中带光泽润滑也。"肖子颙歌云："轻清稳厚肌肉里，不离中部象自然。"有力为神中的有力，当是在一定条件下的有力，而非凡有力皆有神。一般而论，平人不当以有力为神，若在病脉之中以有力为神，确有一定参考价值。

2.脉图表现　①脉波图形正常，各波形态清晰。②上升支直立，无转折或扭曲。③主波顶柔滑，主波角（θ）< 42°。④重搏波位于降支中段。⑤主波幅 > 10mm。⑥脉律整齐，无间歇。上①～④项反映脉道柔和，弹性良好；⑤、⑥表示气血充盛，脉来有力。上述6项均有异常时为脉无神气。

（二）临床意义

陈士铎曾将有神分三等，其中至数匀齐是首要标志。其在《辨脉论》中提出："按指之下若有条理，先后秩然不乱者，此有神之至也；若按指充实而有力者，有神之次也；其余按指而微微鼓动，亦谓有神。"所以，脉若见结促代止，三五不调，甚至十怪脉都属无神。《素问·移精变气论》曰："得神者昌，失神则亡。"《辨证录》曰："脉至无神即为可畏。"《伤寒论》指出："伤寒一日，太阳受之，脉若静者为不传。颇欲吐，若躁烦，脉急数者，为传也。"后世医家也常用"脉静身凉"来描述热病向愈的情况。可见察脉神可诊断脉情、判断预后，帮助我们采取治疗和预防措施。《景岳全书》曰："善为脉者，贵在察神，不在察形。察形者，形千形万，不得其药，察神者，唯一唯景，独见其真也。"总之，脉之有神就是有胃气。在疾病状态下，还可从有力、无力，至数匀齐与否中辨神之衰旺。《中医诊断学》中说："所谓脉神，就是脉来柔和。如微弱的脉，微弱之中不至无力的为有神；弦实的脉，弦实之中仍带有柔和的为有神。总之，脉之有胃、有神，都是具有冲和之象，有胃即有神，故临床上胃与神的诊法一样。"

三、根

（一）有根的脉象与脉图表现

1. 脉象表现　脉之有根无根主要说明肾气的盛衰。肾气乃先天之本，元气之根，是人体脏腑组织功能活动的原动力，人身十二经脉全赖肾间动气之生发，故《难经·八难》说："诸十二经脉者，皆系于生气之原。所谓生气之原者，谓十二经之根本也，谓肾间动气也。此五脏六腑之本，十二经脉之根……"有根脉主要表现为尺脉有力、沉取不绝两个方面。因为尺脉候肾，沉取候肾，尺脉沉取应指有力，就是有根的脉象。若在病中，病虽危重，但尺脉沉取尚可摸得，则为肾气未绝，尚有生机。相反，若尺脉沉取不应，则说明肾气已败，病情危笃。脉来有根表现在两个方面：尺脉有力为有根和三部脉沉取有力为有根，无力为浮散无根。

根柢在肾，因肾藏精，精化气，精血互生，气血为脉搏基本的重要物质，肾精为气血的总根，先天之精、后天之精都藏于肾。古人认为，人身十二经，全靠肾间动气以为养生，动气就是人生的根本，与先天、后天之气分不开的，源于先天，充养于后天。

2. 脉图表现　①浮、中、沉 3 种取脉压力至少有一种情况可描记到清晰脉图。②尺部描记脉图较清晰。未能达到上述要求者，为脉无根基。

（二）临床意义

根脉着重于诊察肾气（元气）的存亡。《难经·十四难》曰："人之有尺，譬如树之有根，枝叶虽枯槁，根本将自生。脉有根本，人有元气，故知不死。"

肾为先天之本，是人体脏腑功能活动的原动力。尺以候肾，沉以候肾，尺脉有力，沉取不绝，就是有根的脉象。脉之有根与否，是肾中元气盛衰的重要标志。后世认为，脉之根有二：一以尺中为根。王叔和云："寸关虽无，尺犹不绝，如此之流，何忧殒灭，盖因其有根也。若肾脉独败，是无根实，安望其发生乎？"二以沉候为根。《医宗必读》说："两尺为肾部，沉候之六脉皆肾也，然两尺之无根，与沉取之无根，总之，肾水绝也。"也有一些医家认为，男女之根脉应有区别。《医学入门》谓："男子以右尺为根，女子以左尺为根。"然而不论怎样区别，仍然是以尺脉为根。需要指出的是，临床经常所见尺脉欲绝之患者，并非根本之败，而仅仅是肾气衰弱，或者邪气为之阻遏等证。因此，脉根与胃气相比，远不如胃气重要。当然，若沉候全无，举之浮大，在久病重病之人绝非吉兆，多是正气衰竭表现。由此可见，脉根之有无在脉诊中仍有重要意义。

总而言之，脉贵有胃、神、根，三位一体，是水谷精微、营卫气血在经脉中运行的动态概括，是平脉的三要素，也是对平脉的理论性抽象。这种抽象具体化，在位置上不浮不沉，速率上不快不慢，节律上和缓均匀，强度上有力柔和，脉形上沉取有脉、尺部有脉而俱有力。脉有胃、神、根，表明脾（胃）、心、肾三脏机能尚存，不论病情怎样危重，生机仍在，治疗得当，病可告愈。对脉象的研究，不仅要分析其形态的变化，还必须观察脉的胃、神、根。脉形变化能反映一定的生理变化，但胃、神、根更能及时地反映正气盛衰和病情轻重的本质。

第三节　正常脉图表现要点与判定

从上述论述可知，正常脉象脉图是一个范围脉图，随着机体内外环境的变化而变化。如果满足下列条件则为正常脉象脉图，有 1～3 个条件得不到满足，但不属于严重失调（一般安静状态下不超过正常状态的 20%，且受检者无不适，与前次检查对比，异常程度不超过 10%）者为大致正常脉象脉图。

1. 目测各波群形态正常，脉波节律基本规正，U-U'间距基本相等，差值 ＜ 0.12 秒。

2. 脉搏频率在 60～90 次 / 分之间（成人）。

3. 上升角（α）在 80°～87°之间。

4. 上升支直立，无转折。

5. 上升时间在 0.07～0.11 秒。

6. 主波波幅在 9～22mm 之间。

7. 最佳压力在 75～150g 之间。

8. 主波角（θ）在 19°～42°之间。

9. 潮波常在下位，波幅＜ 1mm。

10. V 波波幅 /P 波波幅在 25%～57% 之间。

11. 重搏波位于中位，波幅在 0.5～2mm。

12. P-U'时间在 0.38～0.78 秒。

13. 寸、关、尺均有脉形显示。

第六章　病脉辨析的研究

第一节　浮　脉

【定义与脉名沿革】

浮脉是出现于医籍中最早的脉象之一，亦是临床常用的脉象之一，既可为常脉，也可为病脉。浮脉是脉位表浅，轻取应指明显，重按则脉力稍减但不空虚的脉象。浮脉又称"毛"脉。

记载浮脉最早的文献是《内经》。《素问·玉机真脏论》曰："秋脉者，肺也，西方金也，万物之所以收成也，故其气来轻虚以浮，来急去散，故曰浮。"近代脉书习惯以"举之有余，按之不足"解释浮脉的脉形。

浮脉为常用的纲领脉之一，既是具有独立意义的单因素脉象，又可作为其他脉象的构成条件。浮脉只反映脉位变化，以"脉位浅在"为构成条件。据《脉经》记载，凡寸口脉在"一至七菽"之间皆属浮脉。在浮脉的基础上，再加有关因素，可以构成各种浮脉类之派生衍化脉象，并可以与有关脉象构成兼脉。

【经典描述】

《难经》："浮者，脉在肉上也。"

《脉经》："浮脉举之有余，按之不足。"

《千金翼方》："浮，按之不足，举之有余。"

《崔氏脉诀》："浮脉法天，轻手可得，泛泛在上，如水漂木。"

《诊家枢要》："浮，不沉也。按之不足，轻举有余，满指泛上，曰浮。"

《诊家三昧》："浮脉者，下指即现浮象，按之稍减而不空，举之泛泛而流利。"

《濒湖脉学》："浮脉，举之有余，按之不足，如微风吹鸟背上毛，厌厌聂聂如循榆荚，如水漂木，如捻葱叶。"

《中医诊断学讲义》："轻取即得而不空，举之泛泛而有余。"

【指感标准】

1. 浮脉，脉搏显现部位浅表，轻触脉诊部位即可感觉脉跳。

2. 稍重按，脉搏跳动不如加压前明显。

3. 脉搏应指形象清楚，无中空的感觉。

4. 脉长与脉宽不拘。

【脉图标准】

1. 指压－指感趋势曲线呈渐降型。

2. 当取脉压力由轻（如25g）渐次增加到一定数值（如50～75g）时，主波达到最高点（最佳图像），以后随取法压力继续增加（中取、沉取）而主波开始逐渐下降。主波波幅为取法压力100g力以下时最高，波群清晰。

3. 浮脉常因兼脉的不同，脉形与脉率不拘。单纯性的浮脉的脉图特点为各波波形清晰，主波波幅高度一般在正常范围或略小。

【临床意义】

（一）浮脉的临床意义

浮脉，脉位浅在，古人又称毛脉，属阳脉，应秋属肺。秋天脉浮为平，因秋天是万物收成、阳气渐降而轻虚以浮的时候，人体相应起变化，脉应之而平静轻虚以浮。《素问·平人气象论》云："平肺脉来，厌厌聂聂，如落榆荚，曰肺平。"《素问·玉机真脏论》云："秋脉者，肺也……故其气来，轻虚以浮，来急去散，故曰浮。"生理性浮脉可见于形体消瘦、脉位表浅者。夏秋之时阳气升浮，也可见浮脉。瘦人肌肉瘦薄，脉亦浮，属于常脉。

浮脉主表证，亦主虚证。

浮脉主表，有力、无力辨虚实。有力而浮为表实；无力而浮是表虚。浮脉常见于外感表证及疫疠的初期，常见于普通感冒、流行性感冒、大叶性肺炎初期，亦可见于急性肾炎水肿期、急性支气管炎及某些传染病初期。恶性肿瘤晚期、急性胃肠炎、胆道疾患等亦可见浮脉，可能是病毒性感染发热的特有表现，可作为与细菌性感染发热鉴别的参考指标。表证见脉浮而无力时，说明外邪袭表而正气不足，无力抗邪，机体反应不强，在临床时须注意扶正祛邪。

浮脉主表为常，主里为变。浮主里虚，脉为血之府，血虚则脉虚。久病体弱之人可见脉浮无力，为气血虚损之征。此时，脉浮多以单部脉浮，反映了脏腑气机升降失常。

浮脉出现部位不同，主病各异，曾有"左寸浮主心悸，右寸浮主外感"之说，即独见左寸浮，多为心脏疾患，可见心悸、胸闷、气短等症；若独见右寸浮，多为外感表证初期或末期将愈之时，可见恶寒发热、头痛、鼻塞咳嗽等症；若独见左关浮，多为肝胆疾患，可见胁肋胀痛或黄疸等症；独见左尺浮，多为蓄水证或膀胱疾患，可见尿频、尿急等尿路感染症状；独见右尺浮，多为泌尿生殖系统疾患，如前列腺疾患等。

（二）浮脉兼脉的临床意义

浮脉多与兼脉同时出现，以浮定病位，以兼脉辨别疾病的性质。脉浮缓为风湿，浮迟为中风，浮紧为风寒，浮虚为伤暑，浮滑为风痰亦主宿食，浮数为风热，浮芤为失血，浮散为劳极，浮短为气病，浮涩为伤血。

【脉理分析】

浮脉的形成与正气强弱、邪气在表在里、气机疏泄和阴阳格局等因素有关。外邪袭表，正气外浮，卫阳抵抗外邪，则脉气鼓动于外，应指而浮。久病体虚见浮脉，脉象多浮大无力，与外感不同。此外，热邪充斥脉道，阳气郁滞，以及真气欲脱时也可能出现浮脉。

1. 表证脉浮　外邪侵袭肌表，卫阳与邪抗争，气血集结于表，脉气鼓搏于外，致脉浮。一般在发热、发汗时，毛细血管扩张，气血流动加快，小动脉血管亦扩张，故脉现浮象。

2. 虚证脉浮　多为阴竭阳越，脉气不能内潜，浮散于外，按之浮大无力，是虚象严重的表现。或亡阴亡血致元气离散，脏器欲绝，机体应激，阳气浮越而见浮脉，多为真气欲脱指征。

3. 阳气郁滞　阳气郁滞，机体气机外浮而见浮脉，多见于阳郁于上、寒停于下的上热下寒证。

形成浮脉的因素很多，涉及血管状态、组织物理性质、血流动力学等多方面，反映了多种生理、病理状态的信息。一般而言，血管扩张增强，脉压增大，且血液充盈度相对不足，是形成浮脉"轻取即得、重按稍减"指感特征的主要因素。另外，浮脉的形成与周围组织的张力及塑性相关，组织塑性低、张力高是形成浮脉的条件之一；同时也与血管解剖位置的表浅性有一定关系。

影响浮脉形成的生理性因素包括脉管解剖位置浅露和外界气温增高等。瘦人肌肉薄，脉位表浅，故多浮脉。外界环境温度高时，血流加快，脉位相对温度低时脉浮。

影响浮脉形成的病理性因素：一是发热性疾病，心率加快，心输出量增加，外周阻力下降，出现浮脉；二是药物影响，导致血管扩张，外周阻力下降，血流通利，血流速加快而脉浮。

【运用举例】

浮脉是临床常见的脉象之一，表现为脉动显现部位浅表，脉位较浅，特征是"如水漂木"。浮脉特点有二：脉位在上、用力则减，即用较轻的指力取脉（浮取），即可感到明显的跳动，而指力加重时（沉取），反觉脉搏跳动减弱。浮脉多见于表证，此乃外邪侵袭肌表，机体为抵御外邪，气血趋向于表，与入侵之外邪抗争，故而脉气鼓动于外所致，脉见浮而有力。这是浮脉的主要临床意义之所在，故历代诸家都云："浮脉主表。"浮而兼数为表热，浮而兼紧为表寒。但在临床运用中，不能说凡是表证必现浮脉。临床上确有表证并不现浮脉者，这可能是由于表邪轻微，人体气血反应轻微，脉象尚未表现出来；或由于原来脉较沉细，表证时浮脉可不明显，以及机体阳气不足，不能鼓动气血趋向于表。此外，除了表证以外，浮脉亦可见于里证。如久病体虚，正气严重损耗，虚阳外越而致浮脉，表明病情危重，故周学霆曰："里虚而浮精血脱。"《濒湖脉学》曰："久病逢之却可惊。"此类浮脉，脉虽浮，但浮而无力，而且重按无根。

1. 表证脉浮　浮脉主表，以兼脉定疾病性质。兼紧为风寒，伴见恶寒、发热、无汗、肢体疼痛等表证，治宜辛温发汗解表，用麻黄汤。兼数为风热，症见恶寒轻、发热重、咽喉肿痛等表热证，治宜辛凉解表，用银翘散加减。兼缓为伤风，症见恶风、身热、自汗，常用桂枝汤调和营卫取效。

2. 虚证脉浮　多为阴不敛阳，阳气浮越所致。《景岳全书》说："若浮而无力空豁者，为阴不足，阴不足，则为水去之候，或血不营心，或精不化气，中虚可知也。"《金匮要略》亦说："男子面色薄者，主渴及亡血，卒喘悸，脉浮者，里虚也。"慢性病虚证出现脉浮，多为阴血不足，治宜滋补与养阴。临床上，虚证脉浮可见于贫血、肺源性心脏病、肝硬化腹水、癌肿等。

3. 里证脉浮　是脉证相逆，预后多不良。《素问·通评虚实论》说："肠澼下白沫何如？岐伯曰：脉沉则生，脉浮则死。"

附：浮脉示意图（图6-1）

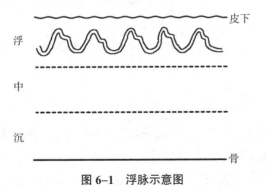

图6-1　浮脉示意图

第二节 沉 脉

【定义与脉名沿革】

沉脉，古亦称"石脉""营脉"，是临床常用脉象。沉脉与浮脉相反，脉位深在，不含有其他因素，其指感为轻取不应，重按始得。

沉脉最早见于《内经》。《素问·五脏生成》曰："夫脉之小大滑涩浮沉，可以指别。"《素问·玉机真脏论》曰："冬脉者肾也……故其气来沉以搏，故曰营。"其后，《难经·十八难》记载："浮沉以下至轻重言……伏者，脉行筋下也；浮者，脉在肉上行也。"近代脉学书籍描述沉脉时多为"轻取不应，重按始得，举之不足，按之有余的脉象"。

【经典描述】

《素问·玉机真脏论》："冬脉者，肾也，北方水也，万物之所以含藏也，故其气来沉以搏，故曰营，反此者病。"

《脉经》："沉脉举之不足，按之有余。"

《脉诀》："沉行筋骨，如石沉水。"

《脉诀刊误》："轻手于皮肤之间不可得，徐按至肌肉中部间应指，又按到筋下部乃有力。"

《脉诀汇辨》："非重按不可得，又深深下沉之势。"

《诊宗三昧》："轻取不应，重按乃得，举之减少，更按益力，纵之不即应指。"

《濒湖脉学》："重手按至筋骨乃得，如绵裹砂，内刚外柔，如石投水，必极其底。"

《中医诊断学》："轻取不应，重按始得。"

《新编中医学概要》："沉脉，脉位低，轻轻触按不能察觉，稍稍用力也不明显，需要重按才能摸清。"

【指感标准】

1. 重手乃得，举之不足，按之有余，轻触脉诊部位，不加压力不能感觉脉跳；切脉轻取、中取时脉不明显，重取时脉象明显。

2. 沉脉近于筋骨，有深深在下之势，加压到一定程度后（按到筋骨）脉搏跳动最明显；尚有进一步加压的余地。

3. 脉长与脉宽不拘。

【脉图标准】

1. 指压－指感趋势曲线呈渐升型。

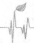

2. 在轻取时主波高很小，以后随取法压力加大（中取），主波高也逐渐升高。当取法压力较重时（如 130 ～ 200g，相当于沉取），主波高达到最大值。脉图显示主波波幅在取法压力 150g 力以上时最高，波群最清晰。

3. 病理性沉脉，均合有相兼脉图像，无病沉脉图多表现为沉缓脉图形，主波波幅高度常较正常低。

4. 多见三峰波，各波群图形类似于平脉。

【临床意义】

（一）沉脉的临床意义

沉脉，脉位深沉，古人又称"石脉"，应冬属肾。《素问·玉机真脏论》云："冬脉者肾也……故其气来沉以搏，故曰营。"冬季万物闭藏，阳气沉于内，故脉主阴而居里，虽沉而内隐藏生机，脉沉濡而稍滑，脉沉为平。脉应四时，冬月或严寒季节，脉较沉。肥胖之人及闲逸之人，脉亦较沉，为生理性沉脉。

沉脉主里证，亦可见于表证。

沉脉主里，有力、无力辨虚实。沉而有力为里实；沉而无力是里虚。里实即邪气盛于内，病位在里、脏腑、骨髓。由于阴盛内结、气滞血瘀、食停胃脘、虫积肠间等里实证，是由水、寒、积滞所致。寒主收引，水性沉潜，积滞则气血运行缓慢，阳气郁伏，其脉必沉而有力。沉脉常见于水肿、痢疾、宿食呕吐、痰饮、癥癖、痕积等疾病。里虚多为正气虚，脏腑虚弱或阳虚生寒，则正气不足，脉气鼓动无力，脉象沉而无力，或兼迟象。沉脉主表为其变，见于阴实阳虚，属寒闭，脉来多兼迟或紧象。脉象不沉潜下降，反有上浮之势，多为表实证，表现为发热、恶寒、头痛、脉沉紧。《脉说》云："虽里证，而亦主表，盖寒重者阳气不能外达，脉必先见沉紧，是沉脉不可概言里证也。"脉沉紧，可主表实证；体弱之人，阳气不足，复受外感，脉沉而无上浮之象。

临床上沉脉常见于外感风寒或气郁引起的上呼吸道感染，胃下垂，急、慢性肾炎，泌尿系感染、结石，主动脉瓣或二尖瓣狭窄，肝硬化，慢性肝炎等疾病。

（二）沉脉兼脉的临床意义

沉脉的兼脉较多，可与脉数、脉势、脉形等要素相兼。沉数主内热，或为热伏，或里热盛；沉缓主寒湿；沉小主少阴水病；沉滑主痰饮、宿食、下利；沉细主阴，为少气、痹痛；沉涩主气郁血瘀、亡血伤津；沉实主内热、肾气内着；沉弦主悬饮、内痛；沉紧主寒疝、寒结在内；沉而有力为里有实热，沉而无力为阴虚内热。

【脉理分析】

沉脉的形成与正气强弱、邪气表里、气机疏泄等因素有关。邪实内郁，阳气阻遏，不能鼓动脉气于外，或阳虚，或气血不足，无力升举，脉气内敛，不能充达于外而见沉脉。

1.里证脉沉 邪郁于内，或阴邪之气留滞于经脉间，气血困遏，正邪相搏，脉气郁滞于内，故脉沉而有力。

2.虚证脉沉 阳气不足，不能升举，无力运营气于肌表，或气血不足，无力鼓脉气趋于外，故脉沉而无力。

3.表证脉沉 寒邪束表，肌腠郁闭，卫气不能卫外，寒邪凝聚，鼓动于里，故现沉脉。

冬季寒冷，阳气收于内，气血潜藏于内，故脉行深部，出现沉脉。体胖之人，肌肉丰满，脉位较深，重按乃得，故脉沉。

影响沉脉形成的生理因素包括脉管解剖位置深在和外界气温降低等。胖人肌肉厚，脉位深沉，故多沉脉；外界环境温度低时，血流减慢，脉位相对见沉。

西医学认为，沉脉形成与心输血量、循环血量和血管机能状态有关。心输血量减少，血压降低，血管内压力减小，血容量不足，血流速缓慢，可见沉脉，见于慢性消耗性疾病、营养不良性疾病，如肿瘤、心肌病、主动脉狭窄等，脉多沉细无力。周围血管痉挛或收缩时，外周血管内阻力增高，脉管变细，管内压力增高，则脉沉弦，可见于高血压、慢性肝病等。

【运用举例】

沉脉是临床常见脉象之一，搏动的位置较深，特征是"如石投水"。沉脉只表示脉位的变化，不兼有其他特征要素，特点有二：脉位深在、用力始得。但也有医家认为沉脉兼有其他特征，如《濒湖脉学》云："水行润下脉来沉，筋骨之间软滑匀。""软滑匀"提示脉紧张度低，而"滑匀"则提示脉流利度高。

沉脉多见于里证，系热盛、邪实内郁，遏伏阳气不得外发，阳郁于内，不能鼓动脉气于外所致，脉见沉而有力；沉脉主寒证，亦有真热假寒证，由于阳热内盛，格阴于外，故见假寒证而脉沉。阳虚或气血不足，无力升举，脉气内敛，不能充达于外，则脉见沉而无力。此外，表证发热反见沉脉者，乃脏腑机能活动衰弱，不能抵抗外邪，为危候之象，临证当细审。因此，沉脉主里、主寒为常，主表、主热是其变。临床诊治需要结合证候特点、脉的力度及兼脉而诊察。

1.里虚寒证 凡畏寒肢冷、腹痛喜按、下利、少气乏力、水肿、脉沉无力，为里虚寒证，如"少阴病，身体痛，手足寒，骨节痛，脉沉者，附子汤主之"。而"少阴病，始得之，反发热，脉沉者，麻黄细辛附子汤主之"，系阳气衰微，即便感受风寒之邪，也要以温阳扶正为主，故用麻黄细辛附子汤温阳发表，扶正以祛邪。"病发热、头痛，脉反沉，若不瘥，身体疼痛，当救其里，四逆汤方"，系里阳衰微，表气不达，故用四逆汤温里救逆，振奋里阳，卫气充盈，表证得解。

2.邪热内郁 症见心下逆满，气上冲胸，其人发狂，小腹硬满，小便自利，如"太

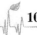

阳病，下之……脉沉紧者，必欲呕，脉沉滑者，协热利"；"伤寒五六日，头汗出，微恶寒，手足冷，心下满，口不欲食……脉虽沉紧，不得为少阴病，所以然者，阴不得有汗"。此系邪热入里，沉滑脉主里实。

另有"伤寒瘥以后，更发热者，小柴胡汤主之。脉沉实者，以下解之"，论述了外感热病瘥后更发热的治法。脉沉实，表明里有实滞，宜下法，以下解之。

3. 水饮内停 症见少腹满硬，小便不利，手足寒，出现沉滑、沉弦和沉紧等兼脉，如"脉得诸沉，当责有水"，"寸口脉沉滑者……名曰风水"。水饮致病出现沉脉，乃水湿在表，压抑脉道所致，当以温化而治。

4. 表证 由于风寒袭表，腠理郁闭，经脉不畅，阳气不能外达，症见恶寒、发热、头身疼痛，脉为沉紧之象，如《四诊抉微》云："表寒重者，阳气不能外达，脉必先见沉紧……伤寒初感，脉必见沉紧。"外邪初感，多侵袭三阳经脉，如特殊体质，直中少阴而发热，脉沉，如"少阴病，始得之，反发热，脉沉者"；或太阴与少阴两感，常见于阳虚之人感邪而病。

附：沉脉示意图及脉图（图6-2，图6-3）

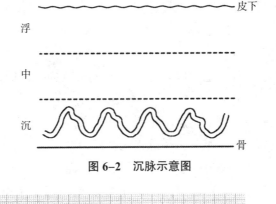

图6-2 沉脉示意图

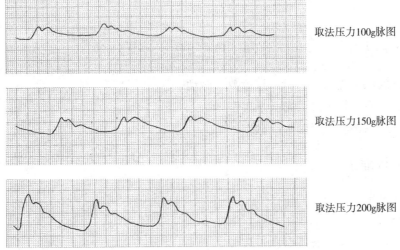

取法压力100g脉图

取法压力150g脉图

取法压力200g脉图

图6-3 沉脉脉图

第三节　迟　脉

【定义与脉名沿革】

迟脉是指脉象搏动，来去迟缓，一息不足四至。脉率缓慢，脉搏频率低于 60 次 / 分，而脉律正常。《内经》中有关于迟脉的记载，但未描述迟脉的脉象。迟脉的描述最早见于《金匮要略》，其云："寸口脉浮而迟，浮脉则热，迟脉则潜，热潜相搏，名曰沉。"关于迟脉特征性定义最早见于《脉经》，其云："迟脉，呼吸三至，去来极迟。"

迟脉为常用的纲领脉之一，既是具有独立意义的单因素脉象，又可作为其他脉象的构成条件。迟脉只反映脉率的变化，历代医书多采用《脉经》"一息三至"，即每分钟 50 次左右的计数标准。在迟脉的基础上，再加上有关因素，可以构成各种迟脉类的派生衍化脉象，并可以与有关脉象构成兼脉。

【经典描述】

《脉经》："迟脉，呼吸三至，去来极迟。"

《千金翼方》："迟，按之尽牢，举之无有，不前不却，但出不入，如鱼之接食动中。"

《诊家枢要》："迟，不及也。以至数言之，呼吸之间，脉仅三至，减于平脉一至也。"

《诊宗三昧》："迟脉者，呼吸定息不足四至，而举按皆迟。"

《濒湖脉学》："迟来一息至唯三……脉来三至号为迟。"

《诊脉三十二辨》："迟，一呼一吸，脉不及五至曰迟。"

《中医诊断学讲义》："脉来迟慢，一息不足四至（相当于每分钟脉搏在 60 次以下）。"

【指感标准】

1. 切脉时医生先需调息，以息计数。脉动一息三至，每分钟不足 60 次为迟。
2. 脉象形态不拘，脉力常大于正常。
3. 脉律基本规整，无明显间歇。

【脉图标准】

1. 脉动周期 > 1 秒。
2. 脉图规整，无间歇。
3. 如无相兼脉象，各波群图形类似于平脉。迟脉主波波幅可稍高于正常。

【临床意义】

（一）迟脉的临床意义

迟脉脉位深在，属阴脉，只以至数言，一息不及四至。生理性迟脉可见于性格温和者，脉舒缓平和，阴寒时节，平和时令，人体相应起变化，脉应之而平静多迟。运动员或体力劳动者，在静息状态下脉来迟而和缓；正常人入睡后，脉率较慢，都属生理性迟脉。

迟脉病性属阴、属寒、属虚；主寒证、里证，亦可主虚证、热证。

迟脉主寒、主里。阴寒之邪，阻遏脉道，血行迟缓，阳气不能得以正常输布，不能温运，故脉象呈迟而有力，症见食积寒冷、四肢不温、蜷缩冷痛、小便清长、下利清谷等。迟脉主里，亦可由于邪热结于内，脉道受阻，气血运行不畅，脉见迟象，症见脘腹冷痛、四肢厥冷、面色苍白、小便清长、大便不通或肠鸣腹泻。

迟亦主里虚，阳气虚损，不能温运，寒自内生，血行亦缓，故脉无力而见迟象，表现为面色苍白、畏寒肢冷、腹痛喜按、神疲乏力、气短自汗、舌淡少苔。

迟主热，见于阳明腑实证，或热入血室、瘀热互结等，症见发热、烦渴引饮，或腹痛拒按、尿黄赤、便黄干等。此类迟脉多是相对于数脉而言，属于缓脉，并非真"迟"，系因瘀热浊邪壅结，影响于心。《金匮要略》曰："下利脉迟而滑者，实也。利未欲止，急下之，宜大承气汤。"脉迟为腹满便闭或食滞中焦，里气不行导致的脉滞不利，迟慢之中必兼躁动之象，且按之有力。

此外，伤科病瘀血凝滞；或外科疮疡，溃破出脓；或寒邪内蕴，邪去正衰时，亦可见到迟脉。

（二）迟脉兼脉的临床意义

迟脉多与兼脉同时出现。迟脉体现脉数变化，与脉位、脉势、脉形等其他要素相兼，表现为性质不同的疾病，常见有迟沉脉主里寒证；迟浮脉主太阳病、中风、表虚、表寒和阳虚于外；迟缓脉主寒湿、虚寒、亡血、中风；迟滑脉主实证、胀满、下利；迟涩脉主中寒、血少；迟弦脉主寒、冷积。

【脉理分析】

脉管的搏动缘于血流，迟脉就是源于气血运行的迟缓。血的运行有赖于阳气的推动，当寒邪侵袭人体，困遏阳气，或阳气亏损，均可导致心动迟缓，气血凝滞，脉流不畅，使脉来迟慢。或为阴寒内盛而正气不衰的实寒证，气血寒凝或结，则脉来迟而有力；或心阳不振，无力鼓运气血，则脉来迟而无力。阳明腑实证多因邪热亢盛，与体内有形之邪内结肠腑，阻塞肠道，引起腑气壅滞，气血阻滞，脉道不利，故迟而有力。所以，迟脉不可单纯认为是寒，临床当脉症合参。

从现代医学分析，迟脉形成的基础涉及心血管功能、血流动力学、血液流变学、血管组织成分、循环血量等多方面。由于迷走神经兴奋或房室传导阻滞而致心搏减慢，心输血量减少，血压降低，血管内压力减弱，血流减慢，故脉迟；或周围血管痉挛或收缩，外周血管内阻力增高而出现迟脉。

生理性迟脉多因体育锻炼或体力劳动使心肌纤维增粗，心肌收缩力增强，心脏收缩贮备增加，心每搏输出量增加，同时心率减慢，心跳愈慢则脉愈慢，故形成正常的迟脉。

【运用举例】

迟脉是临床常见的脉象之一，表现为脉来迟慢，一息不足四至（相当于每分钟脉搏60次以下）。迟脉特点主要为脉率迟慢，不包括其他特征因素。但也有医家认为迟脉兼有其他特征变化，如脉位沉、脉力弱。《诊宗三昧》明确指出"举按皆迟"，可见迟脉是伴有脉位深沉的变化，而非其特征。脉迟是由于气血运行迟滞，而导致气血运行迟滞的原因不外乎正气虚衰，气血不足，或邪气阻滞，气血不得畅达，脉去来迟缓。

迟脉多见于寒证、虚证。《景岳全书》云："迟脉……为寒为虚。"此乃由于里寒冷积，癥瘕积聚，遏伤阳气，阻遏气血而见迟脉；或机体气血阴阳虚衰等导致血运无力、脉流迟缓，出现迟脉。迟脉亦主实热内结之证，为营气不足或余热滞留。凡人伤寒初解，遗热未清，经脉来充，胃气未复，脉必迟滑或见迟缓。临证时须察明力势，还要兼合他脉，辨证才能更为确切。如湿邪内蕴，症见脘腹胀满、泛吐清水、脉迟，不可误以为寒，而用温热之药。在治疗中，脉迟无力多宜采用温补之法，益火以消阴翳；若迟而有力，如辨为热邪所致，宜用清下之法。

临床证属胃阳不足，中焦虚寒的慢性胃炎、慢性肠炎等消化系统疾病，或属心阳不振，寒阻络脉所致的冠心病、风心病、心肌梗死、心动过缓等循环系统疾病，或属风湿寒痹所致的风湿性关节疾病，以及由于邪气蒙蔽清窍引发的脑血管病变、颅内占位病变等，均可出现迟脉。

附：迟脉示意图及脉图（图 6-4，图 6-5）

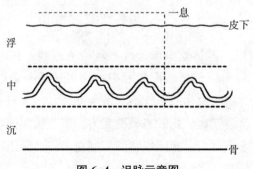

图 6-4 迟脉示意图

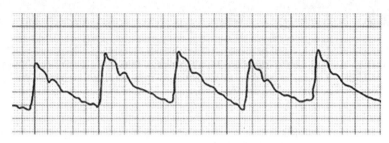

图 6-5　迟脉脉图

第四节　数　脉

【定义与脉名沿革】

数脉是指脉律整齐，而脉率增快的单一因素为主的脉象。数，有躁急、急速的意思。数脉脉来一息六至，浮取应指，沉候亦见，去来急促而节律规整。

记载数脉最早的文献为《内经》，书中未出现数脉的名称，但记载了数脉相关内容。《素问·阴阳别论》曰："数者为阳。"《素问·脉要精微论》曰："数则烦心。"《素问·平人气象论》曰："人一呼脉三动，一吸脉三动而躁。"《脉经》直接描述了数脉的脉象特点。其云："数脉去来促急。"数脉主要反映脉率的变化，一般见于成人则一般为一息六至，婴幼儿脉搏至数则较成人更多。

数脉是具有独立意义的单因素脉象，也可作为其他脉象的构成条件。数脉只反映脉率的变化，以至数而言，一息六至以上。在数脉的基础上，再加上有关因素，可以构成各种数脉类之派生衍化脉象，并可以与相关脉象构成兼脉。

【经典描述】

《脉经》："数脉去来促急（一曰一息六七至，一曰数者进之名）。"

《千金翼方》："数，按之去来促急。"

《诊家枢要》："数，太过也。一息六至，过平脉两至也。"

《濒湖脉学》："数脉一息六五，脉流薄疾。"

《诊宗三昧》："数脉者，呼吸定息六至以上，而应指急数。""疾为急疾，数之至极。七至八至脉流薄疾。"

《医学传心录》："六至为数，七至极。"

《中医诊断学》："一息脉来五至以上。"

【指感标准】

数脉为常见的纲领脉之一，既是具有独立意义的单因素脉象，又可作为其他脉象的构成条件。数脉只反映脉率变化，脉率高于正常脉率，一息脉动六至，不足七至为构成条件。

1. 切脉时医生先需调息，以息计数，一息脉动六至，不足七至，合每分钟脉搏搏动在 91 ～ 120 次之间。

2. 脉象形态与脉力不拘。

3. 脉律规整，无明显间歇。

【脉图标准】

1. 指压 – 指感趋势曲线呈拟正态型。

2. 数脉脉动周期为 0.65 ～ 0.5 秒，心率 91 ～ 120 次 / 分。

3. 单一数脉各波群图形类似于平脉。

4. 脉律规整，无间歇。

【临床意义】

（一）数脉的临床意义

数脉多见于热证，亦见于里虚证。《难经·九难》云："数则为热。"《濒湖脉学》云："数脉为阳热可知。"古代医籍多认为数脉主热证，主阳证。《景岳全书》另有"数脉……为寒热，为虚劳，为外邪，为痈疡……暴数者多外邪，久数者必虚损……若数而无力者，到底仍是阴证"的记载。这是对数脉主证较为全面的记载。

1. 主实证、热证 数而有力为实热，多是由于阳热亢盛，或邪热内盛，气血运行加快，脉流速疾，可以出现壮热烦渴、神昏谵语、腹部胀满、面赤气粗、尿黄便干。数而无力为虚热，多因精血不足，阴虚阳亢，症见潮热盗汗、五心烦热、眩晕失眠、舌红少苔、脉数而无力。

2. 主虚证、寒证 数脉主虚证，可见于阴虚阳亢的虚热证，也可见于血虚、气虚及阳虚证。血失濡养，可见脉细数或脉数大而虚。气虚、阳虚而见数脉，多为脉浮大虚数，系气无所依，虚阳外越；或因阳气不能约束脉道，虚阳孤行，引起的虚寒证，症见手足逆冷、面赤、身热不寒、便结、脉按之豁然而空。此外，表寒证也可见数脉，症见恶寒发热、咳嗽、咽痛、脉浮数或紧数。

临床生理性数脉可见于情绪激动、精神紧张、暴食饮酒、剧烈运动及妊娠等情况。小儿由于是纯阳之体，生机旺盛，也见数脉，属于生理之象。

另外，如使用阿托品、肾上腺素等药物，在药物作用下，也会出现数脉。

临床上，数脉常见于发热、严重感染、心功能不全、阵发性房性心动过速、植物神经功能紊乱、甲亢等多种疾病。

（二）数脉兼脉的临床意义

数脉为纲领性脉象，体现了脉数的变化，与脉位、脉形、脉势等要素变化相兼，可构成相应的兼脉，反映不同的病症，体现了各种疾病的反应状态。例如，浮数脉主表热、气分热；沉数脉主里热、下焦热；洪数脉主热、里热，或肝胆湿热；滑数脉主实热、肠痈；细数脉主阴虚；虚数脉主虚热、肺痿；脉数而涩为阴血耗散；脉数而芤为失血、血虚；脉洪滑而数主内热；脉沉细数主寒甚。

【脉理分析】

数脉的形成多是由于实热内盛，或外感邪热亢盛，正气不衰，邪正相争，气血受邪热鼓动而运行加速，冲击脉管，则脉数有力，脉率随热势而加快；或病久阴虚，虚热内生，气血运行加快，且因阴虚不能充盈脉道，而脉体细小，故脉细数无力。

数脉还可见于虚证，气血不足，尤其是心气不足、心血不足的病症更为多见。心主血脉，有赖于心气的推动，若气血亏虚，为满足身体各脏腑、组织、器官生理功能需要，心气勉其力而行之，则表现为心动变快，脉动加速，脉率增快，但见数而无力。若为阳虚阴盛，逼阳上浮；或为精血亏甚，无以敛阳，而致阳气外越，亦可见数而无力之脉，此即"暴数者多外邪，久数者必虚损"之谓。

生理性数脉是由于气血运行加快致脉率加快。小儿为纯阳之体，脏腑娇嫩，生机勃勃，小儿脉率与年龄成反比，即年龄越小，脉率越快。常人情绪激动、剧烈运动及体力劳动者、孕妇见数脉，皆为气血加速运行所致。

西医学认为，数脉多与心输血量、外周血管状态及血管组织成分有关。交感神经兴奋性增高，心脏搏动增强，心输血量增多，血压升高，心率加快，血流加快，则脉动见数，如扩张型心脏病。而贫血等由于循环血量减少，组织细胞缺氧、缺血，反射性引起心率加快，心肌收缩力代偿性加强；或血压下降，微血管扩张，均可引起数脉。

【运用举例】

数脉是临床常见的脉象之一，表现为脉来去促急，一息六至，脉搏在 91～120 次 / 分之间。数脉特点为脉率快于常脉，不兼其他特征要素。有医家持不同看法，认为数脉具有脉位浅、有滑象的特征，此为误解。

一般认为数脉多主热证，而临床上数脉主证，寒、热、虚、实均可见。

1. 主热证 临床中外感寒邪，入里化热，症见大热、大渴、大汗出、脉洪数或滑数。或温病邪在卫分，症见发热微恶寒、头痛、咽痛、舌边尖红、脉浮数；或邪入气分，症见壮热、烦渴、面赤、汗出、咳喘、谵语、舌红苔黄燥、脉洪数或滑数；或邪入营分，身热夜甚、心烦不寐、时有谵语、斑疹隐隐、脉细数；或热邪入血分，则身灼热而夜甚、躁扰不宁、吐衄、便血、尿血，甚则昏狂，脉细数。常见的疾病包括流脑、败血症、猩红热、急性黄疸型肝炎、细菌性痢疾等感染性疾病，或心肌炎、风心病、肺炎、消化系和泌尿系炎症，以及外科痈疽疖疮成脓期和急性乳腺炎。

阴虚阳亢，虚热内生，症见潮热盗汗、五心烦热、颧红、口干咽燥、舌红绛少津、脉数而细。此系阴虚火旺，虚火迫血运行加速所致，常见于充血性心力衰竭、糖尿病、甲亢等。

2. 主寒证 症见发热、恶寒、无汗、头身痛、鼻塞、流清涕、脉浮数，系寒邪袭表，正邪交争所致的表实寒证，如《伤寒论》云："脉浮而数者，可发汗，宜麻黄汤。"同时，里实寒证也可见数脉，症见寒战恶寒、四肢厥冷、面色苍白，系寒邪侵袭，机体鼓动正气欲驱邪，正邪交争所致。此即《景岳全书》所云："凡寒邪外感，脉必暴见紧数。"

虚寒证见心悸怔忡、胸闷气喘、面色苍白或滞暗、冷汗出、口唇紫绀、脉疾数，属心阳虚或心阳欲脱，多见于器质性心脏病或心力衰竭。

3. 主实证 数脉主实，除见于实热证、实寒证以外，还可出现于饮证。其症见胸闷、呼吸困难、心前区有压迫感、苔滑而脉数，如急性渗出性心包炎出现心包积液时，中医辨证为饮停心包证。此外，《金匮要略》中也有"脉弦数，有寒饮，冬夏难治"之说。

4. 主虚证 数脉主虚除见于虚热证、虚寒证以外，还可出现于气血两虚证和亡阴证。气血两虚证症见面白或萎黄、眩晕、倦怠乏力、精神不振、动辄心慌、肢体麻木、口唇淡白、脉数无力，如西医学之贫血。亡阴证症见面色潮红、汗热而黏如油、手足温、肌肤热、烦躁口渴、脉细数，系阴液耗竭，阳气无所依托所致。

此外，在药物、情绪作用下，可出现一过性数脉，如进食过多、饮酒、情绪激动，或食用人参、麻黄、阿托品等药物。

附：数脉示意图及脉图（图6-6，图6-7）

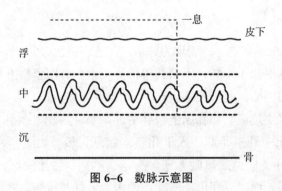

图6-6 数脉示意图

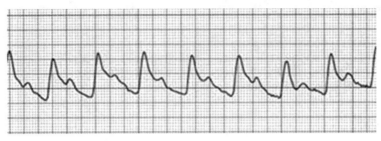

图 6-7　数脉脉图

第五节　滑　脉

【定义与脉名沿革】

滑脉是以脉搏应指圆滑、往来流利、如珠走盘为特点的脉象。滑脉是单因素脉象，只反映脉的流利程度，除此之外不含有其他条件。

《内经》最早记载了滑脉的名称，并描述了滑脉的形象。《素问·脉要精微论》曰："滑者阴气有余也。"《素问·大奇论》曰："脉至如丸滑不直手，不直手者，按之不可得也。"该条文形容滑脉脉象如丸滑，圆活流利。《脉经》形象描述了滑脉的特征。其云："滑脉往来前却，流利展转，替替然……"《脉经》还指出"与数相似"，应将滑与数进行鉴别。滑脉可呈现出脉率增快，只是由于脉流利度增加衍生的指下感觉，而数脉是以脉来急促，而无滚动之感。后世医籍对滑脉的叙述基本与《脉经》一致。

【经典描述】

《伤寒论》："翕奄沉，名曰滑，何谓也？师曰：沉为纯阴，翕为正阳，阴阳和合，故令脉滑。"

《脉经》："滑脉往来前却，流利展转，替替然，与数相似（一曰浮中如有力，一曰漉漉如欲脱）。"

《千金翼方》："滑，按之如珠子之动，名曰滑。滑，阳也。""按之如动珠子。"

《诊家枢要》："滑，不涩也，往来流利，如盘走珠，不进不退。"

《濒湖脉学》："滑脉，往来前却，流利展转，替替然如珠之应指，漉漉如欲脱。"

《诊宗三昧》："滑脉者，举之浮紧，按之滑实。"

《医学传心录》："迟而有力滑脉居。"

《诊家正眼》："滑脉替替，往来流利，盘珠之形，荷露之义。"

《中医诊断学》："往来流利，如珠走盘，应指圆滑"。

【指感标准】

1. 感觉脉率明显快于实际脉率。

2. 切脉时举按兼施，按之如盘走珠，应指圆滑，往来之间有一种回旋前进的感觉。

3. 浮、中、沉取，皆可呈现滑脉。

【脉图标准】

滑脉的基本脉图有 3 种：双峰型（由明显的主波与高振幅的重搏波构成），三峰型（由明显的主波、重搏前波、重搏波构成），四峰型（由明显的主波、重搏前波、重搏波和第四波构成）。临床上最常见的是双峰型滑脉，脉图标准如下。

1. 呈双峰波。主波高陡而狭，升支和降支斜率较大；重搏前波时间延后，叠加于降中峡附近，故不显现。

2. 脉图显示上升支直立，无转折；流入时间 0.07 ～ 0.09 秒；主波夹角 17°～ 34°，$h_1 > 9mm$。

3. 重搏波显著，重搏波波幅 $h_5 > 2mm$，位置多在下或中。

4. 重搏前波可不明显，降中峡深度增加，降中峡与主波比值 $h_4/h_1 < 0.5$。

【临床意义】

（一）滑脉的临床意义

滑脉脉位较浅，属阳中之阴。《灵枢·大奇论》记载"脉至如丸滑不直手"，首次形象描述了滑脉的脉形圆滑，脉行接连灵动顺畅。《诊家正眼》云："滑脉替替，往来流利，盘珠之形，荷露之义。"李中梓认为"盖翕，浮也，奄，忽也，谓忽焉而沉，摩写往来流利之状，极为曲至矣"，说明滑脉脉象阴阳衔接顺畅，脉搏接续流利，极有圆曲。

青壮年及孕妇可见滑脉。滑而和缓之脉为平人之常脉，多见于青壮年。张景岳曰："若平人脉滑而冲和，此是荣卫充实之佳兆。"妇人脉滑而停经，应考虑妊娠。脉过于滑大则为有病。而疾病过程中的某些滑脉提示胃气未衰，预后较好。萧通隐曰："滑脉平匀，乃得胃气之脉。"滑脉是胃气盛实的表现，所谓"有胃气则生，无胃气则死"。《素问·玉机真脏论》载"脉弱以滑，是有胃气，命曰易治"，强调弱脉虽表示病情较重，但见滑象则提示胃气未衰，正气尚可与邪气抗衡，预后良好。

滑脉主实热、食滞、痰饮诸证，亦主虚证。

《素问·脉要精微论》说："滑者阴气有余也。"痰饮、食滞皆为阴邪内盛，气实血涌，鼓动脉气，故脉滑。若邪热波及血分，血行加速，则脉象滑数相兼。张志聪说："邪入于阴，则经血沸腾，故滑也。"所以有"滑脉主实"的说法。《濒湖脉学》滑脉主病诗首句为"滑脉为阳元气衰"，体现了滑脉可见于虚证或虚实夹杂证。脉象多为滑而无力。

1. 主热证　症见高热口渴、烦躁、腹痛拒按、便秘、口苦、苔黄燥。

2. 主食滞、痰饮　症见咳喘、咯痰、眩晕、呕吐、胁痛、水肿、胸脘痞闷、嗳腐吞酸、苔厚腻。

3. 主虚证　症见形体肥胖、肢麻沉重、倦怠乏力、全身困重、舌胖、苔白腻。

（二）滑脉兼脉的临床意义

滑脉为纲领性脉象，体现了脉数的变化，与脉位、脉形、脉势等要素变化相兼，如滑脉常与浮、沉、虚、实、数、细、缓、濡、弦、紧等脉象同时出现，形成相兼脉。

脉滑而浮主宿食；脉滑而沉主痰食，胸中水气；浮紧脉主外感风热；迟滑脉主腹胀；实滑脉为胃热或积滞；洪滑脉主热痰，咳喘眩晕；滑数脉主结热，或痰火，或肠痈，或痰多；洪大滑数脉主气分热毒；弦滑脉主痰饮，或见头痛。

【脉理分析】

滑脉形成是由于有形实邪（痰、食）内滞，邪气壅盛于内，气实血涌，鼓动脉气，加之痰湿为阴液有质之物，聚于体内，可使脉管内阴液增加，血流如珠，痰湿留聚，食积饮停，皆为阴邪内盛，实邪壅盛于内，气实血涌，故脉见圆滑流利而无滞碍。火热之邪波及血分，血行加速，则脉来亦滑，但必兼数。正如《脉简补义》所说："夫滑者，阳气之盛也，其为病本多主热而有余。"

生理性滑脉则因血足脉道充盈畅利，气血充盛而调和，故脉来滑利和缓。妇女妊娠需供血养胎，血气内聚，气血充实，脉道通利，则见滑脉。

西医学认为，滑脉形成与心输血量、外周血管状态、血管组织成分及血流动力学相关。心搏排血量正常或稍增加，血流通畅，速度较快；或血液黏滞度降低，则血管弹性良好，血管内壁柔滑，致使脉搏波向外周传播及反射波向心反射传播速度加快，共振波幅度增大，脉管迅速扩张又迅速缩小的状态，而成为滑脉。

【运用举例】

滑脉是纲领脉，只以脉象的流利程度而言，不应当含有其他因素。其特点有二：一是脉行流利顺畅，二是脉形圆滑如珠。在滑脉的基础上，加之有关因素，可以构成各种滑脉类衍化脉象。《素问·平人气象论》中即有"脉滑浮而疾者，谓之新病"。历代医家对于兼脉的认识较一致，李时珍认为："浮滑风痰，沉滑食痰，滑数痰火，滑短宿食。"李中梓补充认为："滑而浮大，尿则阴痛。滑而浮散，中风瘫缓。滑而冲和，娠孕可决。"

1. 主热证　若为痰热内蕴，则脉滑数有力，宜小陷胸汤合黄连温胆汤，或给予清热化痰之药；若伴有阳明腑实证，宜加承气汤类。

2. 主痰饮、食滞　《脉诀汇辨》言："凡痰饮、呕逆、伤食等证，皆上中二焦之病，以滑为水物兼有之象也。"《伤寒论》则明确记载了食积化热，留结胃肠所致的滑数脉，临床常伴有腹胀、纳呆、嗳腐吞酸、大便干结等症，宜处以大柴胡汤、承气汤。

3. 主虚证 此时需要结合相兼脉或临床表现判断气血阴阳的盛衰。若伴有气短、乏力、脉细，为气虚夹瘀，可处以补中益气合逍遥丸；伴有心悸、面色无华等血虚夹瘀表现，可处以八珍汤合逍遥丸；若虚热内生，舌红少苔、脉数，或肺胃津亏，宜滋阴清热；若四肢不温、面色苍白、脉滑者，为阳虚夹瘀，宜温阳行水。

临床中很少单独出现滑脉，而是常与其他脉象同时出现，形成相兼脉。因此，诊断治疗时需要四诊合参，结合相兼脉进一步判断病因、病位、病性等，确定治疗方向。例如，脉沉而滑数有力，多为气机阻遏，郁火内生，进而化生痰邪，治疗时就不单化痰，而要侧重清热、透达气机。正常人脉滑而冲和，是营卫充实之象，亦属平脉。

附：滑脉示意及脉图（图6-8，图6-9）

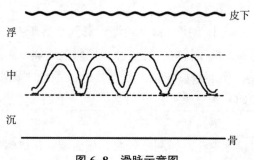

图6-8　滑脉示意图

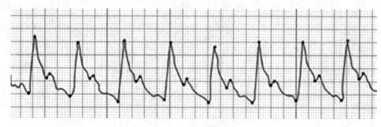

图6-9　滑脉脉图

第六节　涩　脉

【定义与脉名沿革】

涩脉是具有独立意义的单因素脉象，以指感不流利为主要特征。涩，可以理解为不流利。涩脉是以脉象流利程度而言，较正常脉象呈现不同程度的不流利感。关于涩脉的形象较难把握，历代加了很多限定词，列举了很多比喻，如对涩脉的描述有"轻刀刮竹""如水不能流""如雨沾沙""病蚕食叶""往来艰涩"等。

涩脉脉形的描述最早见于《内经》。《素问·脉要精微论》曰："涩则心痛。"《素问·平人气象论》："脉涩曰痹。"而记载涩脉名称最早的文献是《脉经》。其云："涩脉，细而迟，往来难，且散，或一止复来（一曰浮而短，一曰短而止，或曰散也）。"

涩脉的本意是往来涩滞，王冰《素问·脉要精微论》注解中云："涩者，往来不利而蹇涩也。"王叔和则云："涩脉，细而迟，往来难，且散，或一止复来。"这里提出了涩脉的5个条件，即细、迟、止、散、往来难。后世多崇此说。李时珍在细、迟、短3个条件基础上，将涩脉描述为"参伍不调"。参伍不调体现了至数不齐的特点。李时珍又云："散止依稀应指间，如雨沾沙容易散。"这是在细、迟、短、止4个条件基础上，加上了散与虚软无力。综合起来，涩脉有7个要素，即细、迟、短、止、散、虚、往来难。其后又有不少医家对此有所发挥。归纳古今医籍对涩脉的描述，历代医家对涩脉变化的特征要素有不同看法，但普遍认为涩脉的代表特征为往来蹇涩，流利度差。

【经典描述】

《脉经》："涩脉，细而迟，往来难，且散，或一止复来（一曰浮而短，一曰短而止，或曰散也）。"

《千金翼方》："按之促数浮短，如刮竹皮，轻手乃得，重手不离其处，或多入而少出"。

《诊家枢要》："涩，不滑也，虚细而往来难，三五不调。如雨沾沙，如轻刀刮竹。"

《濒湖脉学》："细而迟，往来难，短且散；或一止复来，参伍不调。如轻刀刮竹，如雨沾沙，如病蚕食叶。"

《诊宗三昧》："涩脉者，指下涩滞不前。""涩脉蹇滞，如刀刮竹，迟细而短，三象俱足。"

《医学心悟》："涩，往来滞涩也，为血少气滞。"

《张氏医通》："指下涩滞不前。"

《医碥》："涩也，与滑相反，往来黏滞者是。"

《中医诊断学》："往来艰难，如轻刀刮竹，与滑脉相反。"

【指感标准】

涩脉是常用的纲领脉，属单因素脉象，不是复合因素脉象。涩脉以往来艰涩、流利度差为主要特征。

1. 脉来涩滞不畅，指下无润滑感觉，脉搏起伏徐缓。

2. 每分钟脉搏搏动少于72次。

3. 感觉脉率明显慢于实际脉率；多数以5秒为单位计算，每单位之间脉率差大于1次。

4. 脉体较细，脉力亦不大。

【脉图标准】

1. 可呈土堡形，脉波形态不一致。

2. 主波较低，脉力较弱，主波波幅低，$h_1 < 10mm$，升支上升速度缓慢，流入时间 t_1 在 $0.09 \sim 0.16$ 秒之间，降支速度缓慢，脉图主波与重搏前波融合成圆钝的顶波，拐点不明显，主波角增宽 $28° \sim 50°$。

3. 升支常出现切迹。

4. 降中峡较低，$h_4/h_1 < 0.5$。

5. 重搏前波与重搏波不明显。

6. 脉动周期差大于 0.12 秒。

【临床意义】

（一）涩脉的临床意义

《脉经》描述脉涩者"少血多气"，《脉诀汇辨》认为涩"为血少，亦主精伤"，均指出涩脉主精亏血少。《诊家枢要》记载："浮大为涩，为宿食。"由此可见，气滞、血瘀、痰食内停、精亏血少等，均可以导致脉行艰涩不流利。另外，涩脉亦主寒湿。

1. 主气滞、血瘀　气滞血瘀，则气机不畅，血行受阻，故脉涩而有力，症见性情急躁，胸胁胀满或兼痞硬刺痛、拒按、夜间加重，妇女痛经或经闭，肌肤甲错，舌暗有瘀斑。

2. 痰食内停　痰食交结，阻滞脉道，气血运行艰涩不畅而见脉涩有力，症见腹满胀痛、便秘、泛吐黏痰、苔腻。

3. 精亏血少　精亏血少，不能濡养经脉，血脉失充，脉中气血往来不畅，故脉涩无力，症见面色苍白或萎黄、头晕眼花、唇色淡白、心悸失眠、手足发麻、男子遗精早泄、女子月经量少或闭经。

4. 主寒湿　寒湿痹阻，气血凝滞，脉络不通，故脉涩不利，症见寒湿痹痛、四肢逆冷、汗出恶寒、苔白不渴。

（二）涩脉兼脉的临床意义

涩脉为纲领脉时，只体现流利度的变化，不兼见其他要素。而临床实践中，涩脉可与脉位、脉数、脉形、脉势等要素相兼，与浮、细、迟、短、散、弱等多种脉象复合，形成相兼脉。

浮涩脉主表虚或血弱，可见于脾约证，症见大便秘、小便数；细涩脉主津涸；若脉浮涩而细，多为汗多亡阳；迟涩脉，主里证、寒证、中寒癥结；脉紧涩为寒湿痹痛；脉短涩为肺痈；脉涩而弱，为遗精，或为气衰。

【脉理分析】

涩脉产生的原因，是由于精血不足，脉道失于润养所致。而涩脉亦可由气滞血瘀导致，如《明医指掌》曰："涩者，气滞血枯也。"《脉因证治》曰："涩者，气滞乏津。"

气滞、血瘀、痰浊、食积等邪气内停，阻滞脉道，血脉被遏，以致脉气往来艰涩。此系实邪内盛，正气未衰，故脉涩而有力。若精血亏少，津液耗伤，不能充盈脉管，营血内虚，久而脉道失去濡润，血行不畅，以致脉气往来艰涩无力。

西医学认为，涩脉多与心输血量、外周血管状态及血管组织成分有关。迷走神经兴奋，引起心搏减慢，心输血量减少；周围血管收缩，外周阻力增加；或血管壁弹性减弱；或循环血量不足，血液流动减慢，均可导致出现涩脉。

【运用举例】

临床实践中发现，单纯的涩脉是少见的，一般所见涩脉是混杂细、迟、短、止等因素的复合脉象。所以，涩脉具有"似细非细""似迟非迟""似止非止"的特点，可以概括为形细、体短、行迟、力软、往来艰涩不畅。

有研究显示，临证中由于湿邪所致的涩脉概率最高。其机理是由于湿邪阻滞气机，气机郁滞，血行不畅所致。脉象可出现不流利或略涩之象，可见于风寒湿邪痹阻营分，致营血运行不畅。而在暑湿较重的南方，"太阴风湿表证"的患者也常表现出浮而不流利的脉象。

涩脉常见于心血瘀阻型的风湿性心脏病、心肌梗死、房室传导阻滞等；瘀血阻滞型的脑血管阻塞性疾病、痛经、不孕症，以及精血不足所致的白血病、贫血和慢性出血性疾病。

附：涩脉示意图及脉图（图6-10，图6-11）

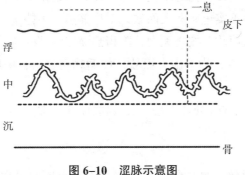

图6-10　涩脉示意图

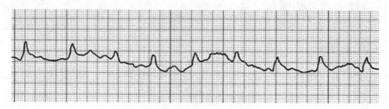

图 6-11　涩脉脉图

第七节　虚　脉

【定义与脉名沿革】

虚脉是临床常见脉象之一，是一切无力脉的总称，属复合因素脉象，体现了浮（脉位）、大（脉宽）、软（脉无力）的复合条件。虚脉的特点是举之无力，按之空豁，应指松软。

在《脉经》以前，虚脉的含义是概念性的。《灵枢·终始》云："虚者，脉大如其故，而不坚也。"虚，就是无力的意思。《脉经》明确界定了虚脉的范围，对虚脉的脉形提出具体的条件。《脉经》云："虚脉，迟大而软，按之不足，隐指豁豁然空。"这里迟、大、软、空即为虚脉的 4 个要素，后世脉学书籍大多数遵循这些条件。而对于四要素也有争议，认为并不完全合理与切乎实际，主要是虚脉不一定要具备"迟"这个条件。

【经典描述】

《脉经》："虚脉，迟大而软，按之不足，隐指豁豁然空。""脉之虚实者，脉来软者为虚，牢者为实。"

《千金翼方》："按之大而迟。"

《外科精义》："虚脉之诊，按之不足，迟大而软，轻举指下，豁然而空。"

《诊家枢要》："虚，不实也。散大而软，举指豁然，不能自固。"

《濒湖脉学》："迟大而软，按之无力，隐指豁豁然空。"

《诊宗三昧》："虚脉者，指下虚大而软，如循鸡羽之状，中取重按皆弱而少力，久按仍不乏根。"

《三指禅》："虚脉大而松，迟柔力少充，迟大而软，按之无力。"

【指感标准】

虚脉是常用的纲领脉，属复合因素脉象，不是单因素脉象，具有浮（脉位）、大（脉宽）、软（脉无力）的复合条件。由于以上条件的关系，致使虚脉中取更为不足，沉取则无的情况。虚脉与单纯的脉无力是不同的，有特定的脉象要素构成。

1. 切脉时轻按便得，应指无力，按之空虚，感觉脉跳无力。

2. 脉宽可大于正常。

3. 脉长可及三部。

【脉图标准】

1. 指压－指感趋势曲线呈无根型或低平型。

2. 当取脉压力由轻（25g）渐次增加到一定数值（50～75g）时，主波达到最高点（最佳图像），以后随取法压力继续增加（中取、沉取）而主波开始逐渐下降。主波波幅为100g力以下时最高，波群最清晰。

3. 最佳脉图后一挡脉图的幅值较前减小1/3以上。

4. 主波升支和降支斜率较小，升支角度为70°～80°，主波波幅高度小，$h_1 < 9mm$。

5. 降中峡偏低。

6. 三峰波为主，各波群图形类似于平脉。

【临床意义】

（一）虚脉的临床意义

虚脉，脉象徐而柔软，脉体单薄，按之明显无力，重按则脉形模糊。虚脉属阴脉，多为气血虚弱或五脏俱损，常见于虚证，多为气血两虚，亦可主暑邪伤阳。

1. 主虚证　阳虚、气虚则无力行血，血虚、阴虚则血不足以充于脉道，脉气鼓动乏力，故见虚脉，症见少气懒言、倦怠乏力、自汗盗汗、精神萎靡、便溏、尿频、面色苍白或萎黄、舌淡而嫩。

2. 主暑邪伤阳　暑为阳邪，易伤津耗气，气虚则不足以运血，津亏则无以养脉道，故见虚脉，症见身热、多汗、口渴喜饮、心烦、倦怠、头晕、呕恶，甚则突然昏仆、不省人事、大汗、手足逆冷。

人体因生理状态、季节的不同也会出现虚脉，如体虚之人，其脉多虚；因时令不同，夏季暑热多虚脉，可归为生理性虚脉。

（二）虚脉兼脉的临床意义

虚脉为复合因素的脉象，与脉位、脉形、脉数、脉势等因素结合，可构成各种虚脉衍化脉象。

虚浮脉主风、气弱；虚沉脉主命门火衰；虚缓脉或虚滑脉为预后差的征象；虚迟脉主虚寒；虚数脉主阴亏水涸；若脉虚涩，主精血亏虚。

【脉理分析】

虚脉与气血不足有关，气虚无力运行血液，搏击力弱，故脉来无力；同时气虚不敛则脉管松弛，按之空豁；血虚不足以充养脉气，则脉细松软而大。若气虚不敛脉道，脉道迟缓，血行怠慢，可见迟象。久病阴血亏损，气不充养脉道，则孤阳浮越，外有余而内不足，则脉形大而松软，或兼迟象。

西医学认为，虚脉多与心输血量、外周血管状态和循环血量有关。心脏搏动减弱，心输血量减少，周围血管扩张；或循环血量不足，血压降低，均会引发虚脉。

【运用举例】

虚脉属纲领性脉象，无论脉象大、小、浮、沉、弦或滑，凡脉象中脉形变弱、变小，按之无力者，皆属虚脉范畴。脉象细、小属虚，而脉象浮、大、弦、涩而按之无力者，亦为虚脉。

虚脉以寸部显著者为肺气虚，关部显著者为肝气虚或脾气虚，尺部显著者为肾气虚，若三部脉皆虚象显著，则为五脏之气俱虚。

辨证时虚脉一般多主气血亏损，阴阳不足，临床中厥冷、虚劳、遗精、盗汗、肺痿等出现虚脉的时候较多。《伤寒论》云："伤寒五六日，不结胸，腹濡脉虚复厥者，不可下，此亡血，下之死。"此为血虚致厥。

虚脉在判别推测疾病的预后方面，也有举足轻重的作用。《金匮要略》云："久咳数岁，其脉弱者可治，实大数者死；其脉虚者必苦冒。其人本有支饮在胸中故也，治属饮家。"久咳正气已虚，若见实大而数的脉象，则邪盛正衰，预后不良；若见弱脉、虚脉，则正虽虚而邪亦衰，虽因饮邪引起昏眩病，但是可治，预后良好。

附：虚脉示意图及脉图（图6-12，图6-13）

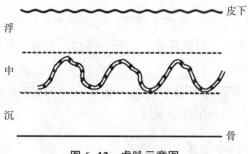

图6-12　虚脉示意图

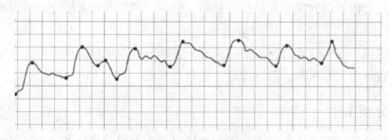

图6-13　虚脉脉图

第八节　实　脉

【定义与脉名沿革】

实脉是一种充盈度极高、有力、端直和较沉的实证脉象。实脉长大，搏指有力，浮、中、沉三候皆然，以"大而长微强"为主要构成条件。一般两手六部脉均实大，称为六阳脉。现代指心脏泵力增大，心输出量增加，外周阻力加大，中枢神经和神经干的早期压迫而出现的长、大、弦而有力之脉。

《脉经》以前，实脉与虚脉一样也是概念性的脉象，主要指脉力的大小。《素问·玉机真脏论》载"脉实以坚，谓之益甚"，即脉充实有力；《脉经》载"实脉，大而长，微强，按之隐指愊愊然"，言实脉的脉形大、长。

李时珍曰："浮沉皆得，脉大而长，微弦，应指愊愊然。"实脉的脉位可浮、可沉。吴鹤皋曰："中取之、沉取之，脉来皆有力，曰实。"有些实脉并不很典型，或浮取时不著，而中取、沉取时大而有力；或脉大而有力并不长；或浮、中、沉皆有力，但不甚大。凡此皆可称为实脉。所以，实脉的主要特征是大而有力，至于浮与长，不是主要特征。

【经典描述】

《脉经》："实脉，大而长，微强，按之隐指愊愊然。"

《脉诀》："实者阳也。指下寻之不绝，举之有余。"

《脉诀指掌病式图说》："实者，举按有力，不疾不迟。"

《诊家枢要》："按之不绝，愊愊而长，动而有力，不疾不迟。"

《濒湖脉学》："浮沉皆得，脉大而长，微弦，应指愊愊然。"

《脉语》："中取之、沉取之，脉来皆有力，曰实。"

《诊家正眼》："实脉有力，长大而坚，应指愊愊，三候皆然。"

《脉说》："实脉大而长，微强，按之隐指愊愊然，中取、沉取皆有力者是也。"

【指感标准】

实脉是常用的纲领脉，属复合因素脉象，不是单因素脉象。实脉综合了宽大、充实、有力三方面的复合条件。

1.切脉时浮取、中取、沉取皆有力，或中取、沉取有力。

2.脉体宽大，其势来盛去亦盛，感觉脉跳有力。

3.寸、关、尺均有明显的脉搏跳动。

【脉图标准】

1. 指压 – 指感趋势曲线呈高大满实型。
2. 脉压力浮取、中取和沉取时，主波均明显高大。
3. 脉波周期 0.6 ～ 1 秒，各个脉波周期之间相差小于 0.12 秒。
4. 脉图大波波峰高大、增宽，主波波幅 $h_1 > 22mm$。
5. 降中峡位置超过 1/2 ～ 3/4 主波高度。
6. 大多数为三峰波，各波群图形类似于平脉。

【临床意义】

（一）实脉的临床意义

1. 生理情况　实脉见于正常人，必兼和缓之象，为气血壅盛，脉道充盈，鼓搏力强所致。若两手六脉均实大而无病者，称为六阳脉，是气血旺盛的表现。常人也可因体格壮实或因兴奋、饮酒、喝浓茶后而见实脉。

2. 病理情况　古代医籍对实脉的临床意义论述颇多，对现代临床也有指导意义。《素问·通评虚实论》曰："邪气盛则实。"《伤寒论》曰："患者烦热……日晡所发热者，属阳明也，脉实者，宜下之。"《景岳全书》曰："里邪实者，沉实有力，因饮食七情，内伤于脏，为胀满，为闭结。"《脉学正义》曰："实主火热有余之证，或发狂谵语，或阳毒便结，或咽肿舌强，或脾热中满，或腰腹壅痛……"《濒湖脉学》曰："实脉为阳火郁成，发狂谵语吐频频，或为阳毒或伤食，大便不通或气疼。"《诊宗三昧》曰："若泄而脱血，及新产骤虚，久病虚羸，而得实大之脉，良不易治也。"

（1）实热证：因阳气有余，内热郁结，正邪相搏所致。外感热病，无论在表证阶段或在里证阶段，都可以见实脉。如三焦热蕴，实热内结，或痈疽疮疡、癫狂因于痰火热毒熏蒸，均可见实脉。火热证时，脉象的特点是实而躁动、坚硬，无和缓之象。

（2）癥瘕积聚、痰饮、食滞、血瘀等实证在正气未虚时，皆可有实脉。寒邪壅实者，其脉沉弦、坚实有力。

（3）久病虚证见实脉，是脉证相反的反常脉象。久病之人，正气虚衰，脉当虚弱，若脉反实，是邪气盛，正虚邪盛，往往为孤阳外脱的先兆，多难治，预后不良。但此种情况必须结合其他症状加以辨别。

实脉有真假之辨，必参之以症，如见真实热脉，必久按不衰，症必见声音洪亮、面赤、舌红苔黄而燥、口渴饮冷。假实脉则声、色、舌症不相应，重按不减为真实证；浮取实大，重按有空虚感者为假实证。张景岳曰："实脉有真假，真实者易治，假实者易误，故必问其所因，而兼察形症……"

现代临床上实脉多见于感染性疾病、传染性疾病、中毒性疾病，也常见消化不良，泌尿、生殖系统感染等疾病，还可见于椎间盘突出症、脑中风等。

（二）实脉兼脉的临床意义

《诊家正眼》曰："实而且紧，寒积稽留。实而且滑，痰凝为祟。"《脉理求真》曰："实为中外壅满之象，其在外感而见脉实而浮，则有头痛、发热、恶寒、鼻塞、头肿、肢体疼痛、痈毒等症可察；脉实而沉，则有腹满硬痛等症可察。内伤脉实洪滑，则有诸火、潮热、癥瘕、血瘀、痰饮、腹痛、喘逆等症可察；脉实沉弦，则有诸寒壅滞等症可察。"

表邪盛者，脉实兼浮大有力；里邪盛者，脉实兼沉而有力；火邪盛者，脉实兼洪滑有力；寒邪盛者，脉实兼沉紧有力。

现代临床研究表明，实洪脉多见于中毒性脑病、中毒性精神障碍。实数脉多见于感染性疾病的发热期，如各种传染性疾病、流行性疾病、猩红热、斑疹伤寒、流行性出血热等，或者感染性精神障碍者。实涩脉多见感染性疾病导致的微血管障碍，病多危重。实紧脉多见于消化不良、腰腿酸痛等。实迟脉多见于肠伤寒、阿米巴肠病等。实缓脉多见于各种肿痛、肿瘤、梗阻性病变。实弦脉多见于脑炎、脑膜炎、败血症、破伤风、狂犬病、脑型疟疾、肺炎、小儿肺炎等。

【脉理分析】

实脉是在邪气亢盛而正气不虚的病理条件下，邪正相搏，气血壅盛，脉管内充盈度较高，脉管呈紧张状态，故脉来充实有力。

1. 血脉充盈度高　血脉充盈度高是由血脉中气盛、血盛所形成的。当邪气侵入人体后，正气与邪气相争，血脉中气血增多，从而血脉充盈度增高。

若脉管的弹性差或血脉呈紧束状态时，在气盛的条件下，扩张的功能受到限制，脉搏波的高度不达，因推动力较强，所剩余的能量迫使血脉变直、变长，同时由于人体气盛，推动力强，血脉内向脉管四周的压力增大，脉管的紧束状态使其阻力也增大，脉内气血的密度增高，使血脉的充盈度大增，在诊脉时则有坚实的感觉。

燥热伤津、饮食劳倦都可使血液黏稠度增高，血脉内充盈度高，亦是形成实脉的主要原因。

2. 血管紧束　燥热生风、风痰、寒邪等因素均可导致脉管紧束，是形成实脉的关键原因。如果血脉不紧束，在气血充盛的情况下，一般形成洪脉、大脉，而不会形成具有弦长特点的实脉。弦长是实脉的重要组成部分。

实脉所主的病症为实证，实证即正气不衰，正气与邪气相争，脏腑之气或元气都为有余状态，均超过正常，故脉力超常。有力的脉象都是中取和沉取时最明显。沉取时医者三指下按，对血脉的压力最大，如果是虚弱无力的脉象，可因重压而无脉，有力的脉象则重压而反明显，这是判断脉力的重要方法。

【运用举例】

有关实脉的主病和病例大都与阳明实热证、肝火亢盛证有关，是实脉主病的重点。

阳明腑实证，即《伤寒论》所载"胃家实是也"。"胃家实"是肠道梗阻，燥结不通的病症，属于急腹症，发病急，腹痛，呕吐，不大便，严重者可引起发热、谵语、神昏或如狂等症，舌苔黄燥，脉沉实有力。正如张山雷所说："实主火热有余之证，或发狂谵语，或阳毒便结……或腰腹壅痛。"病属急症，正气不衰，气盛、血盛，病在里，故脉沉实有力。

因过饱，或因运化失常而食滞中焦，宿食停聚于胃，则呕恶嗳气、脘胀不舒；结滞于肠，化热、化燥，腑气不通，故腹满、疼痛、拒按、便闭、苔厚、脉实。《素问·脉要精微论》曰："胃脉实则胀。"张景岳说："里邪实者，沉实有力，因饮食七情，内伤于脏，为胀满，为闭结。"食滞中焦，邪气积聚，正气不衰，二者相争，则气盛、血盛，形成脉来有力、脉形大、充盈度高的实脉。病在里，故脉沉，形成实而沉的脉象。

脏无他病，仅便秘一症，病情轻者，脉无变化，病情较重者可见实脉。如肝火亢盛、肝气郁结者，可见大便秘结，脉实微弦。脏无他病，气盛血盛，本来脉就有力而大，饱满充实，已形成实脉的基础。肝气不疏，肝火亢盛，可使血脉呈紧束状态而见弦脉，气盛、血盛、肝火、肝郁相互作用形成了脉大、有力、充实、较直、较长的脉象，综合为一体，形成了一种脉象，即实脉。其病在下焦、在里，故为沉而实的脉象。

附：实脉示意图及脉图（图 6-14，图 6-15）

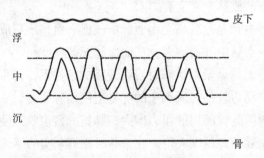

图 6-14　实脉示意图

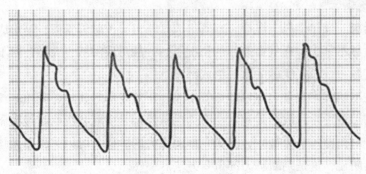

图 6-15　实脉脉图

第九节 长 脉

【定义与脉名沿革】

长脉为脉体超过正常的寸、关、尺三部位置，首尾端直的脉象。若脉来和缓均匀，为平脉；若脉来长而弦硬，为病脉。长脉脉动应指的范围超过寸、关、尺三部，脉体较长。《难经·三难》曰："遂上鱼为溢……遂入尺为覆。"即向前超逾寸部至鱼际者，称为溢脉；向后超逾尺部者，又称履脉。长脉脉名首见于《内经》，历代医家对长脉的临床意义虽有生理性与病理性之分，但对其脉象形态并无争议。

【经典描述】

《素问·脉要精微论》："长则气治。"

《脉诀》："长者，阳也，指下寻之，三关如持竿之状，举之有余曰长，过于本位亦曰长。"

《诊家枢要》："长，不短也，指下有余，而过于本位。"

《诊家正眼》："长脉迢迢，首尾俱端，直上直下，如循长竿。"

《脉诀刊误》："心脉搏坚而长，病舌卷不能言，至肾脉搏坚而长，病折腰。此六脉者非以长为病，以搏坚相合而病也。"

《脉诀指掌》："（长）与人迎相应，微则邪自愈；与气口相应，则脏气平治。"

【指感标准】

长脉为单因素脉象，脉的搏动范围长。

1. 脉动应指的范围超过寸、关、尺三部，脉形基本一致。

2. 切脉时应运用循法，沿脉管轴向部位轻轻循抚，脉动超逾三部。

【脉图标准】

1. 在中取（100～130g）压力下，寸、关、尺三部最佳脉图波形形似，主波波幅接近。

2. 在尺外 2cm 处或寸外鱼际处可测得与尺部或寸部相似的脉图波形，其最佳脉图的主波波幅与尺部或寸部的最佳脉图的主波波幅接近。

【临床意义】

（一）长脉的临床意义

1. 生理情况 《素问·脉要精微论》曰："长则气治。"治者，盛满、调平之意。正常人气血旺盛，精气盛满，脉气盈余，故搏击之势过于本位，可见到长而柔和之脉，为强壮之象征。老年人若两尺脉长而滑实，多长寿。

春脉可长，以春为阳气升发之时，气张而脉长。肝应于春时，肝之常脉可长。长而和缓，即含春生之气，而为健旺之征。

躯体高大，脉体相对长，躯体矮小，脉体相对短；体格强壮，脉势相对强，体格弱，则脉势相对弱；特殊解剖学意义的脉长临床意义不大；人体消瘦情况下脉道外显，脉体也长。所谓阴虚骨蒸、相火之脉长，多是人体消瘦情况下的脉道外显。

西医学认为，脉长的实质是心搏力有余、微循环阻力不够、循环血量有过、人体代谢增强等因素所致。另一方面，脉势的强弱和长短对脉道又有直接的鼓动作用。只要人体脉势的长短与强弱发生改变，人体的脉道也发生相应的改变，脉势长与强则脉道也长，脉力也强。同样，尺脉的脉力强及长在生理状态下，人体的四肢有力，肠道及生殖功能良好，精力也充沛。

2. 病理情况

（1）实热证：肠胃积热、三焦热结、燥热烦渴等阳热盛，则激荡气血，搏击于脉而脉长。《濒湖脉学》（长脉主病诗）曰："……即是阳明热势深。"《四诊抉微》曰："长主有余，气逆火盛。"《诊家正眼》曰："长而硬满，即属火亢之形，而为疾病之应也。"

（2）癫痫：阳明热盛，脉来长洪有力，则发为癫痫。《脉经》曰："浮洪大长者，风眩癫疾。"《濒湖脉学》（长脉主病诗）曰："若非阳毒癫痫病……"

（3）实寒内结、虚寒败象，均可以出现长脉。例如，由于实寒引起的奔豚、疝气，症见少腹痛急、气逆上窜者，多见长弦之脉象。若形寒怕冷、全身乏力、苔白、脉沉弦长者，为虚寒败象。正如《脉义简摩》所说："又有形体通长，而其势急缓，应指无力，全无精神，此为肝脾并至，虚寒之败象也。"

西医学认为，脉体的长多见于高血压病、心脑血管疾病、代谢性疾病、感染性疾病、精神病或传染性疾病及下肢神经的压迫性病变。

（二）长脉兼脉的临床意义

浮长为外感，阳气亢盛；洪长有力，为阳毒内壅；长而滑者，为痰热壅盛；长而弦者，为肝病胁满；长而牢者，为积聚腹痛。

现代临床研究表明，浮长脉常见于感染性疾病的中后期，也见于高血压病、肝炎、胆道疾患、感染性精神障碍等。沉长脉常见于慢性肝炎、慢性胆囊炎、慢性胃肠疾病等。长洪脉多见于感染性精神病、感染性疾病，以及老年性高血压、心室肥大等。弦长脉多见于高血压病、血管硬化、急性白血病、周围神经炎、心脑血管疾病、精神分裂症等。长紧脉多见于急腹症、腹痛、肝病等。长缓脉多见于慢性胃肠疾病、下肢骨关节疾病等。长数脉多见于感染性疾病的内热症状。长滑脉多见于长期嗜酒或慢性消耗性疾病等。长涩脉常见于感染性疾病的中后期，也见于高血压病、肝炎、胆道疾患、感染性精神障碍等。长濡脉多见于肠道疾病。

总之，长脉兼浮、洪、数、弦、紧，多见于感染性疾病；兼滑、濡、涩、缓、紧，多见于肠道和下肢疾病等。

【脉理分析】

长脉脉搏的搏动范围显示较长，超过寸、关、尺三部，首尾端直，如循长竿。肝火亢盛、气盛、血盛是形成长脉的主要原因，气机通畅是形成正常长脉的基础。若阳亢、热盛、痰火内蕴，正气不衰，使气血壅盛，脉管充实而致脉搏搏动长，超过寸尺，如循长竿之状。

气盛、血盛、肝气偏盛，则脉力较强，故见脉来有力。气盛又使脉形较大，即脉峰较高，脉底较宽，脉体较粗，如洪大脉。如果血脉有轻度的收缩，血脉的扩张受到一定的限制，此时脉峰的高度降低而脉底则拉得更宽，底外角角度变小，脉波变得较平，向寸、尺两端延长，脉力仍不变，这样就形成长脉。

【运用举例】

血脉轻度收缩，可见于肝火亢盛者，或肝风内动的轻证。如果仅为肝火偏盛的体质，血脉只有轻微收缩，此时，脉形除长以外，仍保持"缓和"的基本特点，即为正常的长脉。《濒湖脉学》说："长脉不大不小，迢迢自若，如揭长竿末梢为平；如引绳，如循长竿，为病。"

正常的长脉也反映了肝火偏盛，其脉比正常标准的脉力较强、长度较长，虽不为病，但潜藏着肝火亢盛，肝阳上亢的病机，一旦有诱因作用，则易发肝风之证。壮年人见长脉当戒烟、戒酒，少食甘肥，不多生气。

1.气血较盛和气机通畅是气血能够向体表输布，并能使脉力较强和长度较长的基础，二者缺一均不能形成长脉。在此基础上，凡是可引起血脉轻度收缩、拘急者，或合并血管轻度硬化者，均可形成长脉。

2.疼痛发生在胞宫、少腹、两胁、乳房、头部颠顶等肝经部位，因引起血脉轻度的紧束而在气盛、血盛时，则形成长脉。其脉多长而紧，脉率较快，其痛多有灼痛感。《脉经》曰："肝病其色青，手足拘急，胁下苦满，或时眩冒，其脉弦长，此为可治。"《素问·脉要精微论》曰："肝脉搏坚而长，色不青，当病坠，若搏，因血在胁下，令人喘逆。"搏坚而长即弦长脉，瘀血在胁下，则疼痛，影响膈肌的升降，故令人喘逆，可清泻肝火，活血化瘀，用当归龙荟丸。

3.气血偏盛，痰浊阻滞，可导致癫痫发作，出现面色青、肌肉抽搐痉挛。此时血脉亦同样为紧束、收引的状态，故形成长脉，可用祛痰镇静法。

正常人气血旺盛，精气盛满，脉气充盈有余，故搏击之势过于本位，可见柔和之长脉，为强壮之征象。老年人两尺脉长而滑实，多长寿。《素问·脉要精微论》说："长则气治。"说明长脉亦是气血充盛，气机条畅的反映。

附：长脉示意图（图6-16）

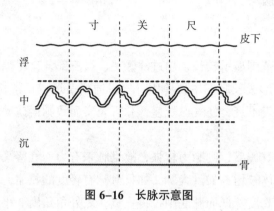

图6-16　长脉示意图

第十节　短　脉

【定义与脉名沿革】

短脉是脉体不足正常的寸、关、尺三部位置，一般唯关部应指明显的脉象。短脉在《内经》中已有记载。其脉象特点为脉动应指，首尾俱短，不足寸、关、尺三部。历代医家对于长脉虽有生理性与病理性之分，但对其脉象形态并无争议。

【经典描述】

《素问·脉要精微论》："夫脉者……短则气病……"

《脉经》："应指而回，不能满部。"

《脉诀刊误》："寸口尺中皆退缩，附近关中见一半，如龟缩头曳尾之状，以其阴阳不及。"

《诊家枢要》："两头无，中间有，不及本位。"

《四诊抉微》："短脉涩小，首尾俱俯，中间突起，不能满布。"

《脉诀汇辨》："短脉涩小，首尾俱俯；中间突起，不能满部。"

《濒湖脉学》："不及本位，应指而回，不能满部。""两头缩缩名为短。"

【指感标准】

1.脉动应指的范围不及寸、关、尺三部，但见于寸、关、尺某一部，一般多见寸、尺短缩，而关部显现。

2.切脉时，应运用循法，沿脉管轴向部位轻轻循抚，上下循取，一般多见寸、尺短

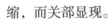

缩，而关部显现。

【脉图标准】

1. 最佳取脉点（最佳脉图）一般在关部，少量可只见于寸部或尺部。

2. 若最佳取脉点（最佳脉图）在关部，那么在关部最佳脉图的取脉压力下，关外或关内测得的脉图的主波波幅明显小于关部的最佳脉图的主波波幅，且脉图波形有歧变。若最佳取脉点（最佳脉图）在寸部或尺部，其他部位有上述类似表现。

【临床意义】

（一）短脉的临床意义

1. 生理情况　秋之常脉浮而短涩。肺与秋相应，肺之平脉亦浮而短涩。秋气敛肃，人亦应之，营卫之阳气应时开始内敛，不能充分充盈鼓荡血脉，故脉见短。此乃平脉。

2. 病理情况

（1）气虚：短脉多见于慢性虚弱性疾病，尤其是阳虚和气虚者更为多见。气虚者，既无力鼓荡血脉，又无力帅血以充盈血脉，致脉短。其短，乃因虚所致，故必短而无力。《伤寒论》曰："发汗多，若重发汗者，亡其阳，谵语，脉短者死，脉自和者不死。"此即阳虚而短。《四诊抉微》曰："短主不及，为气虚证……短在左关，肝气有伤，左尺得短，少腹必痛，右寸短者，肺虚头疼。"此即气虚而短。

（2）气郁：导致气郁的原因，可因七情所伤，亦可因于痰饮、食积、瘀血、火郁等邪气壅遏，阻滞气机，可致脉短。其短，乃因邪实气郁所作，必短而有力，兼有不肯宁静之感。杨仁斋云："短脉，无力为气虚，有力为壅，阳气伏郁不伸之象。"

（3）气滞：如肝郁痞痛、气滞腹痛等，有时可以出现短脉。《濒湖脉学》曰："浮为血涩沉为痞，寸主头疼尺腹痛。"《诊宗三昧》曰："良由胃气厄塞，不能调畅百脉，或因痰气、食积阻碍气道，所以脉见短涩促结之状。"《诊家枢要》曰："短，不长也……气不足以前导其血也。为阴中伏阳，为三焦气壅，为宿食不消。"

现代临床研究表明，短脉多见于各种心脏疾病、电解质紊乱、脑供血不足、腰椎间盘突出症、慢性结肠炎、不孕症、闭经等疾病。

（二）短脉兼脉的临床意义

短而迟为寒积，短而涩为血少。朱云锋说："短而有力为气郁，短而无力为气损。"气虚血少为短脉的病机。若短脉单独出现，气虚无疑。因阳气不足，不能条畅血行，则气不充于脉，虽搏动有力，但却不能满部，有短促之象。气虚则血少，血少则脉不充，则脉浮短，临床上出现心神不定，或兼头痛；若肝气有伤，脾气有损，则脉沉短，临床上出现胸膈痞满、精神抑郁。

李时珍说"短而滑数酒伤神",意思是说,酒醉之后,脉可见短。酒虽能行气活血,但过量饮酒,也会伤害身体,特别是对肝脏的影响很大,饮酒过量还会伤神乱性。酒味苦、辛、甘,性温,有毒,归于心、肝、胃、肺经,有通血脉、御寒气、行药势的功效;过量饮酒,酒毒入胃,湿热内盛,则脉象呈现短而兼流利,且一息六至。

现代临床研究认为,浮短脉见于外耳、心肌、脑、肺部、肠道的病毒性、感染性疾病等。沉短脉见于心脑血管、肺、气管、支气管、消化、肾上腺皮质、慢性疾病。短迟脉多见于消化系统疾病。短数脉多见于心肺功能的不足。短滑脉多见于酒精性神经性病变。短涩脉多见于贫血、血淤性疾病。浊短脉多见于冠心病。短结脉多见于缺血性心脏病等。短促脉多见于缺血性心肌病及各种心脏病。短代脉多见于缺血性心律失常,病情多危重。

【脉理分析】

心气亏虚,无力鼓动血行,则气血不仅难以达于四末,亦不能充盈脉道,致使寸口脉搏短小且无力。

中医学认为,痰食积滞,或气滞血瘀,阻滞脉道,脉气郁郁不伸,故见脉体短缩。气虚不足,血行鼓动无力,也见脉体短缩。

西医学认为,心脏泵力下降,血流缓慢,血容量不足或失液过多,致血液浓缩,有效循环量降低,血流涩滞,脉搏的起落均显著减慢,而见短脉。

【运用举例】

1. 气虚 短脉多见于慢性虚弱性疾病,尤其是阳虚和气虚者更为多见。气虚推动无力,全身气血的供给不足,导致脉率增快,脉部短小,脉搏的活动周期缩短,形成脉力不足和尺、寸脉细小而短的短脉。

2. 气郁 气机郁结,气血向体表输布障碍,使血脉扩张受限而脉位变沉,脉形细小而短,形成短脉。气郁为实证,故脉来有力。由于气血向外输布受限,故可见舌质发青,面、唇也呈青色,严重者可发为气闭,气厥不知人,四肢厥冷,脉沉伏或无脉。

3. 食滞 暴饮暴食,食滞胃脘,不能腐熟消化,形成宿食。宿食停聚,压迫胃之大络,宗气输布受阻,导致心气结滞而形成短脉或兼涩、结、代。胃之大络,名叫虚里,是一条起于胃,上膈入肺,由肺到心以至尖部。这条络脉把水谷之精气输布到肺,与肺中的天地之精气相结合而生化成宗气。生化成的宗气,其中一部分由肺输送到心脏,心气充足,心脏才能均匀有节奏地有力搏动,形成脉搏。如果在这条络脉的任何部位发生压迫、阻遏,心中的宗气就会中断供应,形成心气虚,心气不足则形成短脉,或兼有涩脉。阻遏的程度越严重,短脉及涩脉就更明显,甚则出现结脉。《诊宗三昧》说:"胃气阻塞,不能调畅百脉,或因痰气食积,阻碍气道,所以脉见短、涩、促、结之状。"

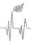

附：短脉示意图（图6-17）

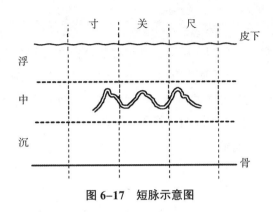

图6-17　短脉示意图

第十一节　洪　脉

【定义与脉名沿革】

洪脉是脉体宽大、搏指有力的一种脉象，古称"钩脉"，亦称洪大脉。《内经》认为洪脉是夏季的季节脉，称为"钩"。《素问·玉机真脏论》云："夏脉如钩……其气来盛去衰，故曰钩。"来盛，指脉来搏起之时，其血流势如洪波涌起；去衰者，当脉回落之时，脉势皆衰。洪脉亦代表"心脉"的脉象。《素问·平人气象论》云："夫平心脉来，累累如连珠，如循琅玕，曰心平……病心脉来……其中微曲，曰心病，死心脉来，前曲后居，如操带钩，曰心死。"记载洪脉名称的文献，首见于《伤寒论》。其云："服桂枝汤，大汗出，脉洪大者，与桂枝汤……"

【经典描述】

《脉经》："洪脉，极大在指下。"

《千金翼方》："按之浮大，在指下而满。"

《诊家枢要》："大而实也，举按有余，来至大而去且长，腾上满指。"

《濒湖脉学》："脉来洪盛去还衰，满指滔滔应夏时"；"指下极大，来盛去衰，来大去长。""拍拍而浮是洪脉，来时虽盛去悠悠。"

《脉语》："洪，犹洪水之洪，脉来大而鼓也。若不鼓，则脉形虽阔大，不足以言洪，加江河之大，若无波涛汹涌，不得谓之洪。"

《景岳全书》："洪脉，大而实也，举按皆有余。"

《脉学阐微》："洪脉如波涛汹涌，来盛去衰，脉如洪水之洪，大而且数，上涌有力。"

《脉诀刊误》："极大在指下，来大去长而满指。"

《四诊抉微》: "脉洪极大，状如洪水，来盛去衰，滔滔满指。"

【指感标准】

洪脉为具有独立意义的单因素脉象，其特征是脉体宽大。在实际切脉中，洪脉除了表现为脉体宽大之外，还表现为搏指有力，轻取便得，中按宽大有力，重按脉力稍减等。

1. 切脉时轻按使得，中按宽大有力、大起大落，重按脉力稍减。

2. 脉来上搏时有力，脉去下降时应指无力，故有腾上满指、来盛去衰之势。

3. 脉宽大于正常，脉长超逾三部。

4. 起伏明显、滑利。

【脉图标准】

1. 指压 – 指感趋势曲线呈渐降型脉图。

2. 主波波幅明显增高，常大于正常脉，$h_1 > 26mm$。

3. 上升支陡直，上升时间等于或小于正常脉。

4. 主波角多在 20°以下；降支下降速度快。

5. 重搏前波较高大，重搏前波与主波波幅比值 $h_3/h_1 < 0.3$。

6. 以浮取或中取为最佳脉图。

【临床意义】

（一）洪脉的临床意义

1. 生理情况 洪脉为阳脉，在时应夏，在脏应心。夏令阳气亢盛，肤表开泄，气血向外，故脉象稍现洪大，为夏令之平脉。心主火，与夏相应，故心脉为洪。

2. 病理情况

（1）邪热亢盛：外邪入里化热，或五志化火，或痰、湿、食积、瘀血蕴而化热。热盛蒸迫气血，脉流迫疾，鼓击血脉而脉洪，症见壮热、烦渴、大汗，或出血、疮疡等。外感病现洪脉，多为热邪炽盛，深入阳明之候。伤寒阳明经证及温病气分阶段，多能见到洪脉，脉多右大于左。在治疗上应当清凉泄热，重用清热解毒之剂，以白虎汤清解气分之热毒，重用石膏。

（2）阴津大伤：阴虚不能内守，阳气浮于外而脉洪，或阴竭于下，阳越于上，阳脉洪大，阴脉沉细。阴虚阳浮者，舌当光绛无苔。洪大无力，此系不及，多因心气虚乏，或为阴虚所致。久病虚弱如见洪脉当防病情突变，此时脉浮取盛大而沉取无根，为阴损阳散之危重证候；或脉见躁疾，此为阴精耗竭，孤阳将欲外越之兆，即所谓的虚证见实脉，临床较为罕见。

此外，因为洪与大常相兼，以"洪大"之名出现，故一些大脉病理也常用洪脉解释。总之，若洪大有力，此为太过，多由营络大热，血气燔灼，心气有余，必见壮热、烦躁、口渴、吐血、疮病，以及暑热汗泄诸疾。

西医学认为，洪脉必须是在机体抵抗力尚好的前提下方可出现，是机体的一种亢奋状态，常见各种传染性疾病、严重的感染性疾病，也可见于心脏瓣膜病、先天性心脏病、甲亢、脱水及电解质紊乱。在饮酒或夏天炎热等情况下，亦可出现洪脉。

（三）洪脉兼脉的临床意义

浮洪有力为表热实证；浮洪无力为虚火；沉洪有力为实火；洪大为气盛火亢；浮洪而长为风眩癫狂，为痛疽，或肺热喘急；洪紧为胸胀，便难下血；洪滑为热痰。

现代临床研究认为，洪长脉多见于高热、传染性疾病、感染性疾病等；洪滑脉多见于上呼吸道感染，气管、支气管炎，心脑血管疾病，感染性疾病等；洪弦脉多见于部分感染性疾病及心脑血管疾病；洪数脉多见于早期感染性疾病；实洪脉多见于早期传染性疾病及精神病患者等。洪紧脉多见于化脓性感染患者及肺、支气管感染患者；洪代脉多见于感染合并心脏病患者。

【脉理分析】

洪脉多见于外感热病的中期，即阳明（气分）热盛证。此时邪热亢盛，充斥内外，且正气不衰而奋起抗邪，邪正剧烈交争，气盛血涌，脉管扩大，故脉大充实有力。

由于脉管内的血流量增加，且充实有力，来时具有浮、大、强的特点，如波峰高大陡峻的波涛，汹涌盛满。充实有力即所谓"来盛"；脉去如落下之波涛，较来时势缓力弱，即所谓"去衰"。其脉势较正常脉为甚。

西医学认为，在机体抵抗力尚强的前提下，各种致病因子导致的心功能亢盛状态下的心脏每搏输出量增大，脉压差增大，或者外周血管阻力降低，血流速度加快，或者脉管管径增大，均可出现洪脉。

【运用举例】

1. 洪脉为夏季的常脉　夏季气候炎热，心气旺盛，血液循环速度稍快，脉中气血较盛，反映在脉象上则脉形稍粗大，在诊脉时微微感到钩脉的出现。这是一种正常脉象，故曰平脉。

在夏季应见钩脉而反见石脉，是由于心气不足所致，心气不足。石脉应出现在冬季，石脉即沉脉，是肾之脉，夏季见石脉到了冬季，就会受到冬季水的克制，病就很容易发生了；如果夏天见到明显的石脉，说明心气已明显不足，无需到冬季才发病，当即就要发病了。

2. 洪脉主心气和心病　洪脉的变化可反映心气平和充沛，或心气亢盛，或心气虚损、心气衰竭的病理变化。

（1）微洪脉：反映心气充沛平和。春夏之季脉微洪是心气充沛的脉象，心气健壮者多见之。如果秋冬季节或在寒冷的季节和环境中见微洪脉是心火偏盛的预兆。

（2）洪数脉或洪滑脉：心热证或心火亢盛证，可见洪数脉，湿热郁阻心脉时可见洪滑脉。

（3）洪弦脉：洪而弦多见心血管硬化的心脏病，或见于高血压病。如果高血压患者突然出现洪弦脉，气血上逆的表现，有形成脑栓塞或出血的风险，应提高警惕。

（4）"前曲后居"之洪脉：《素问·平人气象论》说："病心脉来，喘喘连属，其中微曲曰心病。死心脉来，前曲后居，如操带钩曰心死。""前曲"是指脉来盛去衰，"前曲"即为钩。"后居"是指去有止歇之意、停止之感。来盛去止是心气由极盛而很快转变为衰竭的脉象。"心死"，即指心气衰竭。

3. 阳胜 是指没有发热而仅为功能亢进的一种病理状态。当心功能亢进，血液循环加快，血液循环量增加，则形成洪脉。肝火亢盛者为洪弦脉；心火亢盛者为洪数脉；胃火亢盛者为洪大脉，肺火亢盛者为洪浮脉。

4. 热盛 热盛是指人体感受六淫、疠气等外邪而机体产热太多，体温持续升高的病理变化，是发热过程的持续期，《伤寒论》为阳明经证期，温病属气分壮热期，体温常在39℃以上，皮肤潮红，汗出，口渴，舌红苔黄，脉洪大而数。

附：洪脉示意图及脉图（图6-18，图6-19）

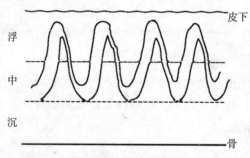

图6-18 洪脉示意图

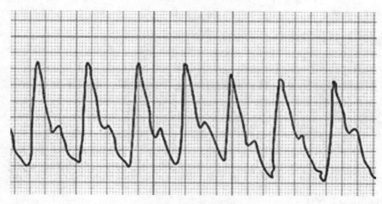

图6-19 洪脉脉图

第十二节 微 脉

【定义与脉名沿革】

微脉是一种极细极软、按之欲绝、似有似无的脉象。微脉浮取而见，极细而无力，犹如羹上飘浮之肥油，按之欲绝，如有如无。微脉一名首见于《伤寒论》。其曰："脉微而恶寒者，此阴阳俱虚，不可更发汗、更下、更吐也。"微脉的形象描述见于《脉经》。其曰："微脉，极细而软，或欲绝，若有若无。"在一些医籍中，复合脉言微时，很多不是指微脉，而是形容词，有"少许的""略微的"之意，此时不作微脉看待。如《素问·平人气象论》云"长夏胃微软曰平"，即略微软弱的意思，若把微看成是微脉，即微而软，当是胃气衰而不是平脉了。

【经典描述】

《脉经》："极细而软，或欲绝，若有若无。"

《诊宗三昧》："微脉者，似有似无，欲绝非绝，而按之稍有模糊之状，不似弱脉之小弱分明，细脉之纤细有力也。"

《脉诀刊误》："细而稍长，似有若无，曰微。"

《诊家枢要》："微，不显也。依稀微细，若有若无，为气血俱虚之候。"

《濒湖脉学》："极细而软，按之如欲绝，若有若无，细而稍长。""微脉轻微瞥瞥乎，按之欲绝有如无。"

《四诊抉微》："微脉极细，而又极软，似有若无，欲绝非绝。"

【指感标准】

微脉属于复合因素脉象，不是单因素脉象，具有细（脉宽）、软（脉力为无力）、若有若无、模糊不清（至数）的复合条件。

1. 极细极软，按之欲绝，似有似无。

2. 重按起落不明显。

3. 至数不清，极其微弱。

4. 脉宽小于正常。

【脉图标准】

1. 指压－指感趋势曲线呈低平型或无根型。

2. 脉图显示脉力不均，主波波幅低于 7mm，升支斜率小，变化缓慢。

3. 脉律不匀，前后脉动周期差明显大于 0.06 秒。

4. 脉动周期差大于 0.12 秒。

【临床意义】

（一）微脉的临床意义

正常人不会出现微脉。微脉多主亡阳，气血衰弱之候。

1. 亡阳 多因气血不足，元阳虚衰，无力鼓荡血脉，如休克、虚脱、四肢厥逆、自汗、失精、失血、暴泻等，均可以出现微脉。例如，《伤寒论》曰："少阴之为病，脉微细，但欲寐也。"又曰："少阴病，脉微，不可发汗，亡阳故也。"《景岳全书》曰："微脉……乃血气俱虚之候，为畏寒，为恐惧，为怯弱，为少气，为中寒，为胀满，为呕哕，为泄泻，为虚汗，为食不化，为腰腹疼痛，为伤精失血，为眩晕厥逆，此属气血俱虚，而尤为元阳亏损，最是阴寒之候。"《诊宗三昧》曰："气口之微，尺中之微，皆属气虚，故所见诸证，在上则为恶寒多汗，少气之患，在下则有失精脱泻少食之虞。"《脉经》曰："脉者血气之候，气血既微，则脉亦微矣。"此外，有下焦虚寒，下利干呕，脉亦见微者，如《伤寒论》曰："少阴病，下利，脉微者，与白通汤。"倘若阴阳俱虚，四肢厥逆，脉亦见微，如《伤寒论》云："伤寒六七日，脉微，手足厥冷、烦躁，灸厥阴，厥不还者，死。"

2. 气血衰弱 气血弱，则无力充盈鼓荡血脉而脉微。《金匮要略》曰："微则无胃气。"又曰："微则无气。"

虚劳及妇人崩中漏下者，多见微脉，是由于气虚下陷，脾不统血，崩中漏下，日久伤阴，气血、阴阳俱虚所致。《濒湖脉学》曰："气血微兮脉亦微，恶寒发热汗淋漓，男为劳极诸虚候，女作崩中带下医。"

3. 邪去正未复 久病脉微概作虚治。新病邪去正虚未复而脉微，为欲愈之兆。《伤寒论》曰："少阴病脉紧，至七八日，自下利，脉暴微，手足反温，脉紧反去者，为欲解也，虽烦下利，必自愈。"亦曰："脉阳微而汗出少者，为自和也。"《金匮要略》曰："脉微弱数者为欲自止，虽发热不死。"当然，此种脉微未必都是浮细无力之微脉，亦可指脉见和缓或缓弱无力之脉，此皆为邪去，正气未复，向愈之征。

西医学认为，微脉多见于急性大面积心肌梗死、严重的心律失常、严重失血、急性心包填塞、休克、风湿性心脏病等疾病，也见于严重感染性疾病，如休克型肺炎、中毒性细菌性痢疾、急性梗阻性胆管炎、严重的过敏性休克、严重的创伤等。另外，慢性消耗性疾病，如恶性肿瘤，也会出现微脉。

（二）微脉兼脉的临床意义

浮微主阳虚，沉微主阴虚，微涩主亡血，微软主自汗，微弦主拘急，微数主营虚不足，微迟主气虚中寒。

现代临床研究认为，浮微脉多见于长期低热、慢性消耗性疾病；沉微脉多见于感染性疾病的后期；微缓脉多见于因寒冷冻僵的危重患者；微数脉多见于有效循环血量锐减的休克患者；微短脉多因受惊吓所致；微结脉多为心脏疾病的晚期表现；而脉微代则预后不佳。

【脉理分析】

脉的搏动，依赖阴血的充盈，阳气的鼓动。气血皆衰，脉失血之充盈而细；脉失气之鼓荡而无力；血虚不能内守，气虚不能固于其位而外越，于是形成浮细无力、按之欲绝之微脉。《脉学阐微》曰："微为气血不足，阳气衰微之象。"

气血衰弱，则元阳虚衰，温煦作用不足，推动作用弱，故心主血脉功能衰竭，血脉扩张无力，幅度极小，形成极细极弱的脉象，按则欲绝，似有似无，形成微脉。

西医学认为，微脉是各种原因如急性心脏泵功能衰竭引起的血压下降，有效循环血量不足所致。

【运用举例】

1.《伤寒论》曰："少阴病，下利，脉微者，与白通汤。"又曰："少阴病，下利清谷，里寒外热，手足厥逆，脉微欲绝，身反不恶寒，其人面色赤，或腹痛，或干呕，或咽痛，或利止脉不出者，通脉四逆汤主之。"临床见于里虚寒证，正气欲脱之人，宜急救回阳。

2.《伤寒论》曰："少阴病，下利清谷，脉微涩，呕而汗出，必数更衣，反少者，当温其上，灸之。"又曰："仿寒六七日，脉微，厥冷烦躁，灸厥阴，厥不还者死。"灸厥阴经是加温补热回阳气的治法，通过刺激经络而兴奋脏腑的阳气，经过灸之后，寒证不去，说明阳气未复，预后不良。

附：微脉示意图（图6-20）

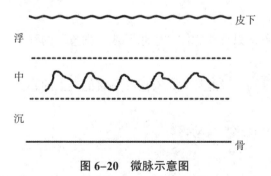

图6-20　微脉示意图

第十三节 紧 脉

【定义与脉名沿革】

紧脉的主要特征是脉体紧张或拘急，左右弹指。这个特点古人称为"转索""切绳"，其实质是脉体紧张或拘急。在实践中，单纯的紧脉很少见，多与他脉兼见。紧脉之名见于《内经》，但无明确形象记载。《素问·平人气象论》云："盛而紧曰胀。"《伤寒论》则记载了紧脉的形象。其云："脉紧者，如转索无常也。"成无已注云："弦与紧相类……以紧为实，是切之如转索无常而不散。"紧脉脉位不定，可见于浮位，亦可见于沉位，至数或迟或数。因紧为拘束之象，故脉体一般不大。脉力可强可弱，因虚实不同而异。其象如切绳，故脉多长而不短绌。

【经典描述】

《难经·十八难》："紧牢老为实。"

《金匮要略》："夫痉脉，按之紧如弦，直上下行。"

《脉经》："紧脉，数如切绳状。"

《诊家枢要》："紧有力而不缓也，其来劲急，按之长，举之若牵绳转索之状。"

《脉诀》："指下寻之，三关通度，按之有余，举之甚数，状如洪弦。"

《濒湖脉学》："来往有力，左右弹人手，如转索无常，数如切绳，如纫算线。"

《脉理求真》："紧则往来劲急，状如转索，虽实不坚。"

《四诊抉微》："脉紧有力，左右弹手，如绞转索，如切紧绳。"

《脉诀汇辨》："紧脉有力，左右弹指；如绞转索，如切紧绳。"

《景岳全书》："紧脉急疾有力，紧搏抗指。"

【指感标准】

紧脉是单因素脉象，只反映脉体"紧张"或"拘急"的程度，除此之外，不含其他因素。

1.感觉脉管紧张度高，脉宽较大，有按在绷直的绳上的感觉；脉管与周围组织截然鲜明。

2.感觉到脉搏有平直感与跳动感。

3.脉长逾于三部。

【脉图标准】

1.指压 - 指感趋势曲线呈高大满实型。

2. 脉图主波宽大，波谷抬高，形似弦脉。$h_1 > 22mm$，脉图显示主波角增宽，$> 42°$，重搏波抬高，波幅降低多在 0.5mm 以下或消失，潮波居中上位，或与主波构成切迹或斜切形峰顶。

3. 降中峡较高，大于 6mm，降中峡与主波比值 $h_4/h_1 > 0.5$。

4. 上升时间 $t_1 > 0.09$ 秒，流入角 $< 84°$。

【临床意义】

（一）紧脉的临床意义

1. 紧脉主实证 若因邪实、寒盛者，脉紧而挺劲、有力、弦强。

（1）紧主实寒、疼痛：紧为诸寒收引之象。寒性凝涩收引，气血不通，脉细急而紧。不通则痛，在表则头身痛，在里则脏痛、腹痛。紧脉多见于阴寒实证，出现恶寒、身冷肢凉、面色苍白、脘腹冷痛、口不渴或渴喜热饮、便溏尿清、舌淡苔白滑等症。各种原因所致的疼痛也会出现紧脉，如肝郁气滞的胃痛，寒凝肝脉所致的腹痛、风寒痹痛等。

（2）紧主邪阻积滞：气血为邪气阻遏，脉失阳气之温煦鼓荡，亦可拘急而为紧。

① 宿食阻遏：《金匮要略》云："脉紧如转索无常者，有宿食也。"又曰："脉紧，头痛风寒，腹中有宿食不化……"此即宿食困阻气机，经脉失于阳气之温煦鼓荡，拘急而紧。阻滞重者，则经脉失于阳气温煦，脉拘急为紧。若阻滞再重，则脉可涩、可伏，甚至可厥。

② 寒饮闭阻：寒饮阻滞阳气，经脉失于阳气之温煦鼓荡，故脉紧。如膈间有支饮，其人喘满，心下痞坚，面色黧黑，其脉沉紧。

③ 热结阻滞：阳明热结之象，脉反紧，此即热结阻隔气机，气血被缚而不肯宁静，左冲右突，形成左右弹指之紧脉。《伤寒论》曰："结胸热实，脉沉而紧。"

2. 紧脉主虚 若因虚而阴盛、正气虚衰乃至亡阳者，脉当紧而无力。

（1）阳虚：阳虚阴盛，经脉拘急而为紧。《伤寒论》云："伤寒若吐若下后，心下逆满，气上冲胸，起则头眩，脉沉紧，发汗则动经，身为振振摇者，茯苓桂枝白术甘草汤主之。"此亦为阳虚水饮上泛而脉紧。

（2）气血虚：血家不可发汗，否则气血俱亡失，不能温煦濡养经脉，致经脉拘紧而为紧。《伤寒论》云："血家，不可发汗，汗出必额上陷，脉急紧，直视不能眴，不得眠。"

现代临床研究认为，紧脉多见于各种感染性疾病的早期发热者，如传染性疾病、肠道传染病、破伤风、流行性感冒、支气管炎或哮喘、肺气肿、脑膜炎，也见于胃肠功能紊乱、癫痫、风湿性关节炎、急性疼痛等疾病。

（二）紧脉兼脉的临床意义

浮紧在表，为伤寒发热在表；沉紧在里，为里寒、心腹痛、胀满呕逆、阴疝痃癖。关上紧主中焦；寸上紧主上焦；尺紧主胞宫、大肠、寒疝等下焦寒。沉紧主腹痛，一般在左关脉多见沉紧；紧数主寒热证；紧弦主肝风病；紧滑主寒湿、寒痰；紧而动主疼痛。腹痛属阳热者，则脉数滑。

现代临床研究认为，紧滑脉多见于低热、急慢性胃肠炎、胆道蛔虫症；紧涩脉多见于不孕症、疝气、睾丸炎、附睾炎气血郁滞者；浮紧脉多见于外感寒邪之表寒证，或风寒痹病疼痛；弦紧脉多见于寒证、痛证因寒滞肝脉所致者，或肝郁气滞所致疼痛等。

【脉理分析】

凡是急性的血管紧缩、痉挛、收引的状态，并使血管拉紧拉直的，即可形成紧脉。引起血管紧缩、痉挛、收引的原因很多，如寒邪侵袭机体或各种原因引起的疼痛，导致脉管收缩紧束而拘急，正气未衰，正邪相争剧烈，气血向外冲击有力，则脉来绷急而搏指，状如切绳。若宿食、寒饮、热结等内邪积滞，阳气被遏，脉失阳气的温煦鼓荡，脉则拘急而紧。而阳虚失其温化，气血虚不能濡养经脉，可出现紧脉。

西医学认为，心脏的泵力增快，心输出量增加，血管紧张度增加，末梢循环阻力增加，使脉势不稳定，形成紧脉。

【运用举例】

1. "寒凉饮食"，即饮食生冷，由口而入，侵伤脾胃而发病。"寒凉饮食"也可以化热而成热病。刘河间认为"六气皆从火化"，意思是说六淫之气都可以化火，而寒邪则是容易化火的一类邪气。气候寒冷、寒毒和寒凉饮食三者，即为寒邪，都可以化热，而寒毒则为化热的主要因素。这种原因引起的伤寒证初期必见浮紧脉。

寒邪化热主要决定寒邪的性质和患者的体质，若因气候寒冷和饮食生冷而发病者，化热者较少。普通的寒邪侵入，患者也不是阳盛火热体质者，一般不会化热，受寒而不化热，其脉则紧而不数。

寒主收引，寒邪侵入人体，皮肤收引则无汗；气管收引则咳嗽气逆；肌肉收引则痉挛、转筋；胃收引则胃痛呕吐；肠收引则腹痛泄泻。体表血管收引则血管绷紧、收缩、拉直，形成紧束、较直、绳索样的脉象，即紧脉；寒邪易侵犯胃肠，则关脉沉紧；病在下焦，则尺脉沉紧；病在上焦，在肺则寸脉沉紧；在表则浮紧；在肝则弦紧等。

2. 疼痛较剧烈时，交感神经兴奋而脉率增快，也可使毛发收缩，血管收缩，血管呈紧缩、收引状态，则脉形变得较直、较长和紧缩，而形成紧脉。张景岳说："紧脉……主为痛为寒。"

3. 疟疾的主要症状是有定时的憎寒壮热，发作时肌肉收缩，全身寒战，血管收引，脉形呈紧索状，同时脉率也增快，出现紧脉。紧脉是由憎寒壮热症状形成的，与风寒表实证形成紧脉的机理类似。

4.张景岳说："沉紧在里……为风痫反张……在小儿为惊风抽搐。""风痫"即癫痫。"小儿惊风抽搐"，多属今之小儿缺钙之痉挛。"风痫"或"惊风"属风证，均有抽搐痉挛症状。抽搐痉挛在血管，则血管收缩、痉挛，形成拉直绷紧的状态，则为紧脉。

"风痫""惊风"脉弦紧者多，因风证均与肝有关。《素问·至真要大论》说："诸风掉眩，皆属于肝。"弦脉是肝病的主脉，尤其是肝风的主脉，故弦紧者多。

附：紧脉示意图及脉图（图6-21，图6-22）

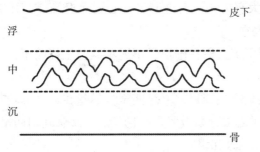

图6-21　紧脉示意图

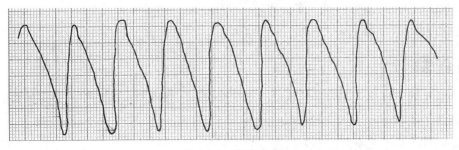

图6-22　紧脉脉图

第十四节　缓　脉

【定义与脉名沿革】

缓脉名称首见于《内经》。《素问·平人气象论》云："缓而滑曰热中。"缓脉的形象描述始于《脉经》，其曰："缓脉，去来亦迟，小快于迟。"《伤寒论》《金匮要略》对缓脉的应用较多。《伤寒论》云："太阳病，发热汗出，恶风。脉缓者，名曰中风。"《金匮要略》云："寸口脉迟而缓，迟则为寒，缓则为虚。"古代脉象专著均未列正常脉的专项论述，而多把缓脉作为健康人的平脉。因此，缓脉的概念有二：其一，生理性缓脉，即正常脉。不浮不沉，不迟不数，恰在中部，脉来去从容和缓，一息四至。其二，病理性缓脉。脉率不快不慢，脉象怠缓，可并见他脉，如兼见沉脉、滑脉、细脉、浮脉等。

【经典描述】

《脉语》："缓状如琴弦久失更张，从而不整，曰缓。"

《诊家正眼》："浮缓风伤，沉缓寒湿，缓大风虚，缓细湿痹，缓涩脾薄，缓弱气虚。"

《景岳全书》："缓脉有阴有阳，其义有三，凡从容和缓，浮沉得中者，此是平人之正脉；若缓而滑大者多实热，如《内经》所言是也。缓而迟细者多虚寒，即诸家所言是也。然实热者，必缓大有力……若虚寒者，必缓而迟细……凡诸疮毒外证，及中风产后，但得脉缓者，皆易愈。"

《三指禅》："不浮不沉，恰在中取，不迟不数，正好四至，欣欣然，洋洋然，从容柔顺，圆净分明。"

《濒湖脉学》："去来小快于迟，一息四至，如丝在经，不卷其轴，应指和缓，往来甚匀，如初春杨柳舞风之象，如微风轻飐柳梢。""缓脉阿阿四至通，柳梢袅袅飐轻风，欲从脉里求神气，只在从容和缓中。"

《诊家枢要》："缓，不紧也，往来舒缓。"

《脉诀汇辨》："缓脉四至，来往和匀；微风轻飐，初春杨柳。"

《脉理求真》："缓则来去和缓，不疾不徐。"

【指感标准】

缓脉是属于具有两种因素的脉象，既有至数（一息四至）的条件，又具有紧张度方面的条件（柔和）。

1. 切脉指感不弛不急，来去和缓。

2. 每分钟脉搏搏动在 60 ～ 71 次之间。

3. 无间歇，脉宽大于正常，脉长三部皆有。

4. 缓脉指下感觉与平脉类似。

【脉图标准】

1. 指压 - 指感趋势曲线呈拟正态型。

2. 脉搏波形呈三峰波，主波、重搏前波、重搏波依次递减。

3. 脉动周期 0.8 ～ 1 秒。

4. 脉图规整，无间歇。

5. 如无相兼脉，各波群图形类似于平脉。

【临床意义】

（一）缓脉的临床意义

1. 生理情况 健康无病的正常人，可以见到从容和缓的缓脉。《三指禅》曰："四时之脉，和缓为宗。"又曰："四至调和百脉通，浑涵元气此身中。"《濒湖脉学》曰："缓脉阿阿四至通……欲从脉里求神气，只在从容和缓中。"《脉理求真》曰："缓为平人正脉，无事医治。"

2. 病理情况 由于湿性黏腻，若气机被湿所困，阻滞脉道，使脉道迟缓，故脉见怠慢缓滞之象；若由于气血不足，则脉道不能充盈，故脉见缓弱无力，皆为病脉。缓脉在疾病上多主风与湿，如外感中风、风湿痹痛等。此外，脾胃虚弱所致的消化不良、腹泻、反胃呕吐等亦可以出现缓脉。缓病脉多与其他病脉相兼互见。《四诊抉微》曰："缓为胃气，不主于病，取其兼见，方可断证。"正如李时珍在《濒湖脉学》中曰："分别浮沉大小区。"以此来辨别缓脉之主病，甚为妥当。此外，若病重时出现缓脉则为邪去正复之佳兆。

（1）风与湿：凡风湿痹痛的患者，正气虚弱，风寒湿痹之邪侵入筋骨，滞留不去而发病。《金匮要略》曰："寸口脉浮而缓，浮则为风，缓则为痹。"《伤寒论》曰："太阳病，发热汗出恶风，脉缓者，名为中风。"《濒湖脉学》曰："缓脉营衰卫有余，或风或湿或脾虚，上为项强下痿痹，分别浮沉大小区。"《脉经》曰："寸口脉缓，皮肤不仁，风寒在肌肉。"

（2）脾胃虚弱：凡阳虚不足，脾土衰微，症见恶寒肢冷、腹寒、泄泻等，皆可出现缓脉。《景岳全书》曰："若虚寒者，必缓而迟细，为阳虚，为畏寒，为气怯，为疼痛，为眩晕，为痹弱，为痿厥，为怔忡健忘，为饮食不化，为鹜溏飧泄，为精寒肾冷，为小便频数。"《金匮要略》曰："寸口脉迟而缓，迟则为寒，缓则为虚。"

（3）噎膈反胃：有部分噎膈反胃的患者，症见呕吐呃逆、咽下不利、胸膈满闷等，可出现缓脉。

现代临床研究认为，缓脉多见于正常人，平素经常腹泻的慢性结肠炎患者也可出现缓脉。

（三）缓脉兼脉的临床意义

浮缓脉多见于风邪伤卫，营卫不和的太阳中风证；沉缓脉多见于脾虚，水湿停留。缓大风虚，缓细湿痹，缓涩脾薄，缓弱气虚，缓滑痰滞，缓细湿痹。缓而有力为有余，多见于燥热证；无力为不足，多见于虚寒证。

【脉理分析】

脾胃为气血生化之源，脾胃虚弱，气血不足，则脉管不充，亦无力鼓动，脉必见怠缓弛纵之象。湿性黏滞，阻遏脉管，气机被困，则脉来虽缓，必见怠慢不振，脉管弛缓。

1.脾气虚 气虚则脉缓。气虚包括脾气虚在内。缓脉是脾的主脉，脾气虚缓脉更易见。脾气的固摄作用主要在肌肉、七冲门和血脉。脾气虚，血脉不固摄，则脉松软无力；脾气虚推动无力，则脉力不足；脾性呆，肝性急，脾气虚则脉呆缓，故脉率减慢。脾气虚具备了形成缓脉的3个条件：一是脉态松软；二是脉力不足；三是脉率缓慢。

2.湿气偏盛 湿是形成缓脉的主要因素。湿为阴邪，主静，故使脉率减慢，形成缓脉。而且，湿邪伤脾，久则脾气虚，亦成为形成缓脉的一个因素。湿在体内，停滞肌腠间，阻遏脉道，使脉扩受限而脉形细小，形成细小的缓脉。

3.风性开泄 浮为表证，缓为风证，中风表证，其脉浮缓。《伤寒论》说："太阳病，发热，汗出，恶风，脉缓者，名为中风。"《诊家正眼》也说："浮缓风伤，沉缓寒湿，缓大风虚。"风性开泄，使皮肤松弛，脉道亦松弛，则形成缓脉。

4.湿热愈重 湿与热相结合，如果湿胜于热，则虽热而脉不数反为缓；若湿热蕴脾，病在太阴，也可形成缓脉，则脉缓而滑利，缓而有力。

【运用举例】

缓脉分常脉与病脉，常脉在了解生理活动方面有一定的预测作用，病脉则成为辨脉论治的依据。

长夏由于汗出多和热的作用使脉道宽松，形成微微的缓脉。此为应时之脉，为常脉。成年后一直是缓脉，或久经锻炼的运动员脉缓者，我们把此类人群划分为缓脉体质，或称土型人。缓脉体质者多性格温和、内敛，不急不躁，诚实可信，思维能力强，思路广，深谋远虑，举止稳重，声音浑厚。

脾气是形成缓脉的基础，脾气健壮、血脉弹性良好、气血津液充足则形成生理性的缓脉，为常脉。脾气虚则中气不足、气血津液亏乏、血脉松弛，是形成病态缓脉的主要原因。湿邪、风邪此基础上，互为因果，形成缓脉。

缓脉主脾气虚，则脉缓而少力，脉形较小，面色淡白或萎黄，面部肌肉瘦削，缺少光泽。若脾气虚引起水湿停聚，则脉缓弱而滑，有饱满感，可见面色淡而微肿。若湿热蕴脾，则脉形宽软，脉率略快，可见面黄、目黄。若寒湿困脾，则其脉缓而迟，面黄青暗。

附：缓脉示意图及脉图（图6-23，图6-24）

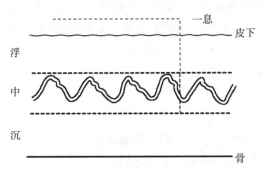

图6-23　缓脉示意图

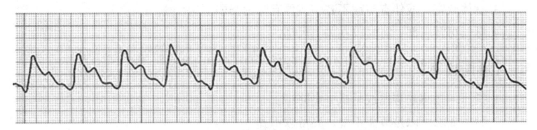

图6-24　缓脉脉图

第十五节　散　脉

【定义与脉名沿革】

散脉是指浮散无根，稍按则无，脉位浮浅，脉形散乱，脉力软弱，节律不齐的脉象。其指感特征是脉体散漫，脉象宽泛或脉体与周围组织界限不清。在近代脉学书籍中，散脉是"浮散无根"之脉，是元气离散的表现，气血耗败、脏腑之气将绝的征象。这种散脉只能见于危重病症。《脉经》以前医籍多认为，散脉可以是病脉，也可以是常脉。

【经典描述】

《脉诀》："涣漫不收，其脉为散。"

《诊家枢要》："散，不聚也。有阳无阴，按之满指，散而不聚，来去不明，漫无根底。"

《外科精义》："散脉之诊，似浮而散，按之则散而欲去，举之则大而无力。"

《脉语》："散，脉来涣散不聚，曰散。"

《四诊心法》："浮而不敛。"

《医宗金鉴》："浮、中、沉三部极无力，按之且大，涣漫不收，谓之散脉。"

《脉理求真》："举之散乱，按之无有，或如吹毛，或如散叶，或如羹上肥。"

《诊家正眼》："散有二义，自有渐无之象，亦散乱不整之象也。当浮候之，俨然大而成其为脉也；及中候之，顿觉无力而减其十之七八矣；至沉候之，杳然不可得而见矣。渐重渐无，渐轻渐有。明乎此八字，而散字之义得，散脉之形确著矣。"

【指感标准】

散脉的构成条件是脉体散漫，主要反映脉体散漫的程度，摸不到很清楚的边缘。

1. 切脉时轻取似有，按之即无，不任寻按。

2. 脉形散漫，渗开两边不敛，界限不清。

3. 脉体软宽，或伴有节律不齐，或伴有脉力强弱不匀。

4. 脉长可及三部，有时仅在关、尺部。

【脉图标准】

1. 指压 – 指感趋势曲线呈低平渐降型。

2. 脉图显示可以是节律不整，亦可以不齐。

3. 散脉脉图最佳切脉压力在 50 ~ 75g，当切脉压力继续增加时，主波波幅急速下降，主波波幅高低不一，大多 $h_1 < 8mm$。

4. 2 个基点或 2 个主波峰顶之间的间期差明显大于 0.12 秒。

5. 主峰宽度窄，$w/t < 0.1$，重搏波不明显，$h_5 < 0.5mm$。

【临床意义】

李士懋教授在《脉学心悟》中将散脉分为常脉与病脉。

1. 常脉 "心脉浮大而散""肺脉短涩而散"，乃为常脉，是脉来舒缓不拘之意，为有胃气、有神的表现，与病脉之散不同。若果为散漫无根的散脉，则为死脉，至少也是危重的病脉，而非常脉。临产之际，百脉开，血大下，气浮而散，此为离经之脉，属生理现象，见散勿惊。

2. 病脉 散脉的形成，是由于气血耗散，浮散于外，故涣散不敛，浮而无根；正气虚极，故极无力，按之则无，漫无根蒂，形成散脉。散脉当分新病与久病。久病，正气渐被耗竭，致真气极虚，浮游于外，已属临终状态，势难挽回。因此，《医宗金鉴》云："散为虚剧。"《脉如》曰："散为元气离散之象。"一般认为，久病脉散为死脉；若新病，津气为暑热耗散而见散脉，或急剧吐泻、大汗、失血，气骤失依附而浮越，出现散脉，尚可救疗，当急予收敛浮散之元气。

散脉多主元气离散，脏腑之气将绝。气虚血耗，阴阳不敛，元气耗散，脉气不紧，故举之浮散而不聚，重按则无，漫无根蒂。因此，《濒湖脉学》言其"散似杨花散漫飞，

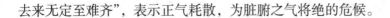

去来无定至难齐"，表示正气耗散，为脏腑之气将绝的危候。

【脉理分析】

《诊家正眼》云散脉体象"浮乱，有表无里；中候渐空，按则绝矣"，主病"散为本伤，见则危殆。左寸见散，怔忡不寐。右寸见散，自汗淋漓。左关之散，当有溢饮。右关之散，胀满蛊疾。左尺见散，北方水竭。右尺得之，阳消命绝"。进一步解释为，"散有二义，自有渐无之象，亦散乱不整之象也。当浮候之，俨然大而成其为脉也；及中候之，顿觉无力而减其十之七八矣；至沉候之，杳然不可得而见矣。渐重渐无，渐轻渐有。明乎此八字，而散字之义得，散脉之形确著矣。故叔和云：'散脉大而散，有表无里。'字字斟酌，毫不苟且者也。崔氏云：'涣漫不收。'盖涣漫即浮大之义，而不收即无根之义，虽得其大意，而未能言之凿凿也。柳氏云：'无统纪，无拘束，至数不齐，或来多去少，或去多来少，涣散不收，如杨花散漫之象。'夫杨花散漫，即轻飘而无根之说也。其言至数不齐，多少不一，则散乱而不整齐严肃之象也。此又补叔和未备之旨，深得散脉之神者也。戴同父云：'心脉浮大而散，肺脉短涩而散，皆平脉也。心脉软散为怔忡，肺脉软散为汗出，肝脉软散为溢饮，脾脉软散为肿，皆病脉也。肾脉软散，诸病脉见散，皆死脉也。'古人以代散为必死者，盖散为肾败之征，代为脾绝之候也。肾脉本沉，而散脉按之不可得见，是先天资始之根本绝也。脾脉主信，而代脉歇至不愆其期，是后天资生之根本绝也。故二脉独见，均为危殆之候；而二脉交见，尤为必死之符。"

【运用举例】

元气离散，常见于房颤。房颤是仅次于早搏的一种心律失常，临床常见有阵发性和持久性两类。在阵发性快速房颤中，仅一部分下传至心室，导致心室搏动快而不规则，室率可达每分钟120～160次。此时听诊，心律完全不规则，心率快慢不等，瞬息多变，快慢之间无一定的规律性。触诊脉搏节律绝对不规则，即至数不齐，或来多去少，或去多来少；听诊心音强弱绝对不一致，触诊脉搏强弱不等、大小不一，即渐重渐无，渐轻渐有。其强的脉搏应指明显可谓浮大，渐重渐有，"俨然大而成其为脉也"；其弱的脉搏似短而不到位，渐轻渐无。强弱之间显得散乱不整齐，脉率难以数清，即至数不清，散乱无序，如杨花散漫无定踪。稍用指力"顿觉无力而减其十之七八矣"，至再用指力按之"杳然不可得而见矣"，"中候渐空，按则绝矣"。其出现多是器质性心脏病的表现，如高血压性心脏病、冠心病、肺源性心脏病、风湿性心脏病、心肌病、甲亢和心力衰竭等。

以散脉而论，其特点是浮散无根，轻举可得，重按即无。因浮散不聚，或来多而去少，或来少而去多，故指下有至数不齐之感。这是元气耗散，脏腑之气将绝之候。房颤患者在心脏听诊时，心律绝对不齐，心音强弱不一致，反映在脉象上可见至数不齐之候。但真正重按全无、浮散无根的散脉之象，在房颤患者中并不多见。临床上更常见的是七绝脉中的解索脉（脉在筋肉之间，乍疏乍密，时快时慢，散乱无序，如解乱绳状）；或见雀啄脉（脉在筋肉之间，连连数急，三五不调，止而复来，如雀啄食之状）。

　　《详谈细论二十八脉》云："散脉是一种无根、极浮、脉形散乱的一种微细脉……心室颤动则见此脉……这是元气脱、心力衰竭、心室颤动的一种表现……心气衰竭、心房和心室出现颤动，此时出现混乱的脉律、脉形、脉的节奏也失常，忽快忽慢，乍疏乍密……出现脉律散乱、不均匀，脉形散乱不能收聚，形成散脉。"房颤之脉象与散脉相合，可称散脉，而心室颤动亦称散脉，不妥。因心室颤动是致命的心律失常，其出现多是心脏骤停之先兆，心音听不到，脉搏触不到，故云散脉欠妥。

　　附：散脉示意图（图6-25）

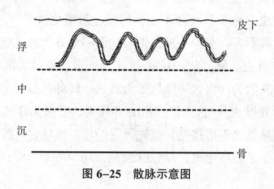

图6-25　散脉示意图

第十六节　伏　脉

【定义与脉名沿革】

　　伏脉具有深沉伏匿的特点，脉位极深，好似在筋骨之间，需重按寻找才应指，甚则伏而不见的脉象。伏脉与沉脉是同一类脉象，超过沉脉可以容许的变化范围。沉脉可以是正常脉象，但伏脉绝没有常脉之说。《内经》中无伏脉的名称，然有脉搏形象的记述。《素问·脉要精微论》云："按之至骨，脉气少者，腰脊痛而身有痹也。"伏脉脉名始见于《难经》。《难经·十八难》云："伏者，脉行筋下也。"

　　伏脉是单因素脉象，其实质是脉位沉潜，不含其他因素。

【经典描述】

　　《脉经》："极重指按之，着骨乃得。"

　　《诊家枢要》："伏，不见也；轻手取之，绝不可见，重取之，附着于骨。"

　　《脉诀刊误》："初下指轻按不见，次寻之中部又不见，次重手极按又无其象，直待以手推其筋于外，诊乃见，盖脉行筋下也。"

《景岳全书》："如有如无，附骨乃见"。"伏脉之体，虽微细亦必隐然有力。"

《脉说》："伏脉有两义，推筋着骨，细寻方见其脉者，《难经》《脉经》诸书所谓之伏脉，乃沉之甚者……若尸厥、霍乱、气逆病剧，而两手六部脉乍不见者，真脉伏也。"

《中医诊断学讲义》："重按推筋着骨始得，甚则伏而不见。"

【指感标准】

伏脉是单因素脉象，其实质是脉位沉潜，不含其他因素。伏脉并非无脉，而是一种脉搏搏动极度微弱，似有似无，模糊不清的脉象。

1. 伏脉脉位较沉脉更深，需要重按着骨方可应指，甚至伏而不现。

2. 轻触脉诊部位，不加压力不能感觉脉跳；加压到一定程度后（按到骨骼）脉搏跳动才明显；没有进一步加压的余地。

3. 伏脉并非无脉，而是脉搏搏动较微弱，细心触摸才能扪及脉搏搏动。

4. 脉律整齐，脉长与脉宽不拘。

【脉图标准】

1. 指压 – 指感趋势曲线呈渐升型，峰值比沉脉的趋势曲线更加右移。

2. 脉图显示主波波幅在 200g 力以上时最高，波群最清晰，在 130g 力以下无明显脉形图可见。

3. 脉律整齐，脉率可快可慢，主波波幅高度降低，< 9mm。

【临床意义】

伏脉有虚实两类。

1. 正虚　由于阳气虚衰，无力推荡气血外达以搏击血脉，致脉伏。此伏当细而无力，伴肢厥、腰脐冷痛等，属虚寒证。

2. 邪实

（1）寒盛：寒盛则气血凝泣，气机闭郁，气血不得外达以鼓击血脉而脉伏。其伏当兼弦紧拘急之象，症见恶寒、肢冷身痛等。

（2）火热郁伏：火热亢极，气机闭塞，气血不得外达，致脉伏。此乃火极似水，反兼胜己之化。此伏当兼奔冲不宁躁急之象，症见肢厥等，热深厥亦深。

（3）战汗：先战而后汗者为战汗。战汗欲作，先凛凛寒战，唇甲青紫，肢冷脉伏，继而身热汗出。战汗可因邪气阻遏，正邪交争而作。《伤寒论》云："太阳病未解，脉阴阳俱停，必先振栗，汗出而解。"此即邪郁正邪交争，战汗而解，"阴阳俱停"，实乃脉伏或厥。脉之伏，因邪气闭郁太甚，致气血滞遏不达而为伏。《伤寒论》柴胡证误下，其证未罢，"复与柴胡汤，必蒸蒸而振，却复发热汗出而解"，为战汗之轻者。《温疫论》

云"时疫解以战汗"，亦为邪气壅闭而脉伏，溃其伏邪，表里气通，战汗乃解。此类战汗属邪实者。

除正虚、寒盛、热极、战汗可致脉伏以外，其他邪气闭阻，亦可致脉伏，如食积、痰饮、瘀血、糟粕。剧痛亦可见伏脉。《脉理求真》曰："伏为阻隔闭塞之候，或火闭而伏，寒闭而伏，气闭而伏。"

若两手脉潜伏，同时太溪与趺阳脉都不见的，属于险证。

【脉理分析】

《诊家正眼》言伏脉体象"伏为隐伏，更下于沉；推筋着骨，始得其形"，主病"伏脉为阴，受病入深。伏犯左寸，血郁之症。伏居右寸，气郁之。左关值伏，肝血在腹。右关值伏，寒凝水谷。左尺伏见，疝瘕可验。右尺伏藏，少火消亡。"进一步解释为，"伏之为义，隐伏而不见之谓也。浮中二候，绝无影响，虽至沉候，亦不可见，必推筋至骨，方始得见耳。故其主病，多在沉阴之分，隐深之处，非轻浅之剂所能破其藩垣也。在《伤寒论》中，以一手脉伏为单伏，两手脉伏曰双伏，不可以阳症见阴脉为例也。火邪内郁，不得发越，乃阳极似阴，故脉伏者必有大汗而解，正如久旱将雨，必先六合阴晦，一回雨后，庶物咸苏也。又有阴症伤寒，先有伏阴在内，而外复感寒邪，阴气壮盛，阳气衰微，四肢厥逆，六脉沉伏，须投姜附及灸关元，阳乃复回，脉乃复出也。若太溪、冲阳皆无脉者，则必死无疑。刘玄宾云：'伏脉不可发汗，为其非表脉也，亦为其将自有汗也。'乃伪诀云：'徐徐发汗。'而洁古欲以附子细辛麻黄汤发之，皆非伏脉所宜也。伪诀论形象则妄曰：'寻之似有，定息全无'，是于中候见形矣，在伏之名义何居乎！"

【运用举例】

伏脉可见于正常脉象，如妊娠停经，恶阻吐逆，营卫不畅，见伏脉者，不作病论。

若禀赋不足或久病正虚，心阳不足，阳气欲绝者，症见吐利霍乱、寒厥四逆，多见六脉沉伏无力，宜急投姜附宣阳温里，再灸关元为宜。

凡实邪内伏，气血阻滞，症见气闭、热闭、寒闭、痛闭，以及痰食水饮阻滞，剧烈疼痛，皆见伏而有力之脉。

伏脉常与他脉相兼出现，伏而数为热厥，是火邪内郁；伏而迟为寒厥，是阴盛于里；伏而弦多为痉证。

伏脉主急危重症、疑难病。《脉经》云："心衰则伏。"《脉简补义》言："久伏致脱。"此时应急服参附汤，益气复脉回阳，以助心力。凡心阳不足，阳气欲绝，阳绝心衰者，症见昏迷厥逆、脉伏无力，宜速服益气复脉回阳之剂。

附：伏脉示意图及脉图（图6-26，图6-27）

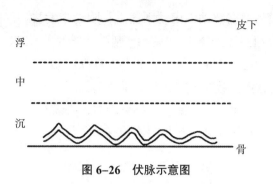

图6-26 伏脉示意图

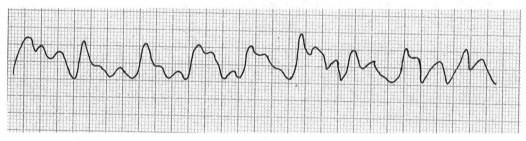

图6-27 伏脉脉图

第十七节 动 脉

【定义与脉名沿革】

动脉是脉来流利，频数而应指短小的脉象，脉形如豆，厥厥动摇，滑数有力，关部尤为明显，且动摇不定。动脉在临床上并不多见。动脉的文献记载最早见于《内经》，《素问·平人气象论》曰："妇人手少阴脉动甚者，妊子也。"动脉的形象描述见于《伤寒论》。其云："若数脉见于关上，上下无头尾，如豆大，厥厥动摇者，名曰动也。"一般认为，动脉是滑脉与数脉的复合。

在古代，脉的跳动称为"动摇"，一般不称搏动。动脉，所言"搏者"多是指脉来搏指坚硬，是病理性的力度增加。所谓"厥厥动摇"，是不同于"动摇"的另一种形象，说明动脉脉象与一般的脉跳动不同。《脉经》解释动脉脉象时说道："左手寸口脉偏动，乍大乍小不齐，从寸口至关，关至尺，三部之位，处处动摇，各异不同。"这说明动脉并非是只能"见于关上"的脉象，而是指寸脉和尺脉轻取不明显，无脉感，唯关部脉位明显，进一步明确了动脉实际表现出的形象。

【经典描述】

《伤寒论》："阴阳相搏名曰动，阳动则汗出，阴动则发热，形冷恶寒者，此三焦伤也。若数脉见于关上，上下无头尾，如豆大，厥厥动摇者，名曰动也。"

《脉经》："动脉见于关上，无头尾，大如豆，厥厥然动摇。"

《濒湖脉学》："动脉摇摇数在关，无头无尾豆形圆。"

《诊家正眼》："动无头尾，其形如豆，厥厥动摇，必兼滑数。"

《脉诊》："动脉是指脉来流利，频数而搏动有力的状态。"

【指感标准】

动脉属于复合因素脉象，综合了滑（流利度）、数（至数）、短（脉长）三方面的复合条件。动脉之形，独一部凸起如豆，脉位可在关部，亦可在寸或尺。

1. 脉动周期稍短，脉率带数，大于 90 次 / 分。

2. 切脉时寸尺不显，关部明显，亦可仅见于寸部或尺部，指下滑数如珠。

3. 脉势有力，脉宽近似正常。

4. 具有滑脉、数脉、短脉特征。

【脉图标准】

1. 指压 – 指感趋势曲线呈拟正态型。

2. 脉图呈双峰波，升支和降支斜率较大。

3. 脉图显示上升支直立，无转折；流入时间 0.07 ～ 0.09 秒；主波夹角 17°～ 22°；重搏波显著，重搏波波幅 h_5 > 2mm，位置多在下或中。

4. 重搏前波不明显，降中峡深度增加，降中峡与主波比值 h_4/h_1 < 0.5。

5. 脉率 > 90 次 / 分。

【临床意义】

《伤寒论》云："阴阳相搏名曰动。"阴阳相搏有二：一是阴虚阳搏；一是阳亢搏阴，二者一虚一实。阴虚阳搏是由于阴虚不能制阳，阳动而搏击于脉，故脉凸起如豆，厥厥动摇。《素问·阴阳别论》曰："阴虚阳搏谓之崩。"即阴虚阳搏可导致血崩或其他部位出血。张仲景曰："阴动则发热。"此热乃阴虚内热。阳亢搏阴是阳热亢盛，搏于阴分，激荡气血外涌而脉动。张仲景曰："阳动则汗出。"此乃热盛，迫津外泄而为汗。

动脉多主痛、惊。痛则阴阳不和，气为血阻；惊则气血紊乱，脉行躁动不安，阴阳相搏，升降失和，使其气血冲动，故脉道随气血冲动而呈滑数有力，气为血阻，故脉体较短。

李士懋教授认为，动而按之无力为虚，乃阳气浮越，根本动摇之象。动而按之有力者为实，为阳热亢盛，或瘀血、痰浊阻滞。

【脉理分析】

动脉是因阴阳相搏，升降失和，使其气血冲动，而脉道随其气血冲动搏动而成。痛则气结，阴阳不和，气血阻滞；惊则气乱，气血运行乖违，脉行躁动不安，则出现滑数而短的动脉。因此，《濒湖脉学》有"动脉专司痛与惊"之论。

动和静是一对脉搏波要素，指在脉搏搏动过程中脉搏波的稳定性，主要通过体会脉中的动静，来测查人体内部阴阳、气血不同层面的状态。"动"是脉搏搏动时血管壁的抖动、振动或细颤的感觉，是谐振波的增加。

1. "动"表示正与邪搏，邪气束表，正气奋起抗邪，则脉管撼动不稳，血管搏动时谐振波增多。《伤寒论》描述机体所受外邪解除，气血恢复正常运行时往往用"脉静身凉"来形容，说明邪正相争时脉象的抖动、振动、细颤等"动"的征象均得以消除，意味着邪退正复。

2. 局部的"动"还反映机体特定的状态。病邪存在于机体之内会以某个状态为突出表现，反应于脉象中可以出现相应局部脉段的搏动稳定性差，或出现局限性的细微颤动。"阳动则汗出，阴动则发热"。细微颤动波出现在关部以上则出汗，出现在关部以下则发热，细微颤动波出现在左关部，则表示肝气郁结，出现在右寸部，则表示悲伤情绪较重。

3. 谐振波的多少与人类的心理状态密切相关。心理变化的脉象特征多表现为脉搏运动趋势的变化，并与一定振幅和频率的谐振波具有特定的对应关系。心理状态紊乱时谐振波增多，则脉现"动"象，不同的心理紊乱状态则出现表征不同意义的"动"象，如肝气郁滞时出现的"动"脉多表现为左关谐振波增多，给诊者一种滞涩、拘拘前行之感。在惊悸不安时"动"为心烦、躁郁的复合表现，体现出两种特征的谐振波的增多，而且脉管壁的张力也有增加；在思虑过度时则"动"的谐振波都突出集中在某种兴奋点上；而心理健康者，则脉见"静"象。

西医学认为，动脉是由于交感神经兴奋性增强或 β 受体功能亢进，使窦性心率增快，心跳加快加强，心动过速，增加血液循环量，肾上腺素分泌增加，脉搏急快而形成。

【运用举例】

1. 动主惊恐心悸 突然受惊恐刺激，心神躁扰不安，症见心悸不宁，其脉为动。如《脉学辑要》载："何梦瑶曰：数而跳突，名动，乃动之意，大惊多见此脉。盖惊则心胸跳突，故脉亦应之而跳突也。"惊悸之证，是临床常见疾病，常伴发失眠、健忘、胸闷、心慌等症状；惊乃胆怯易恐，悸为心中悸动，两者常相伴而行。若患者重则多梦、噩梦、梦遗，久之则现精神恍惚，甚则出现烦乱、狂躁等神志病变。细察舌脉，多见舌红、苔黄而燥，脉多在沉数之中夹有动脉之象，临证时则应重用安神定志之品，重敛心神。

2. 主痛 气滞血瘀，血行不畅，不通则痛，发作有时，痛有定处，可见动脉。

3. 瘀血、痰饮致脉动　临证确有一些"冠心病"而属中医瘀血证者，出现寸动，尤多见于左寸。此动当因瘀血所致。瘀血何以致动？因瘀血阻滞于血脉，气血流经之时，与瘀血搏击而为动。犹河中之石，水流经时，激起波澜。临床亦见痰浊壅肺之哮喘患者寸脉动者，此动当因痰饮所致。

动脉可见于妊娠、汗证、遗精等病。动脉主妊，育龄期妇女如果出现明显的动脉（或者滑脉），有可能是妊娠的征象。动脉亦主"汗出异常"。中医学认为，"阳加之于阴谓之汗""汗为心液"，而"心主神志"，大凡扰动心神之疾，皆可出现汗出异常的情况。因此，汗出异常亦与心神失养息息相关。至于遗精之证，多由于房劳过度，久病体虚，肾精亏耗，相火内动，上扰心神所致。

附：动脉示意图及脉图（图6-28，图6-29）

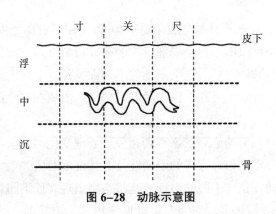

图 6-28　动脉示意图

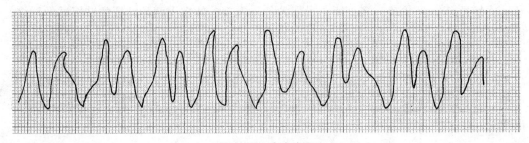

图 6-29　动脉脉图

第十八节　促　脉

【定义与脉名沿革】

促脉是脉率快（数或疾）而节律异常（有歇止）的脉象。促脉最早的记载见于《内经》。《素问·平人气象论》曰："寸口脉，中手促上击者，曰肩背痛。"《脉经》之后，

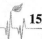

对促脉的记述有两种含义：一指脉数而有歇止，一指脉来急促。后世文献多以脉来数而有中止为促脉形象。

【经典描述】

《伤寒论》："脉来数，时一止复来者，名曰促脉。"

《脉经》："促脉来去数，时一止复来。"

《医碥》："数时一止，复来者曰促，如人之疾行而蹶也。"

《中医诊断学讲义》："促脉，脉来急数而有不规则的间歇。"

《中医脉诊研究》："促脉是指脉率快慢不定，中间有不规则的歇止。切脉时举按并行，应指多急速，或迟速不齐，时有间歇，脉形脉位不拘。"

【指感标准】

促脉是具有复合因素的脉象，以"数"和"时一止"为构成条件，基本特征是在"数"的基础上又出现"时一止"的变化。

1. 切脉时举按并行，应指多急速。

2. 脉率平均一息五至以上，每分钟脉搏搏动大于 90 次。

3. 伴有提前搏动和代偿间歇，间歇无规律。除歇止以外，脉来较均匀，无乍大乍小、乍数乍疏的感觉。

【脉图标准】

1. 每分钟脉搏搏动大于 90 次。

2. 脉形不拘。

3. 在几个正常波群之后，有一个不规则的插入性小波，或在几个正常波群之后见一个规则的插入性小波。

4. 插入性小波之后有明显歇止。

【临床意义】

临床上见促脉多主阳盛、痰饮、宿食停滞、气滞血瘀，亦主脏气虚弱，阴血衰少。

李士懋教授认为，脉来促而有力者，多为实邪阻遏脉气所致，因阳盛实热，热迫血行，鼓动脉道，故脉来急数有力。热灼津伤，阴血亏虚，阴不和阳，脉气不相顺接，故脉有歇止。痰饮、宿食、气滞、瘀血等停滞，脏气失和，脉气接续不及而时见歇止，故脉来促而有力。

若脉来促而细小无力，则为脏气虚弱，阴血衰少，致脉气不相接续，多是虚脱之象。正如《诊家正眼》所说："促脉之故，得于脏气乖违者十之六七，得于真元衰惫者，十之二三。或因气滞，或因血凝，或因痰停，或因食壅，或外因六气，或内因七情，皆能阻遏其运行之机，故虽当往来急数之时，忽见一止耳。"

现代临床研究认为，促脉是高热邪毒炽盛、阴液大伤、心气不足的表现，故脉来急数之中偶有停搏。这种现象与感染性心肌炎功能减损有关。属于"促脉"的心律失常为"实中夹虚"，治疗应宜清热解毒、控制感染为主，佐以扶正益气敛阴，加强心肌功能为辅。

【脉理分析】

促脉的形成机制自古以来大多认为以实多见，主要由阳热亢盛、气滞血瘀、痰阻食滞等实邪引起；然而，真元衰惫或是虚脱，心气、心阳的亏虚等亦可因虚而致促脉。

1. 阳热亢盛 促脉多为热盛阳亢，灼烁脏腑，机体为抗御热邪，正邪相争，血行急促所致；或因热毒陷入营分，血郁发斑，血热沸腾，郁热搏结于脉道见促。《濒湖脉学》云："促脉唯将火病医，其因有五细推之，时时喘咳皆痰积，或发狂斑与毒疽。"喘咳、发狂、发斑、痈疽、疔肿等火热亢盛之疾多见促脉，因热盛阳郁，鼓动脉道而见促。

2. 痰阻食滞《脉理求真》云："痰食凝滞，暴怒气逆，亦令脉促。"《脉学阐微》云："右寸促，咳喘痰涌；右关促，脘胀痛，呕恶食积。"饮食不节，痰食积聚，郁而成热，故右关脾脉可见促。

3. 气滞血瘀《三因极一病证方论》云："以气血痰饮留滞不行，则止促。"《脉理求真》云："故病必见胸满下利厥逆且有血瘀发狂。"《景岳全书》云："通谓其为气，为血，为癥瘕，为七情郁结……"气滞、瘀血、癥瘕积聚、七情郁结，多为有形之血或无形之气等留滞于脉道，气血搏结，阻滞脉道运行之机，故脉时来急促而间有一止。

4. 虚证《诊家正眼》言："按促之为义，于急促之中时见一止，为阳盛之象也……脏气乖违则稽留凝泣，阻其运行之机，因而歇止者，其止为轻，若真元衰惫，则阳弛阴涸，失其揆度之常，因而歇止者，其止为重。"《脉原》亦云："促脉主气上冲，为喘，为胸满。促而无力多见于虚脱之病。"气虚不能推动，阳虚不能温煦，阴阳之气不相顺接而致促脉。

《诊家正眼》言促脉体象"促为急促，数时一止，如趋而蹶，进则必死。"主病"促因火亢，亦因物停。左寸见促，心火炎炎。右寸见促，肺鸣咯咯。促见左关，血滞为殃。促居右关，脾宫食滞。左尺逢之，遗滑堪忧。右尺逢之，灼热为定。"进一步解释为："促之为义，于急促之中时见一歇止，为阳盛之象也。黎氏曰：'如蹶之趣，徐疾不常'，深得其义。王叔和云：'促脉来去数，时一止，复来'，亦颇明快。夫人身之气血，贯注于经脉之间者，刻刻流行，绵绵不息，凡一昼夜当五十营，不应数者，名曰狂生。其应于脉之至数者，如鼓应桴，罔或有忒也。脏气乖违，则稽留凝泣，阻其营运之机，因而歇止者，其症为轻。若真元衰惫，则阳弛阴涸，失其揆度之常，因而歇止者，其症为重。然促脉之故，得于脏气乖违者，十之六七；得于真元衰惫者，十之二三。或因气滞，或因血凝，或因痰停，或因食壅，或外因六气，或内因七情，皆能阻遏其营运之机，故虽当往来急数之时，忽见一止耳。如止数渐稀，则为病瘥；止数渐增，则为病剧。伪诀但言"并居寸口"，已非促脉之义；且不言时止，尤为聩聩矣。"

西医学认为，促脉来自于心律失常的各种过早搏动或传导阻滞等。当心脏出现期前收缩时，可引起暂时性血液动力学障碍，血行障碍的程度与心动提高的程度有关。早搏越早，心室充盈时间越短，心室充盈不足，心室容量减少，心排血量亦减少，故而血管内血容量不足，脉搏小而弱，甚至难以触及。当因二度Ⅰ型房室传导阻滞、窦房传导阻滞、窦性静止及并行心率等，而出现暂时性停搏，心室内无血液排出，则脉搏无正常搏动，即促脉。

【运用举例】

临床上，心血管疾病患者多见促脉。

（一）冠心病

临床上，冠心病患者出现促脉时，可从指感区分出促脉脉搏的有力无力、形态的大小、脉道的宽细及脉象的有根无根等，以此鉴别因感染、食积、气滞等致促脉或是因心衰导致的促脉发生，对临床辨证用药指导有着积极的作用。临床上冠心病心力衰竭患者常见的促脉类型有3种：①脉促而有力：患者表现为脉促而应指有力，这种情况常提示患者心功能不全程度尚轻，NYHA分级多在Ⅱ～Ⅲ级，血象检查提示可能兼有感染，舌象多见舌淡，薄黄苔，中医辨证属心气不足，兼阳热亢盛，痰浊、瘀血停滞，为本虚标实之证，处方予补益心气、轻清除热、平调气血之剂，患者预后往往尚可。②脉促而无力：患者表现为脉促而应指无力，多提示心功能不全程度较前重，NYHA分级多在Ⅲ～Ⅳ级。中医辨证属心气心阳虚衰，无法鼓动气血运行，兼有痰浊、瘀血停滞脉道，心脏勉为其力，虚性亢奋，脉气不相顺接。证以本虚为主，虚实夹杂，患者多不能久行，久则气促胸闷憋气，临床处方多予益气升阳、化浊行血之剂，但预后仍欠佳。③脉促而疾，按之无根：患者表现为脉促而疾，轻取可得，重按无根，细促而小，应指无力。这种情况往往提示患者心功能不全程度甚重，NYHA分级多达Ⅳ级，随时有发生急性左心衰及心源性休克的风险。中医辨证属心阳虚衰至极，甚则虚阳暴脱，多为心阳暴脱的先兆，预后极为凶险，要警惕阿－斯综合征的发生，甚至发生室颤。因此，临床诊治时应给予患者心电监护，时刻观察患者的生命体征，病情危急时随时给予急症抢救。严密观察冠心病心力衰竭患者的脉象，不但有助于辨证论治，而且对判断患者的心功能状态、评估疾病的轻重缓急及预后有重要的价值，尤其当心衰患者出现促脉时，应时刻警惕急危重症的发生。

（二）心律失常

1. 心房纤颤 正常心肌的收缩是协调而规律的。当患者发生心房纤颤时，心房肌呈不规则的快速乱颤，心室律亦多快速而不规则，同时心室搏动过于微弱，以致未能开启主动脉瓣，不能将血液正常射入主动脉，或因动脉血压波太小，未能传导至外周动脉，因而发生脉搏短绌，时见间歇，加之脉率加速，故见促脉。心房纤颤时，心电图上正常的心房波（p波）消失，而被一系列大小不等、形状不一、间隔极不规则的心房纤颤波（f波）所代替，心室波亦极不规则。听诊时第一心音强度变化不定，心律极不规则。

2. 过早搏动　过早搏动系提前发生的异位心搏。在心电图上表现为提前出现的异位心房波（p波）或心室波（QRS波）。早搏后的代偿间歇可引起脉搏间歇。有些室上性（房性或房室交界性）早搏未下传心室，或过早搏动之心搏未能将血液射入主动脉，亦可形成脉搏间歇。如基本心率快速，或基本心率虽不快速，但过早搏动频繁，均可构成促脉。临床上患者多表现为心悸、头晕、胸闷、憋气、乏力、自觉有停跳感等症状，症状可呈短暂或间歇发生。在各种器质性心脏病，如冠心病、肺心病、心肌病等患者中，期前收缩的发生率明显增加，并常可引发其他快速性房性心律失常。

3. 心动过速　短阵性心动过速发作及其终止后之代偿间歇，常可形成快速而有不规则间歇的脉搏。心电图上可见数个以上连续而快速的心搏波，发作停止后继以较长时间的间歇。阵发性房性心动过速而有不规则的房室传导阻滞时，部分心房激动不能传入心室，引起心室漏搏及脉搏短缺，加上心率快速，亦可构成促脉。心电图上可见快速之P-QRS-r波，有的P波后无QRS-T波接续。患者多表现为心悸、头晕、胸痛、憋气、乏力等症状，合并器质性心脏病患者甚至可表现为晕厥、心肌缺血或肺水肿等，症状可呈短暂、间歇或持续发作。当房室传导比例发生变动时，听诊心律不恒定，第一心音强度变化。颈静脉见到a波数目超过听诊心搏次数。阵发性房室交界性及室性心动过速，伴不规则外出阻滞，或起搏点位置不固定时，亦可出现促脉。心电图上可见到长于正常PP间期的间歇后出现一个正常的QRS波，P波缺失，或逆行P波位于QRS波之前或之后，或快速的QRS-T波中有较长时间间歇。

4. 心房扑动　心房扑动时，心房收缩虽快而规则，但如伴有不规则的房室传导比例，亦可出现快速而不规则的室率及脉搏，形成促脉。心电图上可见P波消失，代之以规律的锯齿状扑动波（F波），扑动波之间的等电线消失，心室波多不规则，QRS波形态正常，当出现室内差异传导、原先有束支传导阻滞或经房室旁路下传时，QRS波增宽，形态异常。患者症状主要与房扑的心室率相关，心室率不快时，患者可无症状；房扑伴有极快心室率，可诱发心绞痛与充血性心力衰竭。

另外，多种心律失常同时存在，有时亦可形成促脉。

附：促脉示意图及脉图（图6-30，图6-31）

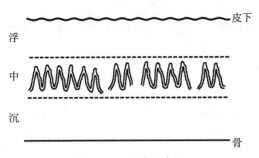

图 6-30 促脉示意图

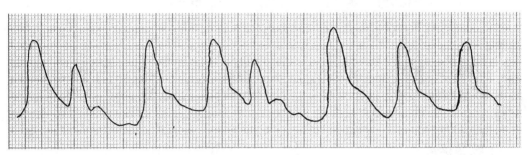

图 6-31 促脉脉图

第十九节 结 脉

【定义与脉名沿革】

结脉是脉率慢，节律不齐，呈无规则歇止的脉象。结脉名称最早见于《内经》。《灵枢·终始》曰："六经之脉不结动也。"结脉形象的描述首见于《难经》。《难经·十八难》曰："结者，脉来去时一止，无常数，名曰结也。"《伤寒论》曰："脉按之来缓，时一止复来者，名曰结。又脉来动而中止，更来小数，中有还者反动，名曰结阴也；脉来动而中止，不能自还，因而复动者，名曰代阴也。"《伤寒论》中提出结脉有两种脉型：一种是结阴脉，一种是代阴脉。

【经典描述】

《脉经》："结脉，往来缓，时一止复来（自注：按之来缓，时一止者名曰结阳，初来动止，更来小数不能自还，举之则动，名曰结阴）。"

《崔氏脉诀》："结则来缓，止而复来。"

《濒湖脉学》："结脉缓而时一止。"

《诊家正眼》："缓时止，徐行而怠。""迟滞中时见一止，古人譬之徐行而怠，偶羁一步，可为结脉传神。"

《景岳全书》："脉来忽止，止而复起，总谓之结。旧以数来一止为促……缓来一止为结……偶见中止者，总是结脉。"

【指感标准】

结脉为复合脉，主要反映脉率慢，脉的节律失常，以脉"间歇"为构成条件。即在一次完整的脉搏之后，脉搏停搏或发生一次小的搏动，而后出现一个比较完全或完全的代偿间歇期。

1. 脉率平均一息少于五至，每分钟脉搏搏动少于 90 次。

2. 伴有提前搏动和代偿间歇，间歇无规律；或三五至，或八九至，或数十至一停歇。

3. 停歇有两种形式，一是在一次常态搏动之后，紧接有一次小的搏动，其后有一段时限延长的歇止，尔后复动；二是在一次常态搏动之后，有一段时限延长的歇止，尔后复动。

【脉图标准】

1. 脉动周期为 0.6～1.2 秒，每分钟脉搏搏动少于 90 次。

2. 有两种脉搏波形图：一是在基本常态波群之间有插入性小波，数量为 1～2 个，无一定规律，插入性小波形态不一，其后有较长时间的歇止；二是在一个基本常态波群之后无插入性小波，但有一次明显间歇，间歇后的脉搏波群形态如前。

【临床意义】

结脉主气血虚弱及邪气阻遏。

1. 气血虚弱　气血虚弱，无力相继而脉见止。其缓也，因气血虚，运行缓慢而脉缓。缓中时一止，结脉乃成。此结当无力，属虚。

2. 邪气阻遏　邪气阻遏，气血运行滞遏，不能相继而时止。其缓也，因邪阻气血运行不畅而脉缓。此结当有力，属实。阻遏之邪，当包括气、血、痰、饮、食五者，亦可见于热盛者。

结脉者一般均有不同程度的心悸、心跳似有停顿感、胸闷气短、心前区不适或疼痛等症状，可引起全身乏力、头昏、头晕和焦虑等症状。现代临床研究表明，新病脉结，多形强气实，举按有力，常见于外感病引发心肌炎或房室传导阻滞；久病脉结，或年老气衰而见结脉，多缓而无力，常见于冠心病、心力衰竭，或其他类型的心脏病，心功能减退或衰竭。

【脉理分析】

《诊家正眼》云结脉体象"结为凝结，缓时一止，徐行而怠"，颇得其旨。主病"结属阴寒，亦因凝积。左寸心寒，疼痛可决。右寸肺虚，气寒凝结。左关结见，疝瘕必现。右关结形，痰滞食停。左尺结见，痿之。右尺见结，阴寒为楚。"进一步解释为"结之为义，结而不散，迟滞中时见一止也。古人譬之徐行而怠，偶羁一步，可为结脉传神。大凡热则流行，寒则停滞，理势然也。夫阴寒之中，且夹凝结，喻如隆冬天气严肃，流水冰坚也。少火衰弱，中气虚寒，失其干健之运，则气血痰食，互相纠缠，营运之机械不利，故脉应之而成结也。越人云：'结甚则积甚，结微则气微。浮结者外有痛积，伏结者内有积聚。'故知结而有力者，方为积聚；结而无力者，是真气衰弱，违其运化之常，唯一味温补为正治也。仲景云：'累累如循长竿，曰阴结。蔼蔼如车盖，曰阳结。'王叔和云：'如麻子动摇，旋引旋收，聚散不常，曰结，主死。'夫是三者，虽同名为结，而义实有别。浮分得之为阳结；沉分得之为阴结；止数频多，参伍不调，为不治之症。由斯测之，则结之主症，未可以一端尽也。伪诀云或来或去，聚而却还。律以缓时一止之义，几同寐语矣。"

西医学认为，结脉的产生来自于心律失常中的各种早搏、房颤、窦性心律不齐、传导阻滞等。当心脏出现早搏时，无论是房性还是室性，均可引起暂时性的血液动力学障碍，频发早搏，则可引起明显的血液动力学障碍。而且，期前收缩越早，心室充盈时间越短，心室充盈不足，心血容量和排出量减少，导致血管内血液容量不足而表现出脉律不整、脉搏细弱。房颤也可表现出类似特点。传导阻滞患者由于左心室内压力上行速度减慢，可引起主动脉和周围的脉压差缩小，心排出量较正常传导低，故也出现脉律不整和细缓脉。因此，临床上结脉的出现必然伴随着心律失常。

【运用举例】

心律失常之"结脉"应分辨"脉来有力而结"与"脉来无力而结"。一般认为，"脉来有力而结为实""脉来无力而结为虚"。"脉来有力而结"为阴寒内盛、气滞血瘀的反映，因阴寒内盛，阳气不伸，气血瘀滞，故"脉来有力而结"。其病理生理与植物神经系统功能失调、外周阻力加大有关。因此，属于"脉来有力而结"的心律失常多是功能性的，为实证，治疗应以温经散寒、理气活血、养心安神为主。"脉来无力而结"为心阳虚衰的反映，因心气不足，心阳虚衰，鼓动无能，血瘀不行，故"脉来无力而结"。其病理生理多与器质性心脏病心功能减损或衰竭有关。因此，属"脉来无力而结"的心律失常多是器质性的，为虚证，治疗应从扶正益气，改善心功能着手。

对结脉的临床意义，历代医家都有不同的论述。归纳言之，一虚一实。一是《脉理求真》云："结是气血渐衰，精力不继，所以继而复续，续而复断。凡虚劳久病，多有是症，然亦有阴虚阳虚之别……仍需察结之微甚，以观元气之消长。"认为结脉为气血不足，或阴虚或阳亏所致。二是《濒湖脉学》云："结脉皆因气血凝，老痰结滞苦沉吟，内生积聚外痈肿，疝瘕为殃病属阴。"李中梓言结脉"为癥结，为积聚，为七情所郁……又为气为血为饮为食为痰"，认为寒痰血瘀、癥瘕积聚可导致结脉。

附：结脉示意图及脉图（图 6-32，图 6-33）

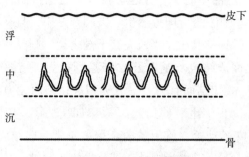

图 6-32　结脉示意图

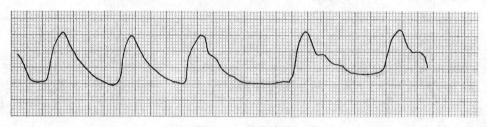

图 6-33　结脉脉图

第二十节　代　脉

【定义与脉名沿革】

代脉是脉律失常的一种脉象，脉搏节律呈现有规则的歇止或弱小搏动。目前关于代脉的形态颇有争议，一则是"动中一止，止有常数"，二则是代脉乃常脉，指的是脉象的更代、变化。代脉首见于《内经》。《灵枢·根结》曰："五十动而不一代者，以为常也，以知五脏之期。予之短期者，乍数乍疏也。"《素问》曰："五脉应象，肝脉弦，心脉钩，脾脉代……"《伤寒论》曰："脉来动而中止，不能自还，因而复动，动者，名曰代阴也。"又曰："伤寒，脉结代，心动悸。"《内经》对代脉的记述无明确的脉象形态。《伤寒论》中的描述与结脉相合。《脉经》之后，关于代脉形象的描述虽有不同，但多数文献记述为代脉动中一止，止有常数。

【经典描述】

《脉经》："代脉，来数中止，不能自还，因而复动。"

《诊家枢要》："代，更代也，动而中止，不能自还，因而复动，由是复止，寻之良久，乃复强起，曰代。"

《脉诀刊误》："代脉之止，其止有常数而不忒，如十动一止，则数十止皆见于十动之后。"

《景岳全书》："忽见软弱，乍数乍疏，乃脉形之代；其断而复起，乃至数之代，两者皆称为代。"

《诊家正眼》："代为禅代，止有常数，不能自还，良久复动。"

《脉语》："《脉经》曰脉五来一止，不复增减名曰代，七来一止，不复增减亦名曰代；然则代者，止而有常，如四时更代而不失其常也。"

【指感标准】

代脉是单因素脉象，主要反映脉的节律失常，以脉有规则"间歇"为构成条件，可呈二联律（一跳一歇止，或一强一弱），或三联律（二跳一歇止，或二跳一弱），或五联律等。

1.切脉时，脉来迟缓，每分钟脉搏搏动少于90次。

2.有间歇，但间歇有规律，常见二联脉、三联脉等，间歇时间较长；或脉力参差不均，强弱交替，总体偏弱。

【脉图标准】

1.基本脉动周期大于0.6秒；每分钟脉搏搏动少于90次。

2.脉象形态不拘，脉力不一。

3.在1个，或2个，或3个基本常态波群之后，有一次明显间歇，间歇呈规律性，间歇后的脉搏波群形态如前。

【临床意义】

代，乃更代之义，是指不同的脉象相互代替、更换，交错出现。代脉脉象为乍疏乍数，乍强乍弱，乍动乍止。张景岳云："凡见忽大忽小，乍迟乍数，倏而变更不常者，均为之代。"

代脉主脏气衰微，亦主风证、痛证、七情惊恐、跌打损伤。脏气衰微，气血亏损，元气不足，以致脉气不相衔接而止有定数。至于风证、痛证、七情惊恐、跌打损伤而见代脉，是因病而致脉气不相衔接，脉亦见歇止。

李士懋教授认为，代脉当为脉无定候，更变不常，出现歇止、疏数、强弱、大小交替出现的脉象，可分为生理之代、病理之代、脏衰死代。

1. 生理之代　《素问·宣明五气论》云："五脏应象……脾脉代……"谓脏气随时而更，脉亦随时而更代。此四时之代也。《灵枢·根结》云："五十动而不一代者，以为常也，以知五脏之期。"此至数之更代。因四季阴阳升降不同，主气不同，人与天应，故脉应时而更代。孕脉三月而代，此因胎儿发育，妊者气血相对出现不足，故脉代。当生化之力增强，代脉自除。

2. 病理之代　一般指暴病而言，气血乍损，一时不能相继而出现代脉。此代非脏气衰败之死代，而是气血乍损之病代。滑伯仁云："有病而气血乍损，只为病脉。"如霍乱吐泻而脉代，《四言举要》曰："霍乱之候，脉代勿讶。"

3. 脏衰死代　脏气衰败的死代，多见于久病之人，元气衰败者。《素问·平人气象论》曰："但代无胃，曰死。"此为死代。

张景岳辨代脉，将其分为至数之代、脉形之代和气候之代。《类经》云："至于代脉之辨，则有不同。如宣明五气篇曰脾脉代；邪气脏腑病形篇曰黄者其脉代，皆言脏气之常候，非谓代为止也；由平人气象论曰长夏胃微软弱曰平，但代无胃曰死者，乃言胃气去而真脏见者死，亦非谓代为止也。由此观之，则代本不一，各有深义。如五十动而不一代者，乃至数之代，即本篇所云者是也。若脉本平匀而忽强忽弱者，乃形体之代，即平人气象论多云是也。又若脾主四季而随时更代者，乃气候之代，即宣明五气等篇多云者是也。凡脉无定候，更变不常，则均谓之代。"

【脉理分析】

脏气衰微，元气不足，鼓动乏力，以致脉气不相接续，故脉来时有歇止，良久复还，脉虚无力，如《伤寒溯源集》云："代，替代也，气血虚惫，真气衰微，力不支给。"另外，疼痛、惊恐、跌打损伤等见代脉，是因暂时性的气结、血瘀、痰凝等阻抑脉道，血行涩滞，脉气不能衔接，而致脉代而应指有力。

《诊家正要》言代脉体象"代为禅代，止有常数；不能自还，良久复动"。主病"代主脏衰，危恶之候。脾土败坏，吐利为咎。中寒不食，腹疼难救。两动一止，三四日死。四动一止，六七日死。次第推求，不失经旨"。进一步解释为"代者，禅代之义也。如四时之禅代，不愆其期也。结促之止，止无常数；代脉之止，止有常数。结促之止，一止即来；代脉之止，良久方还。《内经》以代脉一见，为脏气衰微，脾气脱绝之诊也。唯伤寒心悸，怀胎三月，或七情太过，或跌打重伤，及风家痛症，俱不忌代脉，未可断其必死耳。滑伯仁曰：'无病而赢瘦脉代者，危候也。有病而气血乍损，只为病脉。'此伯仁为暴病者言也。若久病得代脉而冀其回春者，万不得一也。《内经》曰：'代则气衰。'又曰：'代散者死。'夫代脉见而脾土衰，散脉见而肾水绝，二脉交见，虽在神圣，亦且望而却走矣。大抵脉来一息五至，则肺心脾肝肾五脏之气皆足也。故五十动而不一止者，合大衍之数，谓之平脉。反此，则止乃见焉。肾气不能至，则四十动一止；肝气不能至，则三十动一止；脾气不能至，则二十动一止；心气不能至，则十动一止；肺气不能至，则四五动一止。戴同父云：'三部九候，每候必满五十动，出自《难经》，而伪诀五脏歌中，皆以四十五动为准，乖于经旨。'伪诀又云：'四十一止一脏绝，却后四年多殁命。'荒疵越理，莫此为甚。夫人岂有一脏既绝，尚活四年之理哉！历考《内经》，而知代脉之义，别自有说。如《宣明五气篇》曰：'脾脉代。'《邪气脏腑病形篇》云：'黄者其脉代。'皆言藏气之常候，非谓代为止也。《平人气象论》曰：'长夏胃微软弱曰平，但代无胃曰死'者，盖言无胃气而死，亦非以代为止也。如云'五十动而不一代'者，是乃至数之代也。若脉平匀而忽强忽弱者，乃形体之代，即《平人气象论》所言者是也。若脾旺四季，而随时更代者，乃气候之代，即《宣明五气》等篇所云者是也。脉无定候，更变不常，则均谓之代，各因其变而察其情，庶足以穷其妙耳。善化县黄桂岩，心疼夺食，脉三动一止，良久不能自还。施笠泽云：'五脏之气不至，法当旦夕死。'余曰：'古人谓痛甚者脉多代。'周梅屋云：'少得代脉者死，老得代脉者生。'今桂岩春秋高矣，而胸腹负痛，虽有代脉，不足虑也。果越两旬而桂岩起矣。故医非博览，未易穷脉之变耳。"

西医学认为，代脉产生的机理如下：①心脏规则的期前收缩，其后的代偿间歇可形成规则的脉搏间歇。②规则的二度房室传导阻滞可以形成规则的心搏脱漏及脉搏间歇。③心房扑动时如果伴有交替性 4∶1 及 2∶1 的房室传导阻滞，可形成规律脉搏间歇。④1 个逸搏心律后紧跟着 1 个窦性搏动，形成逸搏夺获二联律，可以形成规则的脉搏间歇，从而构成代脉。

【运用举例】

代脉是临床心律失常常见的脉象之一，临证时应辨"脉来有力而代"与"脉来无力而代"。一般认为"脉来有力而代为实""脉来无力而代为虚"。

"脉来无力而代"为心气不足，心阳虚衰的反映，与器质性心脏病心功能减损或衰竭有关。因而，属"脉来无力而代"的心律失常多是器质性的，为虚证，治疗应以扶正益气，改善心功能为主。"脉来有力而代"为气机不畅或心神不宁的反映，因气血运行不畅，心神不宁，并非脏气衰微，故"脉来有力而代"，多与植物神经系统功能失调有关。因而，属"脉来有力而代"的心律失常多是功能性的，为实证，治疗应以调理气血或养心安神为主。

现代临床研究表明，凡是心电图呈现的过早搏动呈联律者；规则的二度窦房传导阻滞；房室传导比例固定的二度窦房传导阻滞（2∶1 房室传导阻滞除外）；心房扑动伴有 4∶1 及 2∶1 之交替性房室传导阻滞等皆可出现代脉。而上述心电图多见于器质性心脏病，如冠心病、风湿性心脏病、心肌炎等；器质性心脏病中医辨证多是心之阳气亏虚、心肺气虚、心脾气虚等，故脏气衰微是代脉的常见主病。

洋地黄类药物能加强心肌收缩力，使输出量增加，静脉压下降，舒张期延长，瘀血症状消失，反射性兴奋迷走神经，使心率减慢，故常用于心脏病充血性心力衰竭。但洋地黄类药物不能改变心律。若心衰伴有心房纤颤者，在使用该药的过程中，在心率减慢的同时出现二联律、三联律，从而使脉象呈现有规律的歇止者，则是洋地黄类药物中毒的表现，应立即停药。

痰、瘀阻滞心脉，影响心阳的鼓动和脉气的运行，使脉行时有歇止，歇止有规律，则为代脉；歇止无规律者，则为促脉或结脉。房性早搏或室性早搏而出现心悸脉代者，其代脉多为痰阻气滞之象。

当心包内积液过快增多导致心包填塞时，会出现所谓的"奇脉"，即在吸气时脉搏减弱或消失，呼气时脉搏增强或出现。这种有规律的呼吸而使脉搏有规律的歇止，实际上产生的就是代脉。

临床上诊断心血管疾病时，代脉对于疾病的诊断、治疗效果及预后具有良好的指导意义。

附：代脉示意图及脉图（图6-34，图6-35）

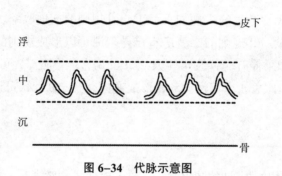

图6-34　代脉示意图

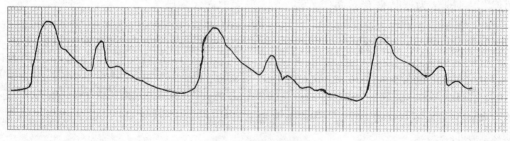

图6-35　代脉脉图

第二十一节　疾　脉

【定义与脉名沿革】

疾脉又称极脉，是指脉来急速，脉率快于数脉的脉象，其脉率在121～180次/

分（一息七至九至）之间。对疾脉描述最早的《诊家枢要》，其曰："疾，盛也。快于数而疾，呼吸之间脉七至。"但疾脉至数的记载，远可追溯到《内经》及《难经》。《素问·平人气象论》曰："人一呼脉四动以上曰死。"《难经·十四难》"一呼四至，一吸四至，病欲甚。"

疾脉的至数，文献中有言八至以上者，有言八至、七至者，有言七八至者，但以言八至者为多，故疾脉的至数应为七至以上。

【经典描述】

《诊家正眼》："疾为急疾，数之至极，七至八至，脉流薄疾。"

《脉诀汇辨》："六至以上，脉有两称，或名曰疾，或名曰极，总是急速之脉，数之甚者也。"

《中医诊断学讲义》："脉来急疾，一息七至八至。"

《中医名词术语选释》："脉来异常急速，医生一次正常呼吸，患者的脉搏达七八次（相当于每分钟脉搏达 120 ～ 140 次）。"

【指感标准】

疾脉是单因素脉象，只反映脉率变化，脉率高于数脉。疾脉的至数应为七至以上。

1. 切脉时医生先需调息，以息计数，七至以上（含七至），即每分钟脉搏搏动在 121 次以上。

2. 脉来急速，有滑脉样感觉。

3. 脉律基本规整。

4. 脉力基本正常或弱于平脉。

【脉图标准】

1. 指压 – 指感趋势曲线呈拟正态型。

2. 疾脉脉动周期 < 0.5 秒，心率达 121 次 / 分以上。

3. 单一疾脉各波群图形类似于数脉。

4. 脉图规整，无间歇。

【临床意义】

疾脉多见热盛阳极，亦主亡阴、亡阳。伤寒、温病在热极时往往有疾脉，疾而按之益坚是阳亢无制，真阴垂危之候。生理性疾脉也可见于剧烈运动后，婴儿脉来一息七至也是平脉，不作疾脉论。

现代临床研究表明，心律失常常见疾脉，如阵发性室性心动过速、阵发性室上性心动过速发作时的脉象，常表现为疾脉、极脉或脱脉。

若心气心阴虽虚而未致阴不敛阳、虚阳外越者，其脉疾而整齐有力，有反复发作史，持续时间较长，可达数小时以上，除自觉心悸不宁、头晕以外，一般无其他不适，压迫眼球或颈动脉等刺激迷走神经可终止其发作，多见于阵发性室上性心动过速或窦性心动过速而无器质性心脏病，亦有预激症候群的可能。

心气心阴衰竭，阴不敛阳，虚阳外越者，其脉疾而软弱无力，甚则疾而细微欲绝，呈短阵发作，持续时间短，常有胸闷、气急、出汗、四肢厥冷、面色苍白，甚则晕厥休克，刺激迷走神经亦不能终止其发作，多属室性心动过速，大多由于风心病、冠心病、心肌炎等器质性心脏病伴心源性休克所致；亦可见于严重电解质紊乱、洋地黄或奎尼丁中毒。此类患者易出现室颤、阿－斯综合征等急症。

【脉理分析】

疾脉是指比数脉搏动更快的脉象。古代医家所规定的疾脉标准是一呼一吸七至以上，即脉搏搏动每分钟 121 次以上。如果更详细区分，还可有极脉及脱脉，一呼一吸八至以上称为极脉，九至以上则称为脱脉。疾脉和极脉多由阳热极盛，阴液将竭所致，是真阴将竭于下，阳热亢于上的脉象。脱脉则见于阴竭阳绝，阴阳离绝的危候，若不紧急救治，可危及生命。

《诊家正眼》言疾脉体象"疾为急疾，数之至极；七至八至，脉流薄疾"。其主病"疾为阳极，阴气欲竭。脉号离经，虚魂将绝。渐进渐疾，旦夕殒灭。左寸居疾，弗戢自焚。右寸居疾，金被火乘。左关疾也，肝阴已绝。右关疾也，脾阴消竭。左尺疾兮，涸辙难濡。右尺疾兮，赫曦过极"。进一步解释为"六至以上，脉有两称，或名曰疾，或名曰极，总是急速之形，数之甚者也。是唯伤寒热极，方见此脉，非他疾所恒有也。若劳瘵虚惫之人，亦或见之，则阴髓下竭，阳光上亢，有日无月，可与之决短期矣。阴阳易病者，脉常七八至，号为离经，是已登死籍者也。至夫孕妇将产，亦得离经之脉，此又非以七八至得名，如昨浮今沉，昨大今小，昨迟今数，昨滑今涩，但离于平素经常之脉，即名为离经矣。大都一息四至，则一昼一夜约一万三千五百息，通计之当五十周于身，而脉行八百一十丈，此人身经脉流行之常度也。若一呼四至，则一日一夜周于身者当一百营，而脉遂行一千六百余丈矣。必至喘促声嘶，仅呼吸于胸中数寸之间，而不能达于根蒂，真阴极于下，孤阳亢于上，而气之短已极矣。夫人之生死由于气，气之聚散由乎血，凡残喘之尚延者，只凭此一线之气未绝耳。一息八至之候，则气已欲脱，而犹冀以草木生之，何怪乎不相及也！"

【运用举例】

阵发性室上性心动过速与窦性心动过速两者的病机虽同为心气阴两虚，血脉瘀阻，瘀而化热，但两者又有区别。因为阵发性室上性心动过速的脉象是疾极脉，而窦性心动过速的脉象是数脉，数脉与疾脉、极脉的形成虽然同为阴虚而阳热亢盛，但疾脉、极脉

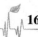

是阳极而阴将竭，即阴更虚而阳更盛。所以，阵发性室上性心动过速更应重用填补心阴及清热凉血的药物，少数严重的阵发性室上性心动过速或室性心动过速的患者出现脱脉时，为阴竭阳绝，阳气耗竭，阴阳将脱，宜回阳填阴救逆。目前临床治疗阵发性室上性心动过速时常常忽视凉血清心的法则，从而影响疗效。

附：疾脉示意图及脉图（图 6-36，图 6-37）

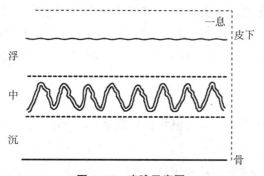

图 6-36 疾脉示意图

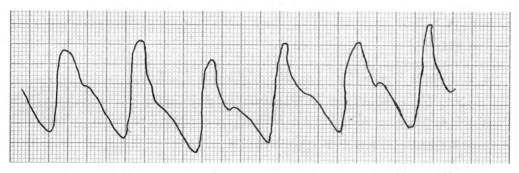

图 6-37 疾脉脉图

第二十二节 芤 脉

【定义与脉名沿革】

芤脉浮大，按之边实而中空，如按葱管。芤脉多是失血过程中出现的一过性脉象，名称出自《金匮要略》。其曰："……脉极虚芤迟，为清谷亡血失精。"又曰："脉弦而大，弦则为减，大则为芤，减则为寒，芤则为虚。"

【经典描述】

《脉经》："芤脉浮大而软，按之中央空，两边实（一曰手下无，两旁有）。"

《脉诀》："两头有，中间无，是脉断截矣。"

《诊家枢要》："浮大而软，寻之中空旁实，旁有中无，诊在浮举重按之间。"

《诊家正眼》："假令以指候葱，浮候之，看上面之葱皮，中候之，正当葱之空虚处，沉候之，又着下面之葱皮。"

《诊家正眼》："芤乃草名，绝类慈葱，浮沉俱有，中候独空。"

《景岳全书》："芤脉，浮大中空，按如葱管。"

《濒湖脉学》："芤脉，浮大而软，按之中央空，两边实，中空外实，状如慈葱。""芤形浮大软如葱，边实须知内已空，火犯阳经血上溢，热侵阴络下流红。"

《中医诊断学讲义》："浮大中空（上下两旁皆见脉形，而中间独空），如按葱管。"

【指感标准】

芤脉是具有复合因素的脉象，脉形比较复杂，综合了"浮、大、软、中央空、两边实"等多种构成因素。

1. 诊脉时有中空的感觉，边硬中软。

2. 脉管粗大，但脉力不足。

3. 脉位浮。

【脉图标准】

1. 最佳取脉压力 50 ～ 75g，125g 以上脉图明显减弱或消失。

2. 上升支直立，无转折；流入时间在 0.06 ～ 0.09 秒之间。

3. 主波角呈圆头状，夹角在 20°～ 48°之间；降支下降速度快。

4. 重搏前波波幅与主波波幅比值在 0.15 以下。

5. 重搏波位置低。

6. 基线不稳定，受呼吸影响明显。

【临床意义】

芤脉常见于大量失血、伤阴之际。《外科精义》云："芤脉之诊……其主血虚，或为失血。疮肿之病，诊得芤脉，脓溃后易治，以其脉病相应也。"《濒湖脉学》云："寸芤积血在于胸，关里逢芤肠胃痈，尺部见之多下血，赤淋红痢漏崩中。"《诊家正眼》云："芤脉中空，故主失血。左寸呈芤，心主丧血；右寸呈芤，相傅阴亡。芤入左关，肝血不藏；芤现右关，脾血不摄。左尺如芤，便红为咎；右尺如芤，火炎精漏。"

《景岳全书》云："芤为阳脉，凡浮豁、弦、洪之属，皆相类也。为孤阳脱阴之候。为失血脱血，为气无所归，为阳无所附，为阴虚发热，为头晕目眩，为惊悸怔忡，为喘急盗汗。芤虽阳脉，而阳实无根，总属大虚之候。"

【脉理分析】

芤脉位偏浮、形大、势软而中空，是脉管内血量减少，充盈度不足，紧张度低下的一种状态，多因血崩、呕血、外伤性大出血等突然出血过多之时，血量骤然减少，无以充脉，或因剧烈吐泻津液大伤，血液不得充养，阴血不能维系阳气，阳气浮散所致。若失血、伤液之后，血管自敛，或经输血、补液等而阴液得到补充，则往往不再现芤脉。

【运用举例】

芤脉见于各种急性大出血，如上消化道出血、肠出血、大咯血、功能性子宫出血和外伤性大出血等，也见于急性胃肠炎、食物中毒等导致的严重吐泻、脱水而出现的急性血容量骤减，还见于慢性肠道疾病造成吸收不良、慢性腹泻、高温出汗、长期减肥摄入不足等。

有实验研究显示，至出现典型芤脉时，心率加快了20%，心每搏指数减少30%，指端容积脉波几乎完全消失。

附：芤脉示意图（图6-38）

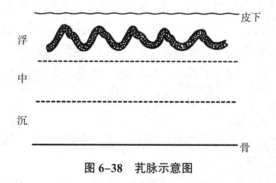

图6-38　芤脉示意图

第二十三节　弦　脉

【定义与脉名沿革】

弦脉是临床上较常见的一种脉象，主要特征是脉来端直以长，直上下行，状如弓弦。其实质是脉体张力增高。弦脉分为生理性弦脉与病理性弦脉。弦脉是春季的常脉。弦脉的名称首先见于《内经》。《素问·平人气象论》云："春胃微弦曰平。"《素问·玉机真脏论》云："春脉者肝也……万物之所以始生也，故其气来，软弱轻虚而滑，端直以长，故曰弦，反此者病。"

弦脉是常用的纲领脉，属单因素脉象。弦脉对脉位、至数没有特定要求，脉位可浮可沉，至数可快可慢。典型的弦脉，脉力当紧张有力，但亦可出现弦而无力之脉；脉体可细、可不细，或大。

【经典描述】

《伤寒论》："弦者状如弓弦，按之不移也。""脉浮而紧者，名曰弦也；弦者，状如弓弦，按之不移也。"

《脉经》："（弦脉）举之无有，按之如弓弦状（一曰如张弓弦，按之不移；又曰浮紧为弦）。"

《千金翼》："按之如琴瑟弦，三关通病梗梗，无有屈挠，名曰弦。"

《诊家枢要》："按之不移，举之应手，端直如弓弦。"

《诊家正眼》："弦如琴弦，轻虚而滑，端直以长，指下挺然。弦为肝风，主痛主疟，主痰主饮……弦脉与长脉皆主春令，但弦为初春之象，阳中之阴，天气犹寒，故如琴弦之端直而挺然，稍带一分之紧急也。"

《外科精义》："按之则紧而弦。其似紧者，为弦，如按弦而不移，紧如切绳而转动，以此为异。"

《濒湖脉学》："过于本位脉名长，弦则非然但满张，弦脉与长争较远，良工尺度自能量。""弦脉迢迢端直长，肝经木旺土应伤，怒气满胸常欲叫，翳蒙瞳子泪淋浪。"

《诊家正眼》："弦如琴弦，轻虚而滑，端直以长，指下挺然。"

《景岳全书》："弦脉，按之不移，硬如弓弦。凡滑、大、坚搏之属，皆其类也。"

【指感标准】

弦脉是常用的纲领脉，属单因素脉象，以脉来端直以长、直上直下、如按琴弦为特征。

1. 切脉时，轻按应手，指下挺然，感觉脉管紧张度较高，有按在琴弦上的感觉。

2. 浮、中、沉三候均可见弦脉，但以中、沉取多见。

3. 感觉到脉搏有平直感，直起直落。

4. 脉宽不拘。

5. 脉长可满三部或逾于三部，亦可在某一部出现弦脉。

【脉图标准】

1. 指压－指感趋势曲线呈拟正态型。

2. 脉波周期 0.6 ～ 1 秒。

3. 主波高度增加，$h_1 > 18mm$，升支斜率减小。

4. 重搏前波抬高，与主波接近或融合，呈宽大的单峰波，降中峡抬高，重搏波平坦或为负值。

5. $h_3/h_1 > 0.7$，$h_4/h_1 > 0.5$，$w/t > 0.2$，$h_5 < 0.5mm$。

6. 主波角增宽。

【临床意义】

在历代古籍论述中，弦脉见于肝胆病、疼痛、痰饮等，或为胃气衰败者，亦见于老年健康者。

《素问·玉机真脏论》曰："春脉者，肝也，东方木也，万物之所以始生也。故其气来软弱，轻虚而滑，端直以长，故曰弦。反此者病。"《难经·十五难》曰："经言，春脉弦，夏脉钩，秋脉毛，冬脉石，是王脉耶？将病脉也。然：弦钩毛石者，四时之脉也。春脉弦者，肝东方木也，万物始生，未有枝叶，故其脉之来，濡弱而长，故曰弦。"《四言举要》曰："弦脉主饮，病属肝胆；弦数多热，弦迟多寒。浮弦支饮，沉弦悬痛，阳弦头痛，阴弦腹痛。"《外科精义》曰："春脉浮弦而平，不时见则为饮为痛，主寒主虚……弦洪相搏，外紧内热，欲发疮疽也。"《濒湖脉学》云："弦应东方肝胆经，饮痰寒热疟缠身，浮沉迟数须分别，大小单双有重轻。寸弦头痛膈多痰，寒热癥瘕察左关，关右胃寒心腹痛，尺中阴疝脚拘挛。"《诊家正眼》曰："弦为肝风，主痛主疟，主痰主饮。弦在左寸，心中必痛；弦在右寸，胸及头疼。左关弦见，痰疟癥瘕；右关弦见，胃寒膈痛。左尺逢弦，饮在下焦；右尺逢弦，足挛疝痛。"《景岳全书》曰："弦脉……为阳中伏阴，为血气不和，为气逆，为邪胜，为肝强，为脾弱，为寒热，为痰饮，为宿食，为积聚，为胀满，为虚劳，为疼痛，为拘急，为疟痢，为疝痹，为胸胁痛。"

现代临床研究认为，弦脉有生理性弦脉与病理性弦脉之分。

生理性弦脉又称"平弦脉"，见于中老年健康人。其特征在指感上从容柔顺和缓。在脉图上可呈三峰波型，主波随取法加压变化而有较大变化，有正常的血流动力学指标，是脉有胃气的表现。有研究表明，生理性弦脉的出现率随年龄增长而增加。上海中医药大学费兆馥等认为，弦脉的这种变化规律是机体自然衰退的一种表现，与心血管功能减退密切相关。因此，在研究某些疾病弦脉时，也应排除年龄因素的影响。若因精神情绪、时令气候、觉醒睡眠等因素影响出现一时性弦弦，属于功能性弦脉，是机体适应外界的自控调节功能所致。

病理性弦脉又称"病弦脉"，可见于多种疾病之中。其特征是指感上弦劲占优势，脉图逐渐向僵直平顶波型发展，血流动力学指标异常，是脉中胃气减少的表现。临床根据潮波位置的高低和主波形态的变化，可将病弦脉分成弦Ⅰ型（主波斜宽）、弦Ⅱ型（主波平宽）、弦Ⅲ型（主波后隆）、弦Ⅳ型（主波圆宽）4种类型。这些图形上的差异，反映了指感的不同弦硬程度。一般脉图中潮波上升的位置越高，与主波叠加的位置越主前，则脉象越弦硬。

对于平弦脉与病弦脉的鉴别，福建中医药研究所陈东汉等检测了弦脉和平脉脉图参数及血流动力学参数，并进行逐步判别分析，建立了病弦脉的数学表达式，总符合率达

92% ～ 96%。成都中医药大学有研究表明，病弦脉的重搏前波高于平弦脉，因而病弦脉的张力大于平弦脉。陈德奎等从血液动力学的角度进行分析，确定零压顺应性＜ 1.5时，多具动脉硬化病变，借此与功能性弦脉相鉴别。

临床上，弦脉常见于高血压、血管硬化、动脉粥样硬化；肝硬化、肝癌等肝胆疾病；严重的疼痛，如急腹症、软组织的有菌及无菌性炎症；慢性气管炎、慢性肾炎、慢性胃肠炎、恶性肿瘤的晚期、急慢性发作性胰腺炎、慢性神经性病变，如坐骨神经炎、脑神经病变、癫痫等；植物神经功能的紊乱，如交感神经兴奋、肾上腺素及醛固酮的增加等。

【脉理分析】

肝主筋，脉道的柔软、弦硬与筋之弛缓、强劲之性相同；肝胆病多郁滞，肝气失于条达则脉多弦劲，故称弦脉"在脏应肝"，多主肝胆病变。

痰饮内停、情志不遂、疼痛等，均可使肝失疏泄，气机郁滞，血气敛束不伸，脉管失去柔和之性，弹性降低，紧张度增高，故脉来强硬而为弦，并随邪气性质不同而或为弦紧，或为弦数，或为弦滑等。

虚劳内伤，胃气衰败，中气不足，肝木乘脾土；或肝病及肾，阴虚阳亢，也可见弦脉，但应为弦缓或弦细。如脉弦劲如循刀刃，为生气已败，病多难治。戴同父在《脉诀刊误》中说："弦而软，其病轻；弦而硬，其病重。"以脉中胃气的多少来衡量病情轻重的经验，临床有一定意义。

弦脉在时应春。春季平人脉象多稍弦，是由于初春阳气主浮而天气犹寒，脉管稍带敛束，故脉如琴弦之端直而挺然，此为春季平脉。健康人中年之后，脉亦兼弦；老年人脉象多弦硬，为精血衰减，脉道失其濡养而弹性降低的征象，是随年龄增长，脉象失其柔和之性而变弦，属于生理性退化表现。

【运用举例】

弦是脉气紧张的表现。肝主疏泄，调畅气机，以柔和为贵。邪气滞肝，疏泄失常，气机运行不利，脉应之为弦。在临床中，痰饮为有形实邪，最易阻滞气机，痛则不通，气机运行亦受影响。另外，寒邪侵袭人体，血脉拘急，脉气因而紧张。此外，春季阳气开始升浮而天气犹寒，脉道稍带敛束，故脉如琴弦之端直而挺然，此为平脉。"年四十而阴气自半"，随年龄增长，健康人中年之后，脉亦多兼弦。老年人精血衰减，脉失濡养，故其脉多弦硬。

1. 弦主肝阳上亢 临证见于肝风内动，肝火上炎，症见眩晕、跌仆、手足拘急、目赤面红、头痛，其脉多弦实，多为高血压病人。

2. 弦主肝气郁滞 情志不舒，肝气郁结，症见胸胁闷痛、胀痛、胃脘满闷纳少、倦怠乏力，其脉多为弦象，肝炎病人较多见。

3. 弦主疟疾 往来寒热，发作有时，是病在少阳，少阳病脉弦。如《金匮要略》

云:"疟脉自弦,弦数者多热,弦迟者多寒,弦小紧者下之差,弦迟者可温之。"疟疾病证,有寒热之分,其脉则有迟数之应。

4. 弦主痰饮 饮证寒痰,症见咳喘、胁痛、短气、心悸者,其脉多弦。临证常见于肺气肿、慢支、哮喘、胸水、腹水等。其脉弦兼滑为顺,兼数难治。如《金匮要略》云:"咳家其脉弦,为有水,十枣汤主之。"又云:"脉弦数,有寒饮,冬夏难治。"

5. 主虚证 常见于脾胃虚寒,肝木乘脾土之证候。如《金匮要略》云:"脉弦者,虚也,胃气无余,朝食暮吐,变为胃反,寒在于上,医反下之,令脉反弦,故名曰虚。"寒邪在上,又用寒凉药攻下,损伤脾胃阳气,致胃失和降,脾失健运,为土败木贼之证。

6. 主痛 诸痛证候,均可见弦脉,如头痛、胁痛、身痛、腹痛、肢体痛等。如《伤寒论》云:"太阳与少阳并病,头项强痛,或眩冒……发汗则谵语脉弦。"发汗则伤阴,肝阴耗损,木火升腾,出现谵语脉弦,治宜平肝息风清热之剂,可获疗效。

有研究对10818例患者资料进行回顾性调查,发现有弦脉记录的共3901例,占全部有脉象记录病例的36.44%,对应的证型总数共238种。

在弦脉对应证型中,有关肝胆病的证型有29种,共1708例,占43.78%,在弦脉对应的脏腑病证分布中占了主要部分,排在前10位的有肝郁脾虚、肝郁气滞、肝阳上亢、肝肾阴虚、肝胃不和、肝风内动、肝郁化火、肝胆湿热、肝火炽盛、肝阴虚。

陈涛等通过对269位医家共4400个案例进行实例研究,验证了弦脉主肝胆病、诸痛证及痰饮,并发现弦脉在肝胆湿热、湿热蕴脾、肠道湿热、膀胱湿热等湿热病症中均为主脉。

行鸿彦等对临床采集的130例高血压患者、高校50例健康中年人和50例健康大学生脉搏信号分别进行潮波与主波比值、K值和模态能量商特征计算,结果表明,模态能量商能够区分正常人和高血压患者,并且与高血压弦脉程度有较好的相关性。

韩刚等采集2002～2005年295例急性脑血管病患者的临床资料,观察患者的4种舌质、5种舌苔、7种脉象的中医证候,进行同质分析,发现脑出血与红色舌质、黄舌苔、弦滑脉关系密切。

附:弦脉示意图及脉图(图6-39,图6-40)

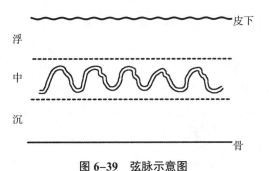

图6-39 弦脉示意图

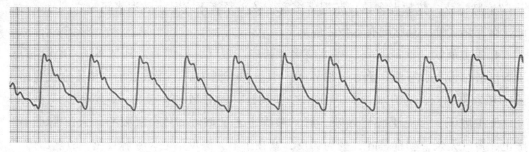

图 6-40　弦脉脉图

第二十四节　革　脉

【定义与脉名沿革】

革脉浮，搏指弦，中空外坚如按鼓皮，切脉时手指感觉有一定的紧张度。革脉乃弦芤结合之脉，其主要特征为脉形如弦，按之中空。张锡纯说："革脉最为病脉中之险脉。"革脉之名出自《内经》。《素问·脉要精微论》曰："浑浑革至如涌泉，病进而色弊。"《金匮要略》曰："脉弦而大，弦则为减，大则为芤，减则为寒，芤则为虚，虚寒相搏，此名曰革。"虽然历代脉学专著对革脉多有论述，但在实践之中，革脉是极为少见的。革脉虽有"弦"象，但其脉力、至数多与芤脉相似。

【经典描述】

《脉经》："有似沉伏，实大而长微弦（《千金翼方》以革为牢）。"

《濒湖脉学》："革脉形如按鼓皮，芤弦相合脉寒虚。"

《脉学辑要》："徐春甫云：'革为皮革，浮弦大虚，如按鼓皮，内虚外急'。"

《时方妙用》："浮而搏指为革，中空外坚，似以指按鼓皮之象。"

《诊家正眼》："革大弦急，浮取即得，按之乃空，浑如鼓革。"

【指感标准】

革脉是具有复合因素的脉象，其脉形是弦脉与芤脉相合，综合了"浮、大、弦、中央空、两边实"等多种构成因素。

1.切脉时浮取即搏指强直，重按中空，如按鼓皮，内虚空而外绷急。

2.具有弦脉特征，但脉位浮、脉形大。

3.脉宽增大。

4.脉长可及三部。

【脉图标准】

1. 指压 – 指感趋势曲线呈无根型。

2. 革脉于加压 25g 左右已明显出现，最佳取脉压力为 75g 左右。

3. 脉图的主波宽大，上升支直立，无转折；主波波幅 $h_1 < 9mm$，流入时间在 $0.06 \sim 0.09$ 秒之间；主波角可呈圆头状，主波角增宽 $> 42°$；降支下降速度快；重搏前波波幅与主波波幅比值 $h_3/h_1 < 0.15$。

4. 重搏波位置低。

5. 基线不稳定。

【临床意义】

革脉多见于亡血、失精、半产、漏下等病症。

《濒湖脉学》曰："革脉形如按鼓皮，芤弦相合脉寒虚。女人半产并崩漏，男子营虚或梦遗。"《诊家正眼》曰："革主表寒，亦属中虚。左寸之革，心血虚痛；右寸之革，金衰气壅。左关遇之，疝瘕为祟；右关遇之，土虚为疼。左尺之革，精空可必；右尺之革，殒命为忧。女人得之，半产漏下。"

临床上，革脉多见于感染性疾病、神经性疼痛、失血、抽搐、痉挛及妇女月经不调、流产等疾病，也见于心肌梗死、内脏肿瘤、肝胆疾病等。

【脉理分析】

革脉多因精血耗伤，脉管不充，正气不固，气无所恋而浮越于外，以致脉来浮大搏指，外急内空，恰似绷急的鼓皮，有刚无柔。

【运用举例】

虚劳失血，精血亏虚，可见革脉。《脉学刍议》说："再生障碍性贫血常见此类脉象，脉形阔大，按之中空，为高度贫血。"肾阳不足，腰腹冷痛，多梦遗泄精，亦可见革脉。

附：革脉示意图及脉图（图 6-41，图 6-42）

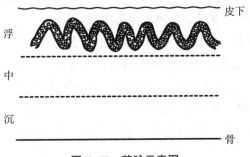

图 6-41 革脉示意图

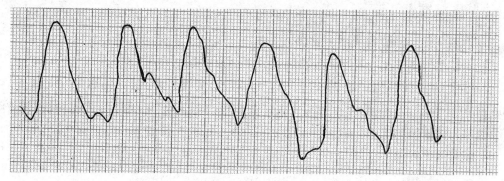

图 6-42　革脉脉图

第二十五节　牢　脉

【定义与脉名沿革】

"牢"者，深居于内，坚固牢实之义。牢脉是指沉取实大弦长，坚牢不移。牢脉的脉象特点是脉位沉长，脉势实大而弦。李中梓说："牢有二义，坚牢固实之义，又深居在内之义。"牢脉之名出现较早，若疾病发生变化或转变，但脉象不发生变化，亦有古代医家称之为"牢脉"。扁鹊说："病若吐血而复鼽衄者，脉当得沉细，而反浮大牢者死。"此处的"牢脉"与后世脉书的"牢脉"有较大区别。现在牢脉理解为轻取、中取均不应，沉取始得，但搏动有力，势大形长，为沉、弦、大、实、长 5 种脉象的复合脉。

【经典描述】

《千金翼方》："按之实强，其脉有似沉似伏，名曰牢。"

《难经正义》："按之但觉坚曰牢。"

《诊家枢要》"牢，坚牢也，沉而有力，动而不移。"

《诊宗三昧》："牢脉脉者，弦大而长，举之减小，按之实强，如弦缕之状，不似实脉之滑实流利，伏脉之匿伏涩难，革脉之按之中空也。"

《医家必读》："兼弦长实大四象合为一脉也，但于沉候取也。"

《外科精义》："牢脉之诊，按之则实大而弦，且沉且浮，而有牢坚之意。"

《濒湖脉学》："牢脉，似沉似伏，实大而长，微弦。""弦长实大脉牢坚，牢位常居沉伏间，革脉芤弦自浮起，革虚牢实要详看。"

《诊家正眼》："牢在沉分，大而弦实，浮中二候，了小可得。"

【指感标准】

牢脉是具有复合因素的脉象，综合了沉（脉位深）、实（脉动有力）、大（脉体大）、弦（脉体紧张度高）、长（脉长满三部）等多种构成因素。

1. 切脉时浮取不应，重按有力。

2. 弦大而长，劲而不移。

3. 具有沉脉、弦脉特征。

4. 脉长超过三部。

【脉图标准】

1. 指压－指感趋势曲线呈渐升型。

2. 脉图呈宽大主波。

3. 主波波幅在 150g 力以上时最高，波群最清晰，$h_1 > 22mm$。

4. 主波角增宽 $> 42°$，重搏波抬高，波幅降低多在 0.5mm 以下或消失，潮波居中上位，或与主波构成切迹或斜切形峰顶。

5. 降中峡较高，降中峡与主波比值 $h_4/h_1 > 0.5$。

6. 主波上升时间 > 0.1 秒，上升角 $< 84°$。

【临床意义】

牢脉多见于阴寒内盛、疝气瘕积之实证。

《外科精义》云："牢脉之诊，按之则实大而弦，且沉且浮，而有牢坚之意。若瘰病结肿，诊得牢脉者，不可内消也。牢脉，似沉似伏，实大而长，微弦。"《濒湖脉学》云："寒则牢坚里有余，腹心寒痛木乘脾，疝癥瘕痕何愁也，失血阴虚却忌之。"《诊家正眼》云："牢主坚积，病在乎内。左寸之牢，伏梁为病；右寸之牢，息贲可定。左关见牢，肝家血积；右关见牢，阴寒痞癖。左尺牢形，奔豚为患；右尺牢形，疝瘕痛甚。"

临床上，牢脉多见动脉硬化、高血压、组织器官的严重瘀血、肿瘤及部分代谢性疾病等。

【脉理分析】

牢脉多由病气坚实，阴寒内积，使阳气沉潜于下，固结不移所致。牢脉主实，有气血之分。癥积肿块，为实在血分；瘕聚疝气，是实在气分。若失血、阴虚等患者反见牢脉，当属危重征象。

邪气牢固，而正气未衰者，如阴寒内积，阳气沉潜于下，或气血瘀滞，凝结成癥积而固结不移，在脉象上则可表现为沉弦实大的牢脉。

【运用举例】

1. 主腹痛 阴寒内盛，寒性收引，筋脉收引，气机闭阻，不通则痛，致突然剧痛，出现牢脉。如李时珍所说："寒则牢坚里有余，腹心寒痛木乘脾。"

2. 主实证 牢脉是阴中之阳，实证脉牢为顺可治；虚证脉牢为逆难治。临证时不能一见牢脉，即行攻伐，这样易造成虚者更虚，实者更实。《诊宗三昧》说："若以牢为内实，不问所以，而妄行速扫，能无实实虚虚之咎哉。大抵牢为坚积内著，胃气竭绝，故诸家以为危殆之象云。"

附：牢脉示意图及脉图（图6-43，图6-44）

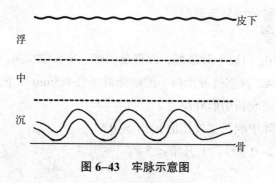

图 6-43 牢脉示意图

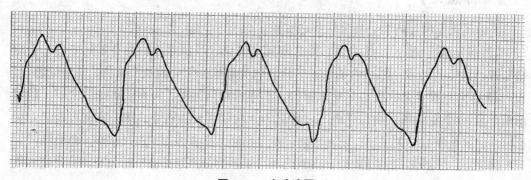

图 6-44 牢脉脉图

第二十六节 濡 脉

【定义与脉名沿革】

濡脉以脉位浅、脉形细小、气势不足、软而无力为特征，《内经》《脉经》称之为软脉。《素问·脉要精微论》曰："胃脉……其软而散者，当病食痹。脾脉……其软而散，色不泽者……"《脉经》曰："软脉，极软而浮细。"《脉经》之前的文献多用软字，《千金翼方》之后的文献濡与软混用，以用濡字较多，如《千金翼方》曰："按之无有，举之有余，或帛衣在水中，轻手与肌肉相得而软，名曰濡。濡，阴也。"

【经典描述】

《脉诀刊误》："濡者阴也，极软而浮细，轻手乃得，不任循按。"

《诊家枢要》："濡，无力也，虚软无力，应手散细，如棉絮之浮水中，轻手乍来，重手即去。"

《诊家正眼》曰："濡脉细软，见于浮分，举之乃见，按之则空。"

《四诊抉微》："濡即软字，故软脉即濡脉。"

《濒湖脉学》："濡脉，极软而浮细，如帛在水中，轻手相得，按之无有，如水上浮沤。""濡形浮细按须轻，水面浮绵力不禁，病后产中犹有药，平人若见是无根。"

《诊家正眼》："濡脉细软，悬于浮分，举之乃见，按之即空。"

【指感标准】

濡脉是具有复合因素的脉象，包括三方面的条件，一是，脉体（脉宽）"细"，二是脉位"浮"，三是脉体（紧张度）"软"。

1. 切脉时浮取即得，细软无力，中按则无。

2. 脉宽小于正常。

3. 具有浮脉、细脉特征。

【脉图标准】

1. 最佳取脉压力为 75g 左右。

2. 脉图呈双峰波型或三峰波型，升支和降支斜率低。

3. 脉图主波幅值降低，$h_1 < 9mm$；$h_3/h_1 < 0.7$。

4. 降中峡偏低，$h_4/h_1 < 0.4$；$h_5 > 0.5mm$。

5. $w/t < 0.2$。

【临床意义】

濡脉多见于虚证或湿困。

1. 濡脉主虚 其脉多见于内伤虚劳，胃气不充之证，如慢性久泄、自汗喘乏、失血伤阴等。《诊家枢要》云："濡为气血俱足之候，为血少，为无血，为疲损，为自汗，为下冷，为痹。"《濒湖脉学》云："濡为亡血阴虚病，髓海丹田暗已亏，汗雨夜来蒸入骨，血山崩倒湿浸脾。寸濡阳微自汗多，关中其奈气虚何，尺伤精血虚寒甚，温补真阴可起疴。"《诊家正眼》云："濡主阴虚，髓绝精伤。左寸见濡，健忘惊悸；右寸见濡，膝虚自汗。左关逢之，血不营筋；右关逢之，脾虚湿浸。左尺得濡，精血枯损；右尺得之，火败命垂。"

2. 濡脉主湿困 濡脉也可见于湿证，如表湿证及湿邪困脾之腹泻常见濡脉。《略谈色脉诊》云："濡脉多为湿邪盛的反映，正因为濡脉主湿邪，所以凡患身体困倦，肌肤浮肿，以及疮疡癣疥等，脉来多濡，按如泥浆而不爽也。"

【脉理分析】

脉管因气虚而不敛，无力推运血行，形成松弛软弱之势；精血虚而不荣于脉，脉管不充，则脉形细小而应指乏力。湿困脾胃，阻遏阳气，脉气不振，也可以出现濡脉。

【运用举例】

1. 诸虚劳损 劳损日久，耗伤阴血，则气短乏力，骨蒸盗汗，纳少便溏，可见濡脉。如张登说："内伤虚劳，泄泻少食，自汗喘乏，精伤痿弱之人，脉濡软乏力。"

2. 脾胃虚寒 脾阳虚衰，运化失职，则腹胀、便溏、纳少、少气懒言，多见濡脉。张登说："濡为胃气不充之象。"

3. 湿温病 湿邪阻遏卫气，症见发热不扬，午后热甚，头痛、恶寒，身痛，胸脘痞满不饥，苔白腻，脉濡缓。

附：濡脉示意图及脉图（图 6-45，图 6-46）

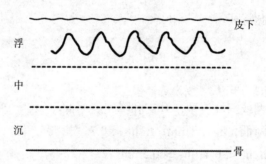

图 6-45　濡脉示意图

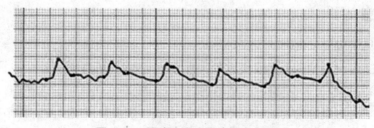

图 6-46　濡脉脉图（取脉压力 75g）

第二十七节 弱 脉

【定义与脉名沿革】

弱脉是沉而细软、搏动无力的脉象。记载弱脉最早的文献是《内经》。《灵枢·寿夭刚柔》曰："形充而脉小以弱者，气衰。"《素问·平人气象论》曰："长夏胃微软弱曰平，弱多胃少曰脾病。"弱脉的形象标定是在《脉经》，其曰："弱脉极软而沉细，按之欲绝指下。"

【经典描述】

《千金翼方》："按之乃得，举之无有，濡而细，名曰弱。弱，阴也。"

《诊家枢要》："弱，不盛也。极沉细而软，怏怏不前，按之欲绝未绝，举之即无。"

《脉理求真》："弱则沉细软弱，举之如无，按之乃得，小弱分明。凡微濡细小，皆属弱类。"

《脉经》："极软而沉细，按之欲绝指下（一曰按之乃得，举之无有）。"

《外科精义》："弱脉之诊，似软而极微，来迟而似有。仲景曰：微弱之脉，绵绵如泻漆之绝。"

《濒湖脉学》："弱脉，极软而沉细，按之乃得，举手无有。""弱来无力按之柔，柔细而沉不见浮，阳陷入阴精血弱，白头犹可少年愁。"

《诊家正眼》："弱脉细小，见于沉分，举之则无，按之乃得。"

【指感标准】

弱脉属于复合因素脉象，具有沉（脉位）、细（脉宽）、软（脉力无力）的复合条件。

1. 切脉时轻举无有，沉取方得。

2. 细弱无力，搏动不明显，不任重按，变化缓慢。

3. 脉宽小于正常。

4. 脉长不拘。

5. 具有沉脉、细脉特征。

【脉图标准】

1. 指压－指感趋势曲线呈低平渐升型。

2. 脉图在取脉 100g 压力以下时，波群尚不明显；取脉压力 150～225g 时，主波波幅最高；取脉压力 250g 以后，波群不明显。

3. 主波波幅高度明显小于正常范围，$h_1 < 9mm$，降中峡和主波波幅的相对高度 $h_4/h_1 < 0.55$。

【临床意义】

弱脉多见于阳气虚衰、气血俱虚。

《外科精义》云："弱脉之诊……其主血气俱虚，形精不足。大抵疮家沉迟濡弱，皆宜托里。"《濒湖脉学》云："弱脉阴虚阳气衰，恶寒发热骨筋痿，多惊多汗精神减，益气调营急早医。寸弱阳虚病可知，关为胃弱与脾衰，欲求阳陷阴虚病，须把神门两部推。"《诊家正眼》云："弱为阳陷，真气衰竭。左寸心虚，惊悸健忘；右寸肺虚，自汗短气。左关木枯，必苦挛急；右关土寒，水谷之疴。左尺弱形，涸流可癍；右尺若见，阳陷可验。"《医学入门》云："弱脉精虚骨体酸。"

两手尺部脉见微弱，多为肾气虚衰；右关部见弱脉多为脾胃气虚。

临床上，弱脉见于各种慢性疾病或营养不良及过度消耗性疾病，如慢性消化系统疾病、恶性肿瘤、长期神经衰弱、风湿性心脏病、贫血、脑血管疾病、慢性炎症等，还可见于严重的心功能不足、休克患者等。

【脉理分析】

脉为血之府，阴血亏少，不能充其脉管，故脉形细小；阳气衰少，无力推动血液运行，脉气不能外鼓，则脉位深沉，脉势软弱。

【运用举例】

张仲景对弱脉的辨治论述颇多，特别是在《金匮要略》中，有较多记载。

1. 心血不足　《金匮要略》惊悸吐衄下血胸满瘀血病脉证治云："患者面无色，无寒热……浮弱，手按之绝者，下血。"本条是言下血过多阴脉不充之象。气为阳，血为阴，人体有赖于"气主煦之，血主濡之"，"气之与血如影随形"，"血以载气"，"气为血帅"。若阳气衰于上，则血必脱于下，血脱者其脉浮弱，以手重按就断绝不见，为下血过多阴脉不充之象，法当益气摄血。

2. 新产血瘀　《金匮要略》妇人产后病脉证治云："产妇郁冒，其脉微弱。"本条是言产后出现的郁冒之脉象为微弱。郁冒虽有客邪，而其本则为里虚，故脉微弱。产后失血过多，以致血虚不充，应指无力而为弱，当用小柴胡汤以扶正祛邪。

3. 阴虚内热伤阴　《金匮要略》痉湿暍病脉证并治云："太阳中暍，身热疼重，而脉微弱，此以夏月伤冷水……"本条言伤暑兼感水湿，夏月中暑之人暴贪风凉、过饮生冷，先中于热，再伤于冷，气阴两虚，阴伤则脉气不充而呈弱象，法当养阴益气、清热解暑，可用白虎加人参汤加减。

4. 盗汗伤阴　《金匮要略》血痹虚劳病脉证并治云："男子平人，脉虚弱细微者，喜

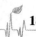

盗汗也。"本条是言阴阳俱不足的虚劳病，脉虚弱细微相兼，病者阴阳气血皆虚，故见此脉。汗出于心，心阴受损，无以充脉，故应指而弱，法当养阴清热，当归六黄汤加减之。

5. 胎元蚀阴 《金匮要略》妇人妊娠病脉证并治云："妇人得平脉，阴脉小弱，其人渴，不能食，无寒热，名妊娠……"本条是言妊振初期"身有病而无邪脉"的怀孕之象，而曰尺脉小弱。受孕之初诊得平和之脉，唯尺部见小弱而不见滑，应考虑是否早孕。因胎元初育而呕吐，食不下而伤阴，母体不能自持，则脉应指而弱。此时应检查晨尿妊娠试验，以免误诊或误治。受孕之初可用六君子汤加减，以调和脾胃。

6. 肝肾不足 《金匮要略》中风历节病脉证并治云："寸口脉沉而弱，沉即主骨，弱即主筋，沉即为肾，弱即为肝。"本条言肝肾气血不足是历节病致病的内在因素，滋补肝肾为其治。沉为肾气不足而主骨，弱为肝血虚而主筋。筋为肝之所主，血为肝之所藏。肝虚则筋失其养而弛，血失其所藏而不足，藏而不足则脉道空虚，脉道空虚则按之无力而为弱。

7. 真阳不足 《金匮要略》血痹虚劳病脉证并治云："男子脉浮弱而涩，为无子，精气清冷。"本条是言肾阳不足、真气衰少而不能受胎的原因。诸气藉于真阳之气以发之，而血又借助于气以行于脉，临床上脉体不足或应指而弱者，与真阳不足有关联。弱主真阳不足，涩为精衰。精气衰少，则精冷，不能受胎。此种人的脉象浮弱而涩，不能生育。法当温补肾阳，肾气丸加减治之，也可强肾益精。

附：弱脉示意图及脉图 （图6-47，图6-48）

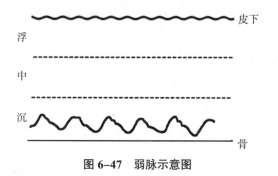

图6-47 弱脉示意图

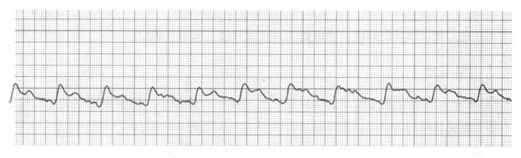

图6-48 弱脉脉图

第二十八节　细　脉

【定义与脉名沿革】

细脉以脉体小于正常脉象为特点，是脉细如线，但应指清晰的脉象。记载细脉的最早文献为《内经》。《素问·脉要精微论》曰："细则气少。"又曰："诸细而沉者，皆在阴。"最早提出细脉脉形的是《脉经》，其曰："小大于微，常有，但细耳。"微脉是若有若无、模糊不清，细脉则是清楚地常有，细脉的特点只是细。《脉经》之说得到后世诸家的承认，一般是征引其说，如《千金要方》《脉诀刊误》《丹溪手镜》《医学入门》《濒湖脉学》等，其他著作虽未引用《脉经》之文，但意不相悖。细脉的形象描述，王冰曾说"如莠蓬"；崔氏《脉诀》说"细如一线"；《察病指南》说"细如丝线"。部分文献认为，小脉即细脉。

在实际切脉中，细脉除了表现为脉体细小以外，一般表现为搏指无力，但亦有不少有力者。脉力大小并不是构成细脉的必要条件，只是由于脉体细小衍生的形象。

【经典描述】

《脉经》："细脉，小大于微，常有，但细耳。"

《诊家枢要》："细，微妙也，指下寻之往来如线。"

《诊家正眼》："细之为义，小也，状如线也。微脉则模糊难辨，细脉则明显易见。故细比于微稍稍较大也。"

《四明心法》："按之如发。"

《中医诊断学讲义》："脉细如线，应指显然。"

《脉理求真》："细脉之微细如发。"

《外科精义》："细脉之诊，按之则萦萦如蜘蛛之丝而欲绝，举之如无而似有，细而微。"

《濒湖脉学》："细脉，小于微而常有，细直而软，如丝线之应指。""细来累累细如丝，应指沉沉无绝期，春夏少年俱不利，秋冬老弱却相宜。"

《诊家正眼》："细直而软，累累萦萦，状如丝线，较显于微。"

【指感标准】

细脉为具有独立意义的单因素脉象，其特征是脉体细小，即手指感觉到脉道较细（不等于血管的粗细）。

1. 感觉脉管纤细，脉宽小于正常，可清楚感觉到脉搏跳动。

2. 一般表现为搏指无力，但亦有不少有力者。

3. 脉长不拘。

【脉图标准】

1. 指压－指感趋势曲线呈拟正态型。

2. 一般主波波幅降低，脉图显示主波波幅 $h_1 < 10mm$。

3. 重搏波低小或不明显，高度常等于或小于降中峡高度。

4. 降中峡与主波比值 < 0.55。

【临床意义】

细脉多见于气血两虚、湿邪为病。

《四言举要》云："细脉为湿，其血则虚。"《外科精义》云："按之则萦萦如蜘蛛之丝而欲绝，举之如无而似有，细而微。其主亡阳衰也。疮肿之病，脉来细而沉，时直者，里虚而欲变证也。"《濒湖脉学》云："细脉萦萦血气衰，诸虚劳损七情乖，若非湿气侵腰肾，即是伤精汗泄来。寸细应知呕吐频，入关腹胀胃虚形，尺逢定是丹田冷，泄痢遗精号脱阴。"《诊家正眼》云："细主气衰，诸虚劳损。细居左寸，怔忡不寐；细在右寸，呕吐气怯。细入左关，肝阴枯竭；细入右关，胃虚胀满。左尺若细，泄痢遗精；右尺若细，下元冷惫。"

弦细脉多见于肝肾阴虚或血虚肝郁，或肝郁脾虚等证。

生理性细脉可见于冬季，因寒冷外束，脉道收缩，故脉象略见沉细。

临床上，当大出血，血容量不足时，可出现细脉。这是因为机体在严重失血的应急状态下，通过血管的收缩而达到血压的维持，一般出血量占总量的1/4时多可出现细脉。而心脏低排血量性疾病，如心肌梗死、心瓣膜的高度狭窄、心包积液、狭窄性心包炎、严重的心肌病变及心力衰竭等，可出现细脉。另外，早期的休克病变，如低血容量休克、心源性休克、中毒性休克的微血管障碍，也可出现细脉。

【脉理分析】

阴血亏虚不能充盈脉管，气虚则无力鼓动血行，致脉管的充盈度减小，故脉来细小而无力。湿性重浊黏滞，脉管受湿邪阻遏，气血运行不利而致脉体细小而缓。

从主病上看，细脉是脉管缩小成为细小如线的形状，表明血管的收缩功能良好。由于血液、津液的亏损，不足以充实脉管，或心阳虚衰，不足以搏血于外充实脉管，或体内某些收缩血管物质存在，均可使血管处于收缩状态，而显出脉管细如线的形象。

【运用举例】

1. 细主虚寒 阳虚阴盛，温运无力，其症有形寒肢冷、嗜睡、倦怠蜷卧、小便清长、脉来细微。《伤寒论》载："少阴病，脉微细，但欲寐。"

2. 虚劳盗汗 阴血亏虚，症见潮热、盗汗、神疲、吐血、脉来细弱无力。《金匮要略》载："男子平人，脉虚细微者，盗汗也。"张登说："……平人，脉来细弱，皆忧思过度，内戕真元所致。"

3. 泄泻 命门火衰，脾阳不振，五更泄泻；或饮食生冷，寒邪直中脾胃，损伤阳气，均可出现沉细脉。《杂病广要》载："伤于冷，洞泄寒中，又为霍乱吐泻，其脉细弱而紧，宜理中丸、平胃散、调中汤以温补之。"

附：细脉示意图（图 6-49）

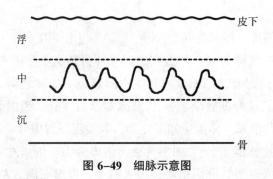

图 6-49 细脉示意图

下 篇

第七章 脉图辨病的研究

第一节 高血压

一、概述

高血压是以体循环动脉血压增高为主要特征，可伴有心、脑、肾等器官功能或器质性损害的临床综合征。中国高血压调查的最新数据显示，2012～2015年我国成人高血压患病率为27.9%，也就是说每3～4个成人中就有1例高血压患者，同时患病率趋势总体还在逐渐增高。而血压的长期升高，可影响重要脏器心、脑血管结构和功能的改变，如引起左心室负荷加重，心肌肥厚、扩大或纤维化，严重者可发生心力衰竭等。高血压已成为一种威胁我国人民健康的重大心血管疾病。

中医古籍中没有"高血压"的病名，根据临床症状，将其归于"眩晕""中风""头痛"等范畴。《灵枢·口问》云："上气不足，脑为之不满，耳为之苦鸣，头为之苦倾，目为之眩。"而《素问·至真要大论》之"诸风掉眩，皆属于肝"则开创了中医治疗高血压的先河。张景岳之"无虚不做眩"；《诸病源候论》"肝气盛为血有余，病目赤善怒，逆则头晕，耳聋不聪"；刘完素"所谓风气甚而头目眩运者，由风木旺……阳主乎动，两动相搏，则为旋转"；《丹溪心法》"淫欲过度，肾者不能纳气归元，使得诸气逆奔于上，此为气虚眩晕也"，则从不同的侧面丰富和完善了高血压的中医证治。古代医家多认为本病因脏腑功能失调，阴阳失衡所致。

现代医家认为，原发性高血压的病因多为七情所伤、饮食失节、劳逸失调、内伤虚损，病机为脏腑阴阳平衡失调为主，主要涉及肝、肾、脾、心四脏。祁怡馨等检索1986～2013年高血压中医药治疗文献3986篇，发现临床出现频率较高的证候为肝阳上亢（25.32%）、肝火热盛（18.07%）、痰浊阻滞（8.23%）、肝肾阴虚（6.99%）、阴阳两虚（6.94%）、肾气亏虚（5.89%）等；证候要素分为虚实两端，即实证为阳亢、内火、内热、痰浊、肝风、血瘀、气郁，虚证为阴虚、气虚；证候靶位在肝、肾、心。

二、脉象表现

弦脉及其相兼脉象是高血压的典型脉象，在高血压患者中最为常见。王小娟等通过对 176 例原发性高血压患者的脉图分析发现，高血压病患者临床脉象以弦脉为主，弦脉及相兼脉占 92.6%；谷万里等对 477 例原发性高血压患者脉象研究发现，高血压病特征性的弦脉出现频率最高，共计 280 例（58.7%），其中弦脉包括弦滑脉、弦细脉、弦数脉等，具体分布为弦滑脉 133 例（27.9%）、弦细脉 68 例（14.3%）、弦数脉 95 例（19.9%）。此外，单纯滑脉 79 例（16.6%）、涩脉 71 例（14.9%），脉弱包括脉沉无力、尺弱等，共 81 例（17%）。吴晓青通过观察 211 例高血压病患的脉象特征，发现其中弦脉出现频率 110 次（52.13%），滑脉 68 次（32.23%），沉脉 55 次（26.07%），细脉 51 次（24.17%），数脉 32 次（15.17%）。由此可见，高血压患者的脉象以弦脉及其相兼脉为主。

三、脉图特点

由于高血压患者脉象以弦脉及其相兼脉为主，故其脉图特点也呈现弦脉的特点，主要表现为主波高度普遍增加，潮波高度与主波高度比值增大，主波角增宽等。高血压患者脉图特点的形成与患者外周阻力增加及动脉顺应性减退密切相关。

夏卫东采用多导脉诊仪对 160 例原发性高血压患者进行检测，发现高血压患者动脉血管外周阻力较大，均符合弦脉图的特征。许轶君对 70 例原发性高血压患者进行桡动脉脉象检测，并与 33 例健康人对比，结果显示，与正常人相比，高血压患者的主波幅度（h_1）、重搏前波幅度（h_3）、降中峡幅度（h_4）、h_3/h_1、h_4/h_1 均升高，重搏波幅度（h_5）、h_5/h_1 均降低，脉图起始点到降中峡之间的时间（t_4）缩短。李果刚通过对 68 例高血压患者寸口六部脉图心功能观察分析发现，高血压患者多呈弦脉，且自身六部脉及各证型间脉力具有特异性，外周阻力增加及动脉顺应性减退是高血压的特点。

高血压患者虽然以弦脉为主，但也有很多非弦脉的高血压患者。非弦脉的高血压患者与弦脉的高血压患者有着一些相同的特点，但也存在不同。张叶青采用 ZBOX-1 型中医脉诊仪对比了 224 例原发性高血压患者的脉图和 300 例非高血压者弦脉脉图，结果发现，无论是弦脉还是非弦脉高血压患者的 h_3/h_1 值和 w/t 值均高于健康人；但不同的是，高血压弦脉组患者的 h_3/h_1 值又显著高于非高血压弦脉组者；此外，高血压弦脉组患者的 h_4/h_1 值也显著高于正常组及非高血压弦脉组者。

高血压患者年龄、性别及相关症状也会对脉图特点产生影响。刘冬岚探讨了高血压患者弦脉脉图特征及其与症状的相关性。研究结果提示，高血压患者服用降压药物，即使血压降至正常范围内，其弦脉脉图的发生率亦不能降低，甚至可能有升高的现象；女性或年龄偏长或血压控制在正常范围内的高血压弦脉脉图患者，易出现虚证的症状，尤其易出现气虚证；高血压虚证组患者的脉图参数较其他组变化较大，外周阻力较热证组、实证组均高。这也提示脉图参数的变化与高血压的证候之间具有相关性。

四、脉图分析方法

高血压的脉图分析方法以时域分析法为主。时频分析方法可以很好地区分无高血压病和有高血压病者的脉象信号。李墅娜等运用 PVDF 压电膜作为脉搏压力传感器，编制调试了相应的中医脉象采集系统，分别采集了无高血压病和高血压病患者各 40 人的脉象信号，运用魏格纳 – 维尔分析方法对其进行了时频能量分析。从对高血压动脉硬化患者的脉象信号进行的时频能量分布分析可以看出，重搏前波抬高，与主波接近或融合，呈宽大的单峰波，降中峡抬高，重搏波平坦，多出现于高血压患者，且高血压患者脉象信号的频率范围较健康人宽，尤其是中高频部分。

五、高血压发展过程中脉象和脉图的变化规律和意义

在高血压的发展过程中，原发性高血压病不同靶器官损害患者脉图参数能反映其动脉粥样硬化、外周阻力增大的特点。原发性高血压患者靶器官损害数量增加，脉图参数呈现相应变化。中医脉图参数可为原发性高血压病靶器官损害的诊断和防治提供参考。赵恩俭研究认为，高血压患者脉图的弦紧程度一般与血管的紧张度、病情轻重呈正相关。高血压早期患者脉象多兼浮或洪，晚期病例则兼弦而沉细，重型病例多兼涩脉，而高血压兼有涩脉者多伴有心肌损伤。吴玉生等研究结果显示，高血压患者的血浆内皮素（ET）水平最高，以弦脉型最为明显。ET 增高可增加动脉张力，导致动脉硬化，从而形成弦脉。刘正萍等观察了 155 例弦脉、滑脉、细弱脉组的五项心功能指标，研究结果显示，弦脉组的血管顺应性低于细弱脉、滑脉两组；细弱脉的平均动脉压低于弦脉、滑脉两组。弦脉的特征表现为血管顺应性降低，血管弹性减弱。高血压患者随着病情的加重，脉象的弦度增加，柔和度下降。高血压辨证分型各组脉图参数改变，阳虚组＞阴阳两虚组＞肝阳偏盛组＞肝肾阴虚组，说明随证型变化及高血压分期不同，脉图参数亦发生相应改变，为脉图与高血压分期"同病异证、异脉"等提供了依据。林秀凤等以时域分析方法，测量 36 例女性高血压患者的脉图参数及其变异性，探讨女性高血压不同证型的脉图变异性的特点。研究结果显示，脉图主波幅度变异率 h_1V 和脉图收缩期面积变异率 AsV，阴虚阳亢、肝肾阴虚组显著低于阴阳两虚组，而较正常对照组亦呈降低趋势，但阴阳两虚组较正常组却呈升高趋势，说明变异率应有其适宜的波动范围，过与不及均可能为病理性改变。心室快速射血期变异率 t_1V，阴阳两虚组显著高于肝肾阴虚组和正常对照组，且有高于阴虚阳亢组的趋势，而阴虚阳亢、肝肾阴虚组也有高于正常对照组的趋势，说明变异率过大的波动可能是病情进展的表现。随着高血压的病情进展，患者的血管弹性功能也会随之发生改变，而脉图可以评估血管的弹性功能，从而对高血压的病情进展起到一定的评估作用。郭睿应用 ZBOX-1 型中医脉诊仪记录了 233 例原发性高血压患者的脉图，比较原发性高血压各分级患者与正常对照组脉图参

数 PWV、Rf 及时域特征参数的差异。结果显示，高血压 1 级、2 级、3 级组脉图血液动力学参数 Rf 及 h_3、t_1、w、h_3/h_1 均显著高于正常对照组，原发性高血压 3 级组脉图参数 h_1 显著高于正常对照组，原发性高血压 2 级组脉图参数 w/t 显著高于正常对照组，原发性高血压 2 级、3 级组脉图参数 t 显著高于正常对照组，提示脉图参数 Rf、h_3、t_1、w、h_3/h_1、w/t 的变化符合原发性高血压大动脉硬化、外周阻力增加、脉搏波传播与反射特性的变化规律，在评价原发性高血压动脉弹性功能上具有一定的应用价值。另外，随着高血压病情的进展，不同时期的高血压患者脉图特点有所不同，赵恩俭所做的 88 例高血压脉图分析，认为多数高血压患者为弦脉或兼脉。一般早期弦而兼浮或洪，多呈单纯型、平顶型和双峰型弦脉图；晚期脉弦偏沉细，重症兼心血管受损者多兼涩，多呈斜峰、宽腰型弦脉图。

六、高血压脉象及其脉图形成机理研究

中医脉诊中常用的寸口诊法可以看作是心脏搏动所形成的脉搏波在桡动脉处显现的部位（深浅）、速度（快慢）、振幅（强度）、周期（节律性）和波形（形态）的综合反映。周永莹认为高血压病的弦脉形成机理，主要是由于心每搏输出血量减少，血管弹性较差，外周阻力增加而致。傅骢远亦认为高血压的弦脉形成与上述三因素密切相关。王秀兰等在对高血压病例脉象与眼底的临床分析中发现，高血压眼底动脉硬化者 2/3 为弦脉。赵恩俭等认为弦脉的脉气紧张度（血管紧张度）和病情的轻重成正比，符合高血压病弦脉形成机制。

第二节 冠心病

一、概述

冠状动脉粥样硬化性心脏病简称冠心病，是由冠状动脉血管发生动脉粥样硬化病变而引起血管腔狭窄或阻塞，造成心肌缺血、缺氧或坏死而导致的心脏病，又名缺血性心脏病。冠心病的临床表现多种多样，可以毫无症状，也可以猝死为首发表现。西医学根据其临床表现把冠心病分为隐匿型、心绞痛型、心肌梗死型、缺血性心肌病型、猝死型 5 种类型。

近来冠心病在欧美发达国家导致的死亡人数占很大的比例，俨然已经成为危害全球健康的三大杀手之一，而另外两大死亡率居前的疾病是脑血管疾病和恶性肿瘤。据调查显示，因心脑血管疾病导致的死亡人数全世界每年近 2000 万人，其中冠心病导致的比例占一半左右。据全球初步数据统计，中老年人群中的冠心病发病率目前为 4%～7%，特别在发展中国家如印度、中国等，其发病率出现不断增高的趋势，已经成为除恶性肿瘤之外危害人类健康的最为严重的疾病。我国冠心病患者人数还在不断增多，且呈年轻

化态势，每年因其死亡的人数近 300 万。

冠心病属于中医学"胸痹""心痛"范畴。"心痛"病名最早见于马王堆汉墓出土的《五十二病方》，"胸痹"病名最早见于《内经》。《内经》对本病的病因、一般症状及真心痛的表现均有记载。《灵枢·五邪》云："邪在心，则病心痛。"《素问·脏气法时论》云："心病者，胸中痛，胁支满，胁下痛，膺背肩胛间痛，两臂内痛。"《内经》将心痛严重并迅速死亡者称为"真心痛"，《灵枢·厥病》云："真心痛，手足青至节，心痛甚，旦发夕死，夕发旦死。"张仲景在《金匮要略》中对心痛进行了专门的论述，认为心痛是胸痹的表现。"胸痹缓急"，即心痛以时发时缓为特点，其病机以阳微阴弦为主，以辛温通阳或温补阳气为治疗大法，代表方剂如瓜蒌薤白半夏汤、瓜蒌薤白白酒汤及人参汤等。后世医家丰富了本病的治法，从脾胃、瘀血、痰浊等方面论治。本病的病因大体上包括寒邪内侵、饮食不节、情志失调、劳倦内伤、年迈体虚等，病机主要为心脉痹阻，病位在心，涉及肝、脾、肾等脏器。中医学认为，本病是由于正气亏虚，饮食、情志、寒邪等引起的以痰浊、瘀血、气滞、寒凝痹阻心脉，以膻中或左胸部发作性憋闷、疼痛为主要临床表现的一种病症。轻者偶发短暂轻微的胸部沉闷或隐痛，或为发作性膻中或左胸含糊不清的不适感；重者疼痛剧烈，或呈压榨样绞痛，常伴有心悸、气短、呼吸不畅，甚至喘促、惊恐不安、面色苍白、冷汗自出等。本病多由劳累、饱餐、寒冷及情绪激动而诱发，亦可在夜间或安静时无明显诱因时发病，多数患者休息或除去诱因后症状可以缓解。本病舌象、脉象表现多种多样，但因临床以气虚、阳虚、血瘀、痰浊的病机为多，故以相应的舌象、脉象多见。

二、脉象表现

早在《伤寒论》中张仲景就提出"观其脉证，知犯何逆，随证治之"的脉象诊断理论，开创了研究脉象诊断病证的先河。冠心病早期，临床症状不明显，很多患者有可能错过了冠心病的最佳诊断、治疗时机。

研究脉象对防治冠心病是极为重要的。李福凤等综合 10 位学者的冠心病脉象研究结论发现，冠心病临床常见脉象有弦脉、弦细脉、滑脉、弦滑脉、结代脉、沉脉、沉细脉、迟脉、数脉、弱脉、促脉、涩脉等。单纯弦脉和弦类脉（相兼弦脉）所占比例最大。张剑、瞿岳云等通过分析冠心病患者的脉象信息后发现，冠心病患者以沉、缓、弱、细、滑、弦脉为主。崔丽霞临床观察符合隐性冠心病或早期冠心病改变的患者，发现左右寸脉皆有不同程度的无脉或脉弱。将冠心病患者与非冠心病患者脉象进一步比较后发现，冠心病组滑脉、沉脉、涩脉、弦细脉组显著增多，并且脉象特征与证候有关联。张海芳、陆小左等选用天津中医药大学自主研制的 YM-Ⅲ型脉象仪对观察组 289 例冠心病患者及对照组 120 例正常人的脉象进行采集，并对两组人员的脉象、脉图参数进行统计学分析。结果显示，按单一脉象统计，冠心病患者可见脉象有 11 种，其中弦脉、滑脉、沉脉共占 76.48%，较其他脉象所占比例大。弦脉观察组占 34.6%，对照组占 17.5%，两组比较差异有统计学意义（P < 0.05）；滑脉观察组占 29.41%，对照组占 19.97%，两组比较差异有统计学意义（P < 0.05）；其余脉象两组比较，差异无统计学意义（P > 0.05）。陈素云等观察了 118 例冠心病患者和 106 例血液病患者的脉象，结果显示冠心病患者以弦脉类多见，占 95.8%，其中弦滑脉 35 例，弦脉 25 例，弦缓脉 23 例，弦细脉 18 例，弦数脉 6 例，弦迟脉 6 例，非弦脉类仅有 5 例（包括缓脉 4 例，涩脉 1 例）。血液病患者以数、细、滑、弦脉多见，两组患者脉象有很大差异（P < 0.01）。韦湘林观察了 135 例冠心病患者的脉象，发现以滑脉为主，占 31.1%，对照组 120 例非冠心病患者滑脉为 18.1%，两者比较有显著差异性（P < 0.05）；此外，沉脉观察组仅 2.9%，对照组 13.3%，两者比较差异性非常显著（P < 0.01）。周家滨等观察了 102 例冠心病和可疑冠心病、可疑心绞痛患者的脉象，其中典型阳微阴弦脉 32 例（31.37%），寸微关弦尺微 11 例（10.78%），寸部、寸关部脉弦滑，关部、关尺部脉微细者 33 例（32.35%），以阳微阴弦脉及寸部、寸关部脉弦滑，关部、关尺部脉微细者为多。孙敏等通过对 366 例冠心病患者的临床观察，发现治疗前冠心病可见脉象有 12 种，分别为弦脉、滑脉、沉脉、迟脉、缓脉、细脉、弱脉、涩脉、数脉、结脉、代脉、促脉，治疗后以弦脉、滑脉为主，并进一步讨论了其对于判断冠心病的病性病位、指导辨证施治及推断预后转归的意义。瞿岳云等应用脉象仪采集 480 例冠心病心绞痛患者的脉图，结果发现 480 例患者中检出 28 种脉象中的 16 种脉象，出现频率为弦脉 70.83%、滑脉 21.88%、涩脉 8.96%、虚脉 39.79%、沉脉 19.58%、迟脉 11.46%、数脉 13.96%、结脉 19.58%、代脉 1.25%、促脉 1.25%、紧脉 0.83%、细脉 1.67%、濡脉 0.42%、弱脉 0.21%、微脉 0.83% 15 种脉象及"十怪脉"中的雀啄脉 3.96%。汪涛和胡勇等观察了 320 例冠心病患者冠脉造影结果与脉象的关系，发现冠心病组与冠脉正常组相比，涩脉、弦细脉组显著增多（P < 0.05）。以上资料显示，冠心病患者的脉象表现复杂，根据证型的不同而表现各异，但主要以弦脉及其相兼脉为主，其次为滑脉、沉脉、涩脉、结脉、代脉。

三、脉图特点

冠心病患者的脉象以弦脉为主，其脉图也多呈现出弦脉的脉图特点。弦脉脉图的主要表现为主波高度增加，$h_1 > 18mm$，升支斜率减小，重搏前波抬高，与主波接近或融合，呈宽大的单峰波，降中峡抬高，重搏波平坦或为负值，通常 $h_3/h_1 > 0.7$，$h_4/h_1 > 0.5$，$w/t > 0.2$，$h_5 < 0.5mm$。

许多临床研究表明，冠心病患者的脉图都表现出弦脉的特征。李思洁通过对比 60 例冠心病患者和 20 例正常人的脉图发现，冠心病患者的 h_3/h_1、h_1、h_3、h_4/h_1、w/t 均高于正常对照组。岳雁通过对比 80 例冠心病血瘀证患者和 76 例健康人的脉图发现，冠心病血瘀证患者的 h_5、h_5/h_1 明显低于正常人，而 h_3、h_4、h_3/h_1、h_4/h_1 明显高于正常人。陈素云等发现冠心病患者脉图的主要时域参数表现为脉搏图中快速射血期、心缩期缩短，主波上 1/3 宽度增宽，降斜 I 由负值（负向波）变为正值（正向），与正常组比较差异显著（P ＜ 0.01）。其脉图以圆突或后突型多见。费兆馥观察了 50 例冠心病和 30 名健康人的寸口六部脉图，发现冠心病患者左寸脉图独小，左寸脉图主波 h_1 低于右寸（与正常人相反），阻力系数 h_4/h_1 左寸高于右寸。除此以外，冠心病患者的不同证型还表现出其他不同的脉图特点。李冰星等观察了 63 例冠心病患者 3 个证型的脉图参数，发现心气虚型冠心病患者主波高度、重搏前波高度、降中峡高度均降低，脉图总面积减小，与正常人组及心阴虚型、血瘀型比较差异显著（P ＜ 0.05，P ＜ 0.01），主波上 1/3 宽度明显宽于正常人组（P ＜ 0.05），而心阴虚型及血瘀型各项均值与正常人比较，差异不显著。李国彰等采用脉图法，以冠心病患者为研究对象，对生理迟脉和病理迟脉进行了对比研究，发现与生理迟脉相比，冠心病迟脉脉图主波幅和降支斜率减小，降中峡位置较高。瞿岳云等对 480 例冠心病心绞痛住院患者进行辨证分型，探讨冠心病心绞痛脉象脉图与痰浊、血瘀、气滞、气虚、阳虚、阴虚 6 个基本证素的相关性，结果发现，冠心病心绞痛证素与脉象脉图既有正相关性，也有负相关性，脉象对证素的低敏感、高特异性可指导冠心病心绞痛辨证的脉症从舍。

四、脉图分析方法

（一）时域分析法

时域分析法即在时间方向上分析波动信号的动态特征，通过对主波、重搏前波、重搏波的高度、比值、时值、夹角、面积值的参量分析，找出某些特征与脉象变化的内在联系。采用时域分析法得到的脉图参数，可以用不同的统计方法分析，对冠心病的辅助诊断具有重要意义。杨天权等探讨了寸口脉脉象图与冠心病的关系，应用 SAS 统计软件对冠心病的 24 项指标进行逐步判别分析，筛选出有显著意义的 4 种指标，即实足年龄、收缩压、脉率和脉图形态，并建立了判别冠心病的数学模型，进一步证明了脉象图诊断冠心病判别方程的应用价值，临床应用符合率达 87% 以上，确立了一种应用脉象图诊断冠心病概率的新方法。

（二）频域分析法

频域分析是近代工程力学中常用的一种处理动态信息的有效手段，近年来运用到脉象的客观化研究中。通过离散快速傅里叶变换，将时域的脉搏波曲线变换到频域，得到相应的脉搏频谱曲线，通过频谱曲线的特征分析，从中提取与人体生理病理相应的特征分量。杨天权用频域分析方法对冠心病动脉硬化患者脉图测算了 8 次谐波的幅值和出相角，结果表明，谐波分量作为特征量来诊断动脉硬化具有临床意义。

（三）HHT 变换法

HHT 变换法是一种新的信号分析方法，通过经验模态分解（EMD）方法对一段时间内的信号序列直接分解，产生一组内在模函数（IMF），随后使用 HT（hilbert transform）得出瞬时的频率和振幅，进而得到边际谱。该方法能够进行非线性、非平稳信号的线性化和平稳化处理，保留了信号的本身特性，是一种更具适应性的时频局部化分析方法。李福凤等运用脉象检测系统采集健康人、冠心病、非冠心病患者的脉图，采用 HHT 变换法和时域分析法分析患者的脉图信息。结果显示，冠心病患者脉图存在特征性变化，时域分析法和 HHT 分析法提取的脉图波形特征可作为冠心病诊断和辨证的客观依据，明确脉诊这种简便易行且无创的检测方法能够对冠心病的发生进行辅助监测。

（四）递归定量分析（RQA）法

递归图是判断数据中是否存在某些确定性规律的有效工具。实际采样所得脉搏信号一维时间序列，为重现系统相空间轨道动力学行为可以构造递归图。为量化系统递归现象，采用如下 RQA 参数：递归率（RR，指递归图中递归点的百分比，反映相空间点递归频率及轨迹在相空间的聚集度），确定性（DET，指构成 45°对角线结构的递归点的百分比，描述轨迹周期递归的程度），对角线长度的均值（L），最长对角线（Lmax），递归熵（ENTR，递归图中 45°对角线分布的 Shannon 熵，反映递归图中对角线长度分布的复杂度），层状度（LAM，构成竖直或水平线段结构的递归点的百分比），竖直或水平线段长度均值（TT），最长竖直或水平线段长度（Vmax），其中 LAM、TT、Vmax 反映系统的稳定性。接受者工作特征（ROC）曲线以灵敏度为横坐标，（1-特异度）为纵坐标，ROC 曲线下的面积表示诊断系统中阳性和阴性诊断结果分布的重叠程度，反映诊断价值的大小。通过比较显著性差异的 RQA 参数的 ROC 曲线下面积来评价诊断效率。

五、冠心病发展过程中脉象和脉图的变化规律和意义

在冠心病的发展过程中，脉象和脉图的变化对于疾病的诊断治疗和预后判断有着重要意义。王凤飞根据冠脉动脉造影结果将 98 例行冠状动脉造影检查的住院患者分为对照组和冠心病组两组，其中冠心病组按照冠脉病变累及的血管支数再分为单支病变组、双支病变组、三支病变组，然后比较各组脉率及脉图特征。结果发现，对照组与冠心病组患者的脉图在脉力、脉势、节律、脉名方面的构成比不同，且在脉力方面差异有统计学意义；结果还发现冠心病组的脉率高于对照组，提示在冠心病早期诊断中，脉率的提高对冠心病的诊断有一定提示作用。同时，在冠心病组 3 个亚组之间，脉率随着病变支数的增加而增加，脉率与病变支数的相关性也可用来辅助判断冠心病的发展。岳雁通过检测冠心病血瘀证组 30 例患者在 3 个不同的时间点的脉图，分别检测其入院第 1 天、入院 1 周及出院 3 个时间点的脉图，发现脉图参数 h_3、h_4、h_4/h_1 呈下降趋势，h_5、h_5/h_1 呈上升趋势，h_1、h_3/h_1 无明显趋势，提示冠心病血瘀证患者的脉图参数具有特

异性，且随着病情好转脉图参数呈规律性变化。这种变化规律有助于判断冠心病的发展趋势。舒琴芳综合多家报道，对冠心病患者脉象进行了总结，发现冠心病多见弦、弦细、细弦、细、滑、沉、涩、结代、微等脉象，且多是兼见；并且脉象会随着病期不同而有所变化：初期以弦脉多见，后期细弱较多。严世芸认为心肌梗死患者，其脉象变为细而无力，变数或变迟，脉象由匀变为不匀，以致出现结代脉或者原有结代脉，后变得更频繁，均表示心气渐衰，病情恶化，应引起高度重视。何庆勇等采用对应分析技术对冠心病不同证候和脉象进行统计分析，结果显示，气虚血瘀证、气阴两虚证与脉细弱相关，痰瘀互阻证与脉弦滑最相关，阳虚寒凝证与脉沉细相关。杨俊华等观察急性心肌梗死患者脉象以弦滑、细弱脉为主。陈镜含通过临床观察，发现急性心肌梗死患者一般都有涩脉存在。若无结代、虚数、疾促、迟涩等脉出现为顺脉，若迟涩脉并现，是心肌抑制性增高之表现，往往会出现心跳骤停、阿－斯综合征。若出现结脉、代脉或结代脉，将提示病情有恶化趋势，应迅速处理。当急性心肌梗死出现疾脉时，为虚阳上浮，阴阳离决，即将变为室颤而致心跳骤停，病情极为凶险。这表明冠心病的脉象多且复杂，临床诊察时需细心体会。杨天权等对 329 例受试者的冠心病概率与动脉顺应性、每搏心输出量和外周阻力等指标进行多变量相关分析。结果表明，冠心病概率与收缩期脉图面积（As）和舒张期脉图面积（Ad）均呈正相关，统计学上有意义。徐迪华等研究发现，冠心病若脉弦紧而细涩，应考虑心肌梗死的可能。这对于心肌梗死的诊断又增加了一项新的辅助检查，为心肌梗死的预防增加了一道新的防线。李福凤等运用脉象检测系统采集冠心病患者冠状动脉支架前后的脉图，采用时域方法和 Hilbert-Huang 变换方法分析，结果发现，冠心病患者支架后脉图时域波幅较支架前有降低趋势；支架置入对脉图波形有很大的影响；支架后脉象趋于和缓，接近于正常人的状态，且脉图改变程度与冠状动脉狭窄程度相关。

西医学的诸多检测指标对于冠心病的诊断治疗和预后判断有着重要的意义，而中医学脉象和脉图本身就与西医学的众多检验指标密切相关。康萍等分析了冠心病患者的脉图参数与血脂、凝血变化的相关性。结果显示，血脂中低密度脂蛋白、载脂蛋白 B 的变化对脉图主波幅度、重搏前波幅度、左心室舒张期时间与左心室收缩期时间比值的影响较大（$P < 0.05$）。血脂中低密度脂蛋白的变化与脉动周期、左心室舒张期时间与左心室收缩期时间比值呈正比关系；脉图参数与凝血四项无明显相关性。杨天权等运用脉象冠心病概率（是由收缩压、脉率、脉象图、实足年龄 4 项指标计算而得的一种综合指标）诊断法探讨冠心病概率与血脂的关系，结果显示，冠心病概率与血清胆固醇值（$r = 0.222$，$P < 0.0001$）、低密度脂蛋白胆固醇值（$r = 0.3172$，$P < 0.01$）呈显著正相关。李福凤等研究了冠心病患者脉图参数和超声心动图指标。心脏超声指标中主动脉瓣口径、二尖瓣 E 峰的变化与脉图参数呈负相关；心脏室间隔厚度、左室后壁厚度与脉浮程度正相关。脉有力程度与主动脉流速、肺动脉流速正相关；与二尖瓣 E 峰负相关。脉象紧张程度与心脏左房内径、右室内径、室间隔厚度、主动脉流速、肺动脉流速正相

关；与左室舒张末期内径、左室收缩末期内径、二尖瓣 E 峰、二尖瓣 A 峰、射血分数负相关。脉象滑利程度与主动脉流速、肺动脉流速正相关；与二尖瓣 A 峰、射血分数负相关（P < 0.05）。

六、冠心病脉象及其脉图形成机理研究

冠心病患者多见弦、沉、弱、滑脉。弦脉主疼痛、痰饮；沉脉主里证；弱脉主气血亏虚；滑脉主痰浊内阻。在 982 例冠心病心绞痛合并动脉粥样硬化性血栓性脑梗死患者信息中，痰瘀互结证 160 例，明显高于其他单纯证型，证名中含单证素痰者 574 例，含单证素瘀者 497 例，含痰、瘀双证素者 298 例。冠心病血瘀证是最常见的证型，患者微循环严重障碍、微血管畸形、管径变细、流速变慢、出现白色微血栓等，血流变呈高度浓、黏、聚状态。研究显示，高脂血症各证型与健康对照组相比，均有速射时间和心缩时间延长、快速充盈系数降低的表现，痰瘀阻络证速射时间延长更明显，反映在脉图上可见升支缓慢，主要因为血管阻力增大、大动脉顺应性下降所致。李国彰等采用无创性心功能检测法和脉图法，以冠心病患者为研究对象，对生理性迟脉和病理性迟脉进行了对比研究发现，病理性迟脉组心输出量下降，心指数和心脏功能指数减小，主动脉顺应性下降，总外周阻力升高，提示心血管功能受损是冠心病迟脉脉图改变的病理生理学基础，也是生理性迟脉与冠心病迟脉二者在脉诊上有力和无力差异的原因。何玉萍等通过脉图分析了 71 例滑脉冠心病、中风病患者的心功能指标，并与 126 例非滑脉者进行比较，结果显示，滑脉组患者主要表现在左心泵力减弱、有效循环量不足、动脉硬化、肺动脉高压。与非滑脉组患者比较，各项指标差异均有统计学意义（P < 0.05），提示心脑血管病滑脉者有心血管功能损害。杨天权等应用脉图诊断冠心病判别方程对冠心病和眼底动脉硬化程度进行了关联研究，发现脉象冠心病概率与眼底动脉硬化的分级有关；并认为冠心病概率与血清胆固醇、低密度脂蛋白、胆固醇值均呈显著正相关。李福凤等运用 Megas 多普勒彩色超声仪和脉象检测系统采集 195 例冠心病患者心脏彩色多普勒超声心动图指标和脉图参数，结果显示，冠心病患者 4 个脉象要素与超声指标存在不同程度的相关性，提示结合多学科研究的手段可寻找到冠心病患者脉象构成要素的量化指标。

第三节 痛 经

一、概述

痛经指行经前后或月经期出现下腹部疼痛、坠胀，伴有腰酸或其他不适，症状严重者影响生活质量。临床上痛经分为两类：一类是指生殖器官无明显器质性病变的原发性痛经（PD ）；另一类是由生殖器官的器质性疾病（如子宫内膜异位症、慢性盆腔炎等）

引起的继发性痛经。我国妇女中痛经的发生率为 33.1%，其中原发性痛经占 53.2%，重度痛经的发生率为 13.55%。这里重点阐述原发性痛经。

痛经属中医学"经行腹痛"范畴，最早论述见于《金匮要略》，其曰："带下，经水不利，少腹满痛，经一月再见者，土瓜根散主之。"《诸病源候论》曰："妇人月水来腹痛者，由劳伤血气，以致体虚，受风冷之气，客于胞络，损伤冲任之脉……其经血虚，受风冷，故月水将下之际，血气动于风冷，风冷与血气相击，故令痛也。"该条认为痛经证属本虚标实。宋代《妇人大全良方》记载"妇人经来腹痛，由风冷客于胞络冲任"，从寒凝论治并创立"温经汤"，沿用至今。金元时期，朱丹溪以气血立论提出气滞、气血俱虚、血瘀等均可引起经行腹痛。明代《景岳全书》记载"经行腹痛，有虚有实"，提出以虚实立论。清代傅青主提出了五脏与痛经的关系，认为本病与肝郁、肾虚、寒湿有关。清代陈莲舫在《女科秘诀大全》中明确提出"痛经"之名。现代医家多认同痛经的发生在经期及其前后，由于气血变化，瘀血阻滞，胞宫、冲任失于濡养，从而导致"不通则痛"和"不荣则痛"。其病位在冲任、胞宫，变化在气血，表现为痛证。痛经主要分为寒凝血瘀、气滞血瘀、肝肾亏损、阳虚内寒、气血虚弱、湿热瘀阻 6 种证型，其中以寒凝血瘀证、气滞血瘀证最多。

西医学普遍认为痛经与体内前列腺素、血管加压素、雌激素、催产素、钙离子等因子水平的改变有关，临床治疗药物主要以非甾体抗炎药为主，口服避孕药、钙离了拮抗药和 β 受体激动药也可缓解症状。

二、脉象表现

根据国家中医药管理局 1995 年实施的《中华人民共和国中医药行业标准》，痛经分为 4 型，各有不同的脉象表现，寒凝血瘀型脉沉紧，气滞血瘀型脉弦，湿热瘀阻型脉滑数或弦数，气血不足型脉细。骆文斌等利用 ZBOX-1 中医脉诊仪检测 50 名痛经女大学生左手寸、关、尺部脉象，发现痛经期间左手出现频率前两位的为滑脉（38.8%）、弦脉（31.2%）；左寸出现频率较高的脉象依次为弦脉（34.9%）和滑脉（29.1%）；左关出现频率较高的脉象依次为滑脉（44.5%）和弦脉（28.9%）；左尺出现频率较高的脉象依次为滑脉（42.5%）和弦脉（29.8%）。

三、脉图特点

刘键分析了 50 例不同证型的原发性痛经患者推拿前后的脉图参数，发现在推拿前，原发性痛经女生的脉图多表现为主波钝，升支挫，降峡高，$t_1 0.11 \pm 0.05$，$h_3/h_1 0.67 \pm 0.15$，$h_4/h_1 0.52 \pm 0.13$，$h_5/h_1 0.03 \pm 0.02$。赵莺等将 147 例原发性痛经患者分为虚证组、实证组及虚实夹杂证组，采用 ZM-Ⅲ型智能脉象仪进行脉图分析。结果显示，虚证组的脉图参数 h_1、h_3、h_4、h_5 明显低于实证组和虚实夹杂组（$P < 0.01$），提示脉图参数 h_1、h_3、h_4、h_5 可作为痛经虚实辨证分型的辅助参考指标。在另一项实验中，

赵莺等检测了 148 例不同证型的原发性痛经患者的脉象及脉图参数，结果发现，肝郁湿热型者 h_1 最高，气血亏虚型者 h_1 最低；在 h_3 值的比较中，寒湿凝滞型最高，气血亏虚型最低；在 h_4 值的比较中，寒湿凝滞型最高，肝肾亏虚型最低；在 h_5 值的比较中，气血瘀滞型最高，气血亏虚型最低。这些参数变化提示痛经的不同证型间脉图存在变化规律，有助于辨证分型。

四、脉图分析方法

郭丽华等采用整体辨证、意象抽象思维与脏腑、气血、阴阳相结合的脉图诊察分析方法，对两手六部脉进行比较，既强调机体自身整体性的概念，也着重各脏器的病变反应与脉象的变化；既克服了传统脉诊主观色彩浓重的弊端，又使脉图与脏腑、气血、阴阳紧密结合，是中医传统方法论与现代科学技术相结合的试验性探索。意象抽象思维则尝试用科学仪器描记脉图特征，运用中医基础理论进行脉象分析，试图建立脉图与病因、病位、病症的直接联系，寻求脉图与病因、病位、病症的相关性解释，为脉图的临床应用提供客观依据。

五、痛经发展过程中脉象和脉图的变化规律和意义

脉图参数可在一定程度上作为客观反映原发性痛经疼痛及其程度的指标。陈万泓等对 30 名原发性痛经在校女大学生脉图参数变化进行检测，结果可以看出，原发性痛经患者从没有疼痛到有明显疼痛过程中脉象与脉图参数的变化与疼痛快速减轻过程中脉图参数的变化趋势基本相反，具体表现为与经前没有疼痛时相比，发生较为明显的疼痛时，脉象出现弦脉的概率增大；疼痛减轻的过程中，弦脉出现的概率降低，迟脉出现的概率增大。姚万霞等将 82 例自愿参与的痛经女生作为健康教育干预研究对象进行系统的健康教育；另选择 40 例无痛经女生做对照组。用智能脉象仪于经期第 2 天记录受试者脉图，将痛经患者的脉图与健康者进行比较，并比较痛经患者健康教育前后脉图变化。结果显示，健康教育前痛经女生的脉图多表现为主波钝、升支挫、降峡高，与健康女生脉图比较 $P < 0.01$，有显著性差异。健康教育后痛经女生脉图多表现为主波高、降峡低、双峰波，与健康教育前比较 $P < 0.01$，有显著性差异。这说明健康教育干预痛经是有效的。

六、痛经脉象及其脉图形成机理研究

骆文斌等发现，患者痛经期间滑脉和弦脉出现频率较高。痛经期间左手脉滑弦，反映痛经患者此时尽管气血充盈，但有痰湿阻于胞宫。此时实邪壅盛于内，气实血涌，疏泄失常，气机阻滞，脉气因而紧张，则见脉滑弦。左寸脉弦滑，反映痛经患者此时血多聚于下，上焦脉气较中焦和下焦更偏于紧张，而见脉弦滑；左关和左尺脉滑弦，反映痛经患者此时实邪壅盛于中焦和下焦，气实血涌，而见脉滑弦。郭丽华将 79 例原发性

痛经患者按证候分为寒凝血瘀、气滞血瘀、湿热瘀阻、气血不足 4 个常见证型，利用 DY-SS-1 型中医脉诊仪检测并记录患者两手寸、关、尺六部脉象，并与 30 例正常组做对照。结果说明，寒盛则伤及人体阳气，阳气被伤则温煦气化功能减弱，脉图关、尺部可见最低点远低于升支起点的波形，尤其尺部更为明显。若寒湿凝滞，气血为之阻塞，运行不畅，则于两尺主波升支起点前见高频连续小波，为血脉运行不畅，脉道艰涩之象。气滞血瘀并见除两关部见到主波降支弓背向上波形以外，左关、两尺均见主波升支起点前高频连续小波，与正常负向波融合；若以气滞为主，两关部可见主波降支弓背向上波形。邪热亢盛，阳盛则热，为有余之象，脉图左关可见主波降支起点接近或基于顶点之上又见一波。若湿热与血结，气血不畅，内生瘀滞，脉失顺滑，则脉图两尺部可见主波升支起点前高频连续小波；湿热瘀阻也可主波降支延续部分出现负向波最低点低于主波升支起点波形，考虑为热邪伤津，津伤而阴液不足。气血不足患者，阳气衰少，鼓动脉搏无力，故脉图以主波后起于基线附近的小波为主，位在寸、关，以正向波为主，在左关、尺见到略低于基线的负向波，为气失温煦所致。气血不足也可见到主波波幅降低的标准三波波峰。气血不足病情进一步发展，气虚运血无力，导致血行瘀滞，脉道涩滞，则脉图可见两尺部主波升支起点前高频连续小波。

第四节　肝　癌

一、概述

肝癌作为全球高发病率的恶性肿瘤之一，正严重威胁着人们的生命健康。据统计，我国每年新发肝癌病例占全球总数的一半以上，肝癌也已成为我国第三大肿瘤致死病因。原发性肝癌（PLC）目前发病率已超过 50/10 万，最新流行病学调查结果显示，PLC 位居我国恶性肿瘤死亡原因的第 2 位，仅次于肺癌。PLC 恶性程度高，易发生转移，病情进展较快，预后较差。PLC 的治疗方法有手术切除、局部消融、肝动脉介入、放化疗等。临床上大多数 PLC 患者中晚期才得到确诊，错过最佳手术机会，故目前以姑息性化疗为主要治疗手段。多年的临床研究表明，中医药在改善肝癌患者生存质量、提高免疫力、延长生存期方面有很多优势。

肝癌属中医学"肝积""癥瘕""肥气""癖积""痞气""伏梁""胁痛""积聚"和"黄疸"范畴，早在秦汉时期就有记载。《灵枢·邪气脏腑病形》曰："肝脉急甚为恶言，微急为肥气，在胁下若覆杯。"《难经·五十六难》曰："肝之积名曰肥气，在左胁下，如覆杯，有头足。"论述了本病的病名、病位、病性。华佗《中藏经》认为本病发病与体内正气亏虚有关，气血交阻为发病基础。隋、唐、宋时期提出了活血、软坚、攻下等治法。《外台秘要》记载了用软坚散结、活血化瘀及辛散温通药如鳖甲、牛膝、川芎、细辛等治疗本病。金元时期提出扶正治疗大法，张元素提出"养正积自除"的观点；朱丹

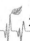

溪从痰论治。明代李中梓根据病变过程中正邪的盛衰关系，提出了初、中、末三期分期治疗。总之，原发性肝癌的病因多与外感六淫、情志失调、饮食劳倦有关，病位在肝脾，病机较复杂，但总体不外本虚和标实两方面。林敏等根据对肝细胞癌证候演变规律及病机特点的认识，认为其病位在肝、胆、脾、胃，久必及肾，其发生发展基本是以正气虚损、脏腑失调为前提，以气血瘀滞、络脉瘀阻为主要因素，以癌毒内生、邪毒盘踞为根本原因，而湿热痰浊、诸邪相攻是致病关键。

二、脉象表现

中医学认为，肝病以弦脉或弦滑居多。《杂病源流犀烛》指出："肝之积，曰肥气，在左胁下，状如覆杯，有足似龟形，久则发咳呃逆，脉必弦细。"

《濒湖脉诀》记载："弦脉主饮，病属肝胆。"通过多年的临床研究，许多西医学界的学者、专家也一致认为弦脉是肝病的主要特征性脉象。刘浩江观察了100例原发性肝癌患者，结果显示，在100例患者中，弦脉及其相兼脉65例，数脉及其相兼脉24例，滑脉及其相兼脉7例，细脉及其相兼脉4例，提示原发性肝癌患者以弦、滑、数脉居多，并且单一脉象者少，大多是相兼脉。吴洪梅等应用 ZM–ⅢB 型脉象仪，对147例原发性肝癌患者进行脉象检测，总结原发性肝癌患者的一般脉象特点，并分析4种不同中医证型之间的脉象变化规律。结果显示，平脉者11例（7.48%），弦脉者52例（35.37%），滑脉者43例（29.25%），弦滑脉者38例（25.85%），涩脉者1例（0.68%），虚脉者1例（0.68%），实脉者1例（0.68%），其中有35例合并有数脉。由此可见，肝癌患者以弦脉、滑脉、弦滑脉为主，共占90%以上。

三、脉图特点

肝癌患者的脉象以弦脉、滑脉、数脉为主，其脉图也呈现出相应的特征。太加斌等应用 ZM–ⅢC 型脉象仪对174例原发性肝癌、102例肝硬化、106例正常人的脉图进行采集分析，发现肝癌组舒张期对应的脉图下面积、h_4、h_4/h_1 低于正常人。太加斌等还对比了264例原发性肝癌和106例正常人的脉图，主要分析了肝癌患者气虚证组和血瘀证组与正常人组的差异，结果发现，气虚证组、血瘀证组及正常对照组脉图参数 t_5、t_4、h_1、h_4、As、Ad、A、t、h_4/h_1、w_1 存在统计学差异。与正常人相比，气虚证的肝癌患者 h_4、Ad、t、h_4/h_1 均下降，血瘀证的肝癌患者 t_4、h_1、As、Ad、A、t、w_1 均升高。吴洪梅等应用 ZM–ⅢB 型脉象仪，对147例原发性肝癌患者进行脉象检测，分析4种不同中医证型的脉图特点。肝郁脾虚型患者 h 显著高于肝胆湿热型和肝肾阴虚型患者（P < 0.05）；肝郁脾虚型患者 h_3/h_1 明显低于肝胆湿热型患者；肝胆湿热型患者 h_4/h_1 明显低于其他3型患者（P < 0.05）。这说明中晚期原发性肝癌患者脉象以弦脉、滑脉、弦滑脉兼见为主；脉象参数与脉图的变化可为中医辨证分型提供参考。

四、脉图分析方法

太加斌等曾使用时域分析法研究原发性肝癌在发展过程中的脉图变化及与肿瘤分期的关系，同时还探讨了原发性肝癌患者的脉图采集条件，通过研究时间、部位、体位等对脉图采集的影响，发现原发性肝癌脉图采集时必须统一采集时间、部位及体位等影响因素。

五、肝癌发展过程中脉象和脉图的变化规律和意义

随着原发性肝癌患者病情的不断进展，患者脉图指标会发生规律性的变化，充分反映了患者机体的变化特征，进而为疾病的预后判断提供依据。中医学认为，肝癌临床可分为湿热蕴结、肝脾血瘀、肝肾阴虚、脾肾阳虚等证型，脉象表现为弦数、数、涩、沉、细等。随着病情的进展，脉象可出现弦脉向弦数脉转变、实类脉向虚类脉转变、缓类脉向数类脉转变等。太加斌等通过研究发现原发性肝癌患者随着病情进展，患者脉图多个指标均发生规律性的变化，如各波幅度均减低（h_1、h_3、h_4、h_5），时间缩短（t_1、t_4、t_5、t），脉图下面积减少（As、Ad、A），与临床报道相符合。结合脉图相关原理及血液动力学意义，可认为随着原发性肝癌患者Ⅰ期→Ⅱ期→Ⅲ期的转变，出现外周血管阻力逐步下降，同时伴心脏收缩功能减弱，收缩期时间缩短，对应的每搏心输出量减少，而脉率代偿性增快等变化。究其原因，考虑主要与肿瘤增大、增多及肝脏功能衰退有关。太加斌的研究还证实，脉图指标 h_4、Ad、h_4/h_1 从正常人—肝硬化—原发性肝癌的演变过程中，呈现逐渐降低趋势，充分反映了原发性肝癌患者桡动脉血液动力学变化特征。金桂娴通过分析 192 例原发性肝癌Ⅱ、Ⅲ期患者的脉象发现，原发性肝癌Ⅱ、Ⅲ期患者的常见脉象为弦脉、滑脉、沉脉，其中Ⅱ期以弦滑脉、沉弦脉和弦脉多见，Ⅲ期以弦滑脉、滑数脉、沉弦脉和弦脉多见，且动脉、数脉、细脉、缓脉频率较Ⅱ期明显增多，说明随着病程的进展，脉象呈现出一定的变化规律。刘浩江通过对 100 例肝癌患者的观察发现，单纯弦脉及滑脉病情多相对稳定，若弦数或滑数脉，或弦滑数脉，均提示病情加剧。肝癌晚期，若脉细、濡，或濡细，虽属正虚，尚能维持一个时期。若全身情况较差，正气已虚，再出现弦滑数脉，属脉证不符，正虚邪实，正不胜邪，往往有黄疸，或腹水，或肝昏迷，或出血，或肝破裂，或衰竭等表现相继出现，必须提高警惕。

六、肝癌脉象及其脉图形成机理研究

西医学认为，脉象的变化涉及心脏功能、血管功能、血液的质和量等方面的共同作用和相互影响。实验也证明，弦脉、滑脉、数脉的形成是心脏射血、外周阻力及神经－体液因素等综合作用的结果。血液动力学研究表明，弦脉的形成主要是外周阻力增高、血管顺应性降低、心输出量减少等因素所致，其中，外周阻力增高为主要因素。生理性滑脉的形成主要是心输出量增加、外周阻力下降、血管顺应性好等因素所致；而病理性

滑脉则心输出量减少，外周血管阻力略增大。数脉是交感神经兴奋、心输出量减少、发热、贫血、缺氧等综合因素作用的结果。此外，神经－体液因素在脉象的形成中也具有重要作用。有研究表明，弦脉的形成与儿茶酚胺类物质含量增高有关，滑脉的形成与皮质醇类物质含量增高有关，弦滑脉的形成与两种物质含量均增高有关。李凤珠等通过对肝癌患者脉象多维信息的临床观察发现，肝癌患者主要表现为弦脉、涩脉、数脉。经分析其脉象变化的机制，可能有以下几个方面：①肿瘤细胞的生长及转移导致外周血管阻力增高。②进行性肝功能减退、门脉高压、低蛋白血症、腹水、周围静脉曲张等因素引起有效血循环量不足，从而导致心输出量下降，心率加快，血管收缩。③疼痛、紧张使体内缩血管介质或内分泌激素增加。上述因素的综合影响使肝癌患者心输出量下降，外周阻力增加，心率加快，从而使脉象发生相应变化。太加斌认为，肝癌患者表现出来的脉象和脉图与其特殊的血液动力学有关，因为肿瘤对肝脏组织的破坏，使得肝脏和门脉系统血流的流向、流速、流量和压力均发生显著改变，进一步引起肝血管阻力增加、门脉压力梯度升高、门脉微循环装置静水压升高、肝内外分流、肝脏首次通过作用减退等变化，而这些变化是肝癌脉象及其脉图形成的部分机理。

第八章 脉图辨证的研究

第一节 八纲辨证

一、脉象分布及演变规律

（一）表里

表里是辨别疾病病位内外和病势深浅的一对纲领。疾病的表现尽管极其复杂，但从病位的浅深来说，不在表便在里，而脉象的浮沉常足以反映病位的浅深。脉浮，病位多在表；脉沉，病位多在里。

（二）寒热

疾病的性质可分为寒证与热证，反映机体阴阳的偏盛与偏衰。阴盛或阳虚表现为寒证，阳盛或阴虚表现为热证。脉象的迟数，可反映疾病的性质，如迟脉多主寒证，数脉多主热证。

（三）虚实

邪正斗争的消长，产生虚实的病理变化，而脉象的有力无力，能反映疾病的虚实证候。脉虚弱无力，是正气不足的虚证，脉实有力，是邪气亢盛的实证。在脉象中，最重要最关键的也是虚实两端。实者重按有力，抗指不绝，表明正气尚旺，但不足以驱邪外出，病邪亢盛，当以药物攻伐之；虚者包括虚、细、微、儒、弱、芤、散等脉，其共同点都是抗指无力，重按即绝，表明正气虚衰，无力抗邪。

（四）阴阳

阴阳是八纲辨证的总纲，用以辨别疾病的表里、寒热、虚实。疾病的产生，是由于人体的阴阳关系受某种因素的影响而失去相对平衡协调，从而出现偏盛偏衰的结果。疾病的发生、发展关系到邪正两方面相互作用、相互斗争，故病症千变万化，总不出阴阳两纲范围。《素问·阴阳应象大论》指出："察色按脉，先别阴阳。"《伤寒论》亦提到：

"脉有阴阳者，何谓也？答曰：凡脉大、浮、数、动、滑，此名阳也；脉沉、涩、弱、弦、微，此名阴也。"因此，脉诊首先需要判定辨别阴阳属性。

根据张仲景所论脉象，脉之阴阳划分，从部位讲寸为阳，尺为阴；从切脉指力与深度来讲轻取即得，浅在皮肤之表为阳，重按方至，深在筋骨之间为阴；从脉形上讲，大、有力、长者为阳，小、无力、短者为阴；从流动速度上讲，快、疾、滑利者为阳，缓、有间歇、涩者为阴。

二、脉图特征及分析方法

虚证是对人体正气虚弱的各种临床表现的病理概括。虚证的形成，有先天不足、后天失养和疾病耗损等多种原因。虚证细分起来又有阴、阳、表、里、气、血、精之虚及脏、腑诸虚。

李冰星等观察虚证、非虚证、正常三组脉图参数，结果显示，虚证组脉图参数的变化与正常组比较，AA'、BB'、DD'、AT、Ad、E、VS'均减小，Q-O/O-D'、OA延长，但统计学处理 AA'、OA'、E 三项参数均值两组间差别有显著意义（P < 0.01 或 P < 0.05）。与非虚证组比较，AA'、AT、OD、SV'均减小，R'增大。此 5 项参数均值两组间差别有显著意义（P < 0.01 或 P < 0.05）。低血压病虚证组与正常组比较，AA'、BB'、DD'、E、AT、Ad、SV'均减小，此 7 项参数均值两组间差别有显著意义（P < 0.01 或 P < 0.05），OA'、OD'、Q-O/O-D'延长；与非虚证组比较，AA'、E、AT、Ad 均降低。164 例虚证患者与 125 例非虚证及 100 例正常人对照，结果显示，虚证患者脉图参数变化的共同特点有脉图总面积 AT、舒张期面积 Ad、升支斜率 E 减小，与正常组比较差异显著，客观定量地显示了虚证患者脉象细、无力的特征，上升支时间 OA'延长、Q-O/O-D 增大进一步提示虚证患者上述症状、脉象的原因与心肌收缩力能减弱有关；气、血、阴、阳各虚证分别与正常组比较主波高度 AA'、脉图总面积 AT、上升支斜率 E 均减小，差别显著，其绝对值变化血虚组＞气虚组＞阳虚组＞阴虚组＞正常组，阳虚组还有 BB'/AA'、DD'/AA'增大，阴虚组还有 R'减小。心、脾、肾各虚证组与正常组比较结果显示，心虚组有主波高 AA'、脉图总面积 AT、舒张期面积 Ad、潮波高 BB'、降中峡高 DD'、升支斜率 E 6 项参数差别有非常显著意义（P < 0.01），w/t、SV'差别显著，脾虚组有 DD'、AT、Ad、E 均有显著意义（P < 0.05），肾虚组仅 BB'有显著意义（P < 0.05），说明脉图参数改变心虚组＞脾虚组＞肾虚组＞正常组。弱脉、细脉在虚证中出现频率较高，也可称为虚脉，李冰星等观察发现，与平脉比较，弱脉脉图参数 AA'、AT、Ad、E 明显降低，P 出增大，此 5 项参数两组间均值差别有显著意义（P < 0.05），OA'延长；与平细脉比较，弱脉 OA'明显延长，两组间均值差异明显；与细脉比较，w_3、w_3/t 变小。对比平脉，细脉 AA'、AT、Ad、E、F 减小，BB'/AA'、P 出增大，OA'延长，w_3、w_3/t 增大，两组间均值差别有非常显著意义（P < 0.01）。

李果刚等通过对 120 例实证、虚证及正常人测定脉搏图像，提取脉图特征值，用逐步回归分析法研究证候和脉图特征值的关系。实证与虚证的脉图判别式：$Y=-4.2165+0.156（h_1）+0.0134（As）-0.4761（t_4）-0.4963（w）+0.0286（P）$，将脉图参数 h_1、As、T_4、w、P 的值分别代入该判别式，若判别值 $Y \geqslant 0$，被判为实证；若判别值 $Y \leqslant 0$，被判为虚证；若判别值 $Y=0$，被判为正常。h_1 和脉管搏动所产生的压力直接相关，实证脉象举按皆有力，故 h_1 高大；虚证脉象举按皆无力，故 h_1 值减小。其中各实证组与各虚证组比较均有显著性差异。w 为主波上 1/3 宽度，虚寒证 w 值大于虚热证，实寒证 w 值大于实热证。气虚证 w 值大于实寒证，虚热证 w 值大于实热证。w 值在寒热虚实诸证各不相同，可以看作是一个虚实辨证及寒热辨证都较敏感的脉图指标。实证患者脉图面积均大于虚证患者，As 尤为显著。实热证 t_4 明显小于诸虚证患者，实寒证 t_4 和诸证比较差异不明显。实证的 P 值大于虚证，差异显著，符合实证脉象三部举按皆充盛有力的特征，虚证举按无力，故 P 值偏小。

李果刚还分析了慢性肾衰患者脉图参数，发现虚实夹杂型 h_1、h_3、h_4 值分别大于虚证型及正常对照组，差异显著。虚实夹杂型 As 值小于虚证组及正常组，其 t_1/h_1 值分别大于虚证组及正常组，有显著差异。

李睿等观察到虚寒证脉图特征参数与正常人比较，t_1 增大，脉波幅值 h_1、h_5 降低，脉图面积 As、Ad 减小，h_3/h_1、h_4/h_1 值增加，h_5/h_1 降低，为负值，w_1、w_1/t 值增大。这些参数变化反映虚寒证脉图主波推迟出现，升降支速率变慢，重搏前波抬高，重搏波变低，主波增宽；与正常对照组比较，有 4 个不同病种的虚寒证脉图参数的变化趋势均符合虚寒证总体的脉图参数变化曲线；虚寒证不同病种组间的脉图参数比较也存在差异。

徐志伟观察 78 例阴虚证不同类型和 19 例阳虚证及 37 名健康人脉图主波幅变化。阴虚证三组脉图主波幅的比较，阴虚火旺组最高（均值为 29.34mm），气阴两虚组最低（均值为 14.03mm），阴虚组的脉图主波幅介于两组之间（均值为 20.82mm），高于健康人组（均值为 17.28mm）。脉图主波幅在 25mm 以上者脉搏应指有力，脉图主波幅在 15mm 以下者，脉搏应指无力。根据脉图主波幅的变化，可作为判断脉象有力无力的客观依据。

费兆馥等对阴虚火旺脉图分析得出，有关外周阻力的指标如 h_3/h_1，h_4/h_1，w/t，t_5/t_4 在上午 10 时有上升趋势。在部分阳虚患者的昼夜脉图中，上述指标一天内分别在 10 时和 18 时出现两次上升，设想在今后的继续观察中积累资料，将可为某些疾病的诊断提供无创性检测新指标。

三、脉图机制

谢森等检测了 82 例虚证患者和 24 例健康人的桡动脉脉图指标及血液循环功能参数，结果表明，阴虚组和阳虚组各有特异性，余无显著差异。气虚组和阳虚组的载体血液黏度是各组中最高的，气虚组和阳虚组患者心脏左室泵功能、心肌收缩力降低，左室喷血阻抗增加。这些因素均导致血液流动性的改变。

气与血在生理上为阴阳相随、相互依存的关系，气存血中，血以载气，在病理上气与血又相互影响，气虚则生化血液的功能不足，导致血虚，血虚又出现气虚的一系列表现，脉图参数变化与气虚、血虚同时存在有关。心、脾、肾各虚证组与正常组比较，显示差异显著。心主血脉，脾为后天之本，气血生化之源，而脉象的形成与心血管功能状态及血液的质与量关系密切。有研究表明，虚证组脉图参数 h_1 明显低于实证组、虚实夹杂组；脉图参数 h_3、h_4、h_5 明显低于实证组。这可能因气虚鼓动无力，血虚脉道失于充盈所致。

肝肾阴虚证脉力显著增大，降中峡抬高、主波宽大，与外周阻力增大、动脉顺应性降低、血管弹性差及主动脉内高压的持续时期较长有关；肝肾阴虚证呈现血液循环高动力、血管高张力和高阻力，在一定程度上反映了该证肝阳上亢、肝火内盛的病理特征。脾肾气虚和脾肾阳虚证中 h_1、h_3、h_3/h_1、w/t 及 As 均低于或显著低于肝肾阴虚证，可能是由于心肌收缩力显著下降，血管充盈不足所致，符合中医学阳气亏虚，鼓动无力的理论。阴阳两虚证中 h_5/h_1 较脾肾阳虚证及正常组显著降低，h_3/h_1、w/t 明显高于脾肾气虚证。h_5/h_1 降低表明阴阳两虚证因长期阴阳气血不足，血管改变较大，病久及心，引起心脏瓣膜及血管的变化。

h_1 表示主波波幅，反映左心室的射血功能，大动脉弹性（顺应性）即左心室射血功能强，大动脉顺应性大，则 h_1 值大。h_1 和脉管搏动所产生的压力直接相关。实证脉象举按皆有力，故 h_1 高大。虚证脉象举按皆无力，故 h_1 值减小。实证正气不虚，心脏在收缩期时压力高于虚证患者，心肌收缩的强度也大于虚证患者，故在心缩期，心室会在较短时间内充盈，故实证患者心输出量明显大于虚证患者，则 As 增大，而充盈时间则短，故 t_4 小于虚证。P 为形成最佳脉图时的取脉压力，虚证脉象举之无力，按之空虚，反映正气不足，故 P 值偏小。虚证与实证主要表现在脏腑机能方面的情况，虚证表现为脏腑机能减退，实证表现脏腑机能亢进。

虚实夹杂证 h_1 分别大于虚证及正常组，有显著差异，说明患者虽有本虚而水湿之实邪更盛，故 h_1 高大；水湿盛，阻遏脉道，使外周阻力升高，则 h_3 值大于虚证组及正常组；虚实夹杂证 h_4 值分别大于虚证组及正常组，表明患者脉象有偏弦的倾向，桡动脉弹性相对偏高，t_1/h_1 值也增高；虚实夹杂证患者水湿盛，阻遏脉道，加重心脏负担，故 As 值小于虚证组及正常组。

四、小结

八纲辨证的脉图研究目前主要集中在虚实辨证。虚证患者脉图参数变化的共同特点客观定量显示了虚证患者脉象细、无力的特征，不同病种的虚证在病理上有其共同的变化特征，但由于病种不同在程度上有差异，运用虚实辨证的脉图判别式，可以很容易测量患者的脉象，即时判断患者病情的虚实性质及其严重程度。

第二节 气虚证

一、脉象分布及演变规律

人体的生长发育、各脏腑经络的生理活动、血液的循行、津液的输布，都靠气的推动和激发，气虚则生化血液的功能不足，推动、激发脏腑功能活动和血液循环的功能减弱，致使脉行缓慢，应指无力，脉体细小而软，正如《脉经》所说："脉小者，血气俱少。"气虚证以虚弱脉为主，主要有细脉、缓脉、弦脉等，脉图参数变化、图形特点与之基本相符。

二、脉图特征及分析方法

李冰星等对 50 例气虚证患者脉图参数进行观察，结果发现，气虚者心缩功能明显降低，每搏心输出量减少，Q-O/Q-D 增高，Q-O/O-D 增高，OA'/AA' 增高，OD'-OA'/AA'-DD' 增高。气虚患者脉搏速率略低于健康人，而且主波波幅低，脉图面积减少，上升支及下降支斜率缓慢，重搏波不明显，主波角较健康人宽。李冰星等还对气虚患者脉图参数进行多元线性逐步回归方程分析，提取的特征参数有脉图总面积 AT、重搏波高度比主波高度 CC'/AA'、脉图上升支时间 OA'、降斜 G、潮波 BB'、Q-O/O-D。气虚证与正常人比较：AT 缩短，Q-O/O-D、OA' 延长，G 降低，CC'/AA' 略低于正常，说明气虚患者心肌收缩能力减弱。阳虚与正常逐步回归提取的特征参数除有上述改变以外，尚有 w/t、R'、Ad 等反映脉象弦度参数的改变，气虚与阳虚逐步回归提出的特征参数有脉速 V、w/t、降斜 G 等的改变，说明不同的证脉图参数的改变不同。

三、脉图机制

气虚证脉图参数 Q-O/Q-D 增高，Q-O/O-D 增高，OA'/AA' 增高，OD'-OA'/AA'-DD' 增高，是由于气虚患者心输出量不足，心脏射血速度缓慢，心脏功能减低。产生这种心肌力不足的原因并非心脏器质性改变，可能与神经–体液等因素变化有关。中医学认为，气血的盛衰、脉象的盈虚不但与心有关，而且与先天之精是否充足，饮食营养是否丰富，脾、肺、肾三脏功能是否正常关系密切。

根据中医学关于"气为血帅""血随气行"的理论，可认为左心室收缩功能减损，左室收缩时间周期（STI）异常可能与心气虚有关。张镜人等应用脉图测算气虚证患者 STI 表明，气虚患者左室收缩功能减损率为 94.5%，而射血前期/左室射血时间、等容收缩时间/左室射血时间等比值均大于正常，初步认为通过反映脉象的桡动脉图来测定左心室收缩功能的变化，可作为气虚辨证的一项客观指标。

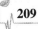

四、小结

从以上研究可以看出，气虚患者脉图及脉图参数变化与健康人比较，有一定的特异性，脉图参数变化作为中医辨证的客观化指标之一是可行的。

第三节 血瘀证

一、脉象分布及演变规律

血瘀证患者脉象多表现为细涩结代。由于阻滞脉道，血脉被遏，心阳被抑，脉气失于宣扬，则脉涩、脉结；元气不足，脉气不能相接续，瘀血阻制，血行艰涩，不能相接，则有脉代；年老体弱，本体不足，加之久病耗伤，气血更亏，不能充盈脉道，无力鼓动血液运行，使脉管的充盈度减小，则脉象细小无力。气滞血瘀证以弦涩脉和弦劲脉居多，气虚血瘀证以弦细涩脉和弦细脉为主。

二、脉图特征及分析方法

气滞血瘀证和气虚血瘀证是临床常见的两种血瘀证型，在心脑血管疾病、血液病、肝脏病、妇科病、精神病中尤为多见。袁肇凯等观察 46 例气滞血瘀证、42 例气虚血瘀证及 40 例健康人的脉图发现，气滞血瘀证和气虚血瘀证患者的阻力系数均明显高于健康人组（$h_4/h_1 \geq 0.5$，$P < 0.01$）。气滞血瘀证患者脉图潮波升高，有的叠加在接近主波的降支上，甚至融合成宽大主波，故 h_3/h_1、w/t 均高于气虚血瘀证和健康组；而气虚血瘀证患者脉图波幅较低，升支时间延长，故 t_1/t 和（t_4-t_1）$/t$ 都明显小于气滞血瘀证组和健康组。太加斌等通过对原发性肝癌患者气虚证组、血瘀证组及正常对照组脉图参数比较发现，气虚证组、血瘀证组及正常对照组指标 t_5、t_4、h_1、h_4、As、Ad、A、t、h_4/h_1、w_1 存在统计学差异。与正常对照组比较，气虚证组指标 h_4、Ad、t、h_4/h_1 均下降，血瘀证组指标 t_4、h_1、As、Ad、A、t、w_1 均升高。气虚证与血瘀证相比较，t_4、h_4、As、Ad、A、t、h_4/h_1、w_1 均呈下降趋势。谢利也发现气滞血瘀证脉图主波波幅比正常减小，但尚高于虚证，重搏前波高度、降中峡高度高于正常，重搏波波幅降低，主波上 1/3 宽度增宽，显示该证型除脉率不齐以外，还有脉力降低，大血管张力增加，顺应性降低，外周阻力增加。杨浠等将血瘀证对照健康组，从脉图参数相比得出二者差异明显，其中第三舒张波高度、第二舒张波高度及主波高度明显升高，第一收缩波高度、第二收缩波高度明显降低，而第一舒张波高度、收缩波时间、舒张波时间及每分钟脉搏跳动次数则无显著改变。

三、脉图机制

血瘀证者由于神经功能较为亢进或过度兴奋，交感神经紧张度上升，使心肌功能增强，循环血量增多，血管扩张，基础代谢率上升，故脉图表现为心肌收缩力增强（h_1 升高），每搏心输出量增加（As、Ad、A 增加）、主动脉压力高水平维持时间增加（w_1 升高）等。朱德增等用逐步回归分析法对脉图所测的 24 项血流动力学指标进行多因素分析，其中 7 项指标被选进建立细脉者血瘀证判别式，凡判别值 ≥ 7.48 者被判为血瘀证，判别值 ≤ 5.28 者，被判为非血瘀证。细脉者血瘀证和非血瘀证比较，外周阻抗、平均动脉压和动脉顺应性变化不明显，提示后负荷血管因素在细脉者血瘀证的形成中不是主要的。血瘀证者心室舒张末期容量无明显减少，前负荷对心输出量影响也不大。喷血分数是搏出量和舒张末期容量的比值，能反映左室心肌的收缩性和左心室的泵血功能。心缩间期比率为喷血前期与喷血期之比，也是评定左心室工作性能中最有用的指标之一。其不受心率的影响，在健康人保持恒定，与心输出量和搏出量呈负相关。血瘀证者收缩末期容量增大，每搏血量减少，喷血分数减小，心缩间期比率增大，表明有左心室功能降低，心肌收缩力减弱，心输出量减少，同时左室喷血压也降低，脉动流输运常数减少。这些因素共同构成了中医学所谓心气推动力不足，导致全身的血液流通不畅，是血瘀证血流动力学方面的病理基础。细脉者输出量减少，研究提示心脏的泵血功能减弱，是形成血瘀证的主要机制和本质。

四、小结

研究表明，不同原因导致的血瘀证，各项微观测值不同，生理病理上存在着差异，脉图参数表现也有所不同，侧面反映了血瘀病因病机的复杂性。

第四节　痰　证

一、脉象分布及演变规律

痰证为痰浊内阻或流窜，痰浊为病，颇为广泛，故临床见症多端。痰证多见的是滑脉和弦脉。弦脉的特征是"端直以长，如按琴弦"，滑脉的特征是"往来流利，如珠走盘"；弦脉主肝病，亦主痰食积滞，滑脉主痰证。从西医学角度来看，痰证有不同程度的动脉硬化，且心室动态体积弹性模量、动脉杨氏模量和动脉静态杨氏模量的数值较正常人明显增高，说明血管的紧张度加大，即切脉中有"端直以长"的感觉。再则，血液的压力波与管壁的应力波是构成动脉脉搏的主要成分，反映外周循环的压力和心脏泵力的有关指标如动脉平均压、左室有效泵力都较正常人明显升高，可见血管内血液压力波增高，使手指感到的脉搏压力抵抗感增加，有如按琴弦的感觉。此外，每搏心输出量增加，系统输运系数、动脉输运系数加大等，使得脉搏的波速加快，每搏的流量体积加大，血流粒子的径向运动、轴向运动所产生的波幅升高，可作为滑脉"往来流利，如珠走盘"的病理生理基础。

二、脉图特征及分析方法

痰证脉图法测定的血流动力学指标显示，左室总泵力（TPF）、左室有效泵力（VP）、心脏总功率（CWT）、左室有效功率（LWE）、动脉平均压力（PM）、左室喷血阻抗（CR）、每搏心输出量（CF）、系统输运系数（SK）、动脉输运系数（DK）等都较正常人明显增高，提示痰证患者的心肌收缩力、功率、外周阻力的增大，心搏血量的增加及血流速度的加快，可以反映痰证患者交感神经功能明显亢进，亦从西医学角度验证了中医学痰阻血瘀，上扰于心的理论。

黄献平等对 35 例痰瘀阻络证、33 例脾虚痰凝证及 29 例非痰非瘀证患者和 30 例健康者进行脉图监测分析，结果发现，前三证与健康对照组相比，均有 t_1 和 t_4 延长，h_4/t_1 值降低，痰瘀阻络证 t_4 延长更明显，显示了前三证脉图参数变化的共同特征，即脉图升支缓慢、血管阻力增大、大动脉顺应性下降，比较直观地反映了机体心血管功能老化的倾向。与非痰非瘀证组相比，脾虚痰凝证组 w 和痰瘀阻络证组 w、h_3/h_1 显著升高；与脾虚痰凝证组相比，痰瘀阻络证组 w 显著升高，提示痰瘀阻络证患者血脉滞涩、紧张程度尤为突出，病情按非痰非瘀证组、脾虚痰凝证组、痰瘀阻络证组顺序而加重。

三、脉图机制

吴凯等采用脉搏图像法测定 30 例痰证患者血流动力学 18 项指标，其中心肌收缩力、功率增大，心脏每搏流量、流速增加，外周阻力增加，动脉血管紧张度增加，交感神经功能亢进，说明痰证具有"亢进"的标实一面。另外，痰证患者也表现出心室动脉机械效率比值、有效循环血量较正常人明显低下，反映心肌功能低下，不能满足负荷的需要，说明痰证也存在本虚的一面。

脾虚失运，致使津液失调，痰浊内聚，注入血脉，痰浊留滞于血脉之中是痰证的重要环节。心、脉是形成脉象的主要脏器，气血是形成脉象的物质基础，患者血管、血液的质和量的变化势必引起脉象的变化。脾虚所生之痰浊行于血脉之中，使血行迟滞，痰浊着于心脉，留而为瘀，终成痰瘀互结。痰浊内阻，导致心气受损，血脉管腔变细，弹性下降，脉道阻力增大，血行不畅，故在脉象上体现出脉道涩滞紧张之感。

四、小结

目前对痰证的脉图研究较少，研究者多从"心主血脉""痰阻血瘀"等理论入手，采用脉图法，从血流动力学角度探讨痰证形成的病理基础和机制。痰证在不同病症中的脉图参数变化均有各自不同的特点，但有共性特征。痰证病理基础为本虚标实，本虚主要责之于心、脾、肾，标实为痰浊壅塞，痹阻心脉，从侧面证明中医辨证的合理性。

第五节　心病辨证

一、脉象分布及演变规律

（一）心气虚证、心阴虚证

有研究观察显示，心气虚证脉象有弱脉、代脉、弦脉、虚脉、迟脉、沉脉、数脉等，上述脉象均含兼脉。对心气虚证脉象的统计结果表明，弱脉占 64%，弱脉发生率明显高于其他脉象，揭示了心气虚患者的临床脉象以弱脉为主。《内经》提出"心主身之血脉"，"心藏血脉之气也"，说明心气是推动血运、维持血液在脉道内循环的动力所在，故从脉诊可以了解到心气的盛衰强弱。

心阴虚证以舌红少津或舌瘦或有中裂、少苔或黄苔、脉细数或伴有结代为常见的舌象及脉象。有研究观察发现，心阴虚证的脉象中，结代脉占 33.33%，弦脉占 36.36%，细数脉占 87.88%。心阴虚证中细数脉是最常见的脉象。

（二）心血瘀阻证

心血瘀阻证多由正气先虚，心阳不振，运血无力，而致气滞、血瘀、痰浊、阴寒等邪气痹阻，心脉瘀阻，多属本虚标实。脉象图见涩脉、结脉、代脉为主。脉波形态不规则，由许多大小不同的尖峰波组成，形成非规则的振荡曲线，脉图失去原来舒缓而光滑之象，出现连续的细小锯齿状波形，波峰振幅较小（属阴）或较大（属阳），或伴三五不齐，为体内有瘀滞之特征，以左手寸脉为主，常伴左侧关尺和右关的协同改变。结脉（脉率缓慢，歇止不规律），代脉（脉率缓慢，歇止有规律且时间较长），两手六部脉出现协同改变。

心病患者脉图参数上升时间（OA'），即快速射血时间延长，潮波高度与主波高度比值（BB'/AA'）增大，客观、定量地显示了心病患者脉图向细、弦、无力转变的特点，而心脉瘀阻证 OA' 延长尤著，提示脉图升支极缓慢，AT 减小，脉图特点由细弦向细涩转变。

二、脉图特征及分析方法

（一）心气虚证、心阴虚证

李绍芝等采用脉诊仪对 34 例心气虚患者的脉图参数进行了检测，并以正常人、心脉痹阻和心阴虚患者作为对照组。研究发现，心气虚患者的脉图参数与各对照组相比较存在着一定差异。心气虚组脉图参数变化与正常人相比较，AA'、BB'、CC' 和 SA 的

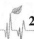

均值明显减小，4项均值的差别有高度显著性（P < 0.01）；DD'的均值也明显减小，差别有显著性（P < 0.05）；w均值增大，但差别无显著差异（P > 0.05）。心气虚组患者的脉图血液动力学参数与正常人组比较，EWK、EPE₁、VP、JP、VDV、CF、CMO、CK均值减小，差别有显著性（P < 0.01）；TPF、PPM均值减小，差别有显著性（P < 0.05）。不同病种心气虚证脉图血液动力学参数无显著差异（P > 0.05）。这说明心气虚患者脉图血液动力学参数的变化具有一定特异性，主要表现为各项参数均值明显减小。

心阴虚组脉图参数变化与正常人组相比较，除BB'增大差别有显著性（P < 0.05）以外，其余各项均值的差别均无显著性（P > 0.05）。与心气虚组比较，AA'、BB'、CC'、DD'、SA均值明显大于心气虚组，差别有高度显著性（P < 0.01）；其余各项均值较心气虚组略小，但差别无显著性（P > 0.05）。

另外，李绍芝等通过观测冠心病心气虚证患者脉图参数和心输出量发现，其主要变化规律为主波高度降低，重波前波降低，降中峡高度降低，主波上 1/3 宽度增宽，脉图总面积减小。

（二）心血瘀阻证

李绍芝等通过研究发现，心脉痹阻证患者脉图参数变化与正常人组相比较，AA'、BB'、OD、w、SA均值略有增大，其余各项均值略有减小，但各项均值的差别均无显著性（P > 0.05）；与心气虚组相比较，AA'、BB'、SA增大，差别有高度显著性（P < 0.01）；CC'、DD'增大，差别有显著性（P < 0.05）；其余各项均值差别无显著性（P > 0.05）。另外，心阴虚、心脉痹阻患者的脉图血液动力学参数与正常人组比较，差别无显著性（P > 0.05）；与心气虚组比较却存在着明显差别。

李冰星等选择心病心气虚证、心血虚证、心脉瘀证者各30例，并与健康人及相对应的肺气虚证、肝血虚证、肝血瘀证者各30例对照，脉图参数显示，与健康组比较，OA'、BB'/AA'统计学差异有非常显著或显著意义，其绝对值的病理改变，心脉瘀证 > 心血虚证 > 心气虚证，体现了"同病异证"中"证"的差异；与对应的肺气虚证、肝血虚证、肝血瘀证比较，心血虚证与肝血虚证之间 w、BB'/AA'差别有显著意义，心脉瘀证与肝血瘀证之间 OA'、t、w₃、BB'/AA'、DD'/AA'统计学有非常显著或显著差异，体现了"异病同证"中"病"的不同。

三、脉图机制

（一）心气虚证、心阴虚证

章慎磊等研究心气虚证与正常人脉象信息在时频分析上的区别发现，心气虚证组能量向量显著低于正常组，说明心气虚证者心气不足，鼓动无力，故心脏的功能低下，脉多为细弱脉；8 频带横向之间的比较反映了心气虚证与正常组脉象产生差别的主要原因在于心脏功能本身、外周阻力、血管弹性、瓣膜功能、血液运行状态等；8 频带纵向之间的比较反映了心气虚证组脉象产生的各种影响因素程度的不同，心脏功能减弱是其产生的主要原因。

心气虚证、心阴虚证以弱脉、细脉多见，都具有脉形细小、脉力软弱的特征，总属阴血亏虚、脉道失充，阳气虚损，鼓动无力所致。每搏输出量减少者，常出现细脉，尤其是病程较长，心肌劳损、缺血明显，或心功能不全、循环血容量不足、血压偏低时，脉象更显细弱无力，脉图表现为主波矮小，重搏波低平，h-f 趋势曲线低平，呈无力型。

（二）心血瘀阻证

中医学认为，脉为血之府，是气血运行的通道，脉象形成与心、血、脉关系密切，寒凝、情志、体虚等因素引起的血行不畅，心血痹阻，脉络不通，形成瘀血证。西医学研究发现，心血瘀阻证由于前后负荷的长期作用，使心脏舒缩功能受损，泵力降低，外周阻力增加所致。

陈宝珍等对 66 例冠心病心血瘀阻证患者和 76 例健康人进行脉图检测分析发现，血瘀证与健康组比较，主波高度、潮波高度、降中峡深度无明显差异；而重搏波深度明显降低，有显著差异；血管弹性系数、血管张力系数明显低于正常组，而外周阻力系数明显高于正常组，提示瘀血内阻在心脉，血脉管腔变窄，血管弹性下降，脉道阻力增高，动脉顺应性下降，导致血液运行不畅而引发各种疾病。

徐璇等应用中医舌脉象数字化分析仪检测 330 例临床心血管疾病患者的脉象参数，并进行统计分析，探讨心血管疾病不同中医证候患者的脉象特征。从心病不同证候之间脉象参数分析可看出，心病脉象以弦脉、细脉、结代脉为多见，参数 h_5、w、t_1、t_1/t、h_3/h_1、h_4 在痰浊组、心气虚、心气阴两虚组、心阴阳两虚组、虚证兼痰浊血瘀、虚证兼血瘀组，组与组之间有明显差异。痰浊组、血瘀组脉图参数 h_4、h_3/h_1、t 升高，w 增宽，可能与心血管疾病患者外周阻力增大、动脉顺应性降低、血管弹性差及主动脉内高压的持续时期较长有关；t 升高可能由于心血管疾病痰浊组、血瘀组患者存在着一定程度的血液黏度增高，导致了血流减慢，因而脉动周期延长。心气虚组、心阴虚组在时间 t 参数上与痰浊组、血瘀组有统计学差异，一方面 t 升高可能由于心血管疾病痰浊组、血瘀组患者存在着一定程度的血液黏度增高，导致了血流减慢，因而脉动周期延长；另一方面也表明心气组、心阴虚组虽虚而未致阴不敛阳、虚阳外越。

四、小结

近年来，运用脉象、脉图法来检测心病已成为无创伤、简便、效用的检测方法之一。心病不同证型之间的脉图参数具有一定的差异，脉图参数的变化基本符合心病中医病因病机，可为心病辨证分型的临床辅助诊断和疗效评价提供依据。

第六节 肺病辨证

一、脉象分布及演变规律

肺病患者左寸脉象寒饮停肺证以弦类脉为主，约占 66.67%；痰热蕴肺证以数脉类为主，约占 78.13%，并有滑的趋势；肺肾气虚证以虚脉类为主，占 61.54%，并有数的趋势；痰瘀阻肺证以实脉类为主，约占 40.74%，并有弦的趋势；有歇止的脉亦较多出现，占 33.33%。右寸脉象寒饮停肺证以弦类脉为主，占 73.33%；痰热蕴肺证以数脉类为主，占 87.5%，并有滑的趋势；肺肾气虚证以虚脉类为主，占 84.62%，并有数的趋势；痰瘀阻肺证以实脉类为主，占 40.74%，并有弦的趋势。以上脉象均含不同的兼脉。

二、脉图特征及分析方法

（一）肺气虚证、肺气阴两虚证

朱惠蓉等选择肺气阴两虚型原发性非小细胞肺癌患者研究脉象参数与肿瘤指标的相关性，结果显示，脉象参数与肿瘤指标之间存在典型相关性，相关性系数为 1.000，其中肿瘤指标中的 AFP 与脉象参数典型相关系数相对最大，为 –0.359，二者呈负相关。脉象参数中的 w、t、h_3、h_3/h_1 与肿瘤指标的典型相关系数相对较大，分别为 0.475、0.438、0.435、0.429，均呈正相关。这说明气阴两虚型原发性肺癌中 AFP 与脉象参数之间的相关性最大，且呈负相关。而脉象参数中反映动脉血管弹性和外周阻力状况的 h_3 和 h_3/h_1，以及动脉内持续高压时间 w、脉动周期 t 与肿瘤指标之间的相关性较大，且呈正相关。

（二）其他证型

梁颖瑜等将 348 例小儿反复呼吸道感染分为肺气虚、风热犯肺、风寒犯肺、痰湿阻肺、痰热壅肺 5 个证型组，并与对照健康组进行中医证型与脉图参数相关性的研究，结果显示，肺气虚组 h_1、h_3、h_4、h_5 降低；风热犯肺组 h_4、h_5、t、w、h_3/h_1、h_4/h_1、h_5/h_1 降低；痰热壅肺组 h_1、h_3、h_4、h_5、t、w、h_3/h_1、h_4/h_1 降低；风寒犯肺组 h_5、t、h_5/h_1 降低。与肺气虚组比较，风热犯肺组 h_1 升高；风寒犯肺组 w、h_3/h_1、h_5/h_1、w/t 降低；痰湿阻肺组 h_1 升高；痰热壅肺组 w、h_3/h_1 降低。与风热犯肺组比较，痰湿阻肺组 t、w、h_5/h_1 升高；痰热壅肺组 h_1、h_3 降低。与痰湿阻肺组比较，痰热壅肺组 h_3、h_4、t、w 降低；风寒犯肺组 t 降低。研究还提示，只有肺气虚组 h_1、h_3、h_4、h_5、t、h_4/h_1 明显低于健康对照组。因肺气虚无力助心行血，故脉力减弱，h_1、h_3、h_4、h_5 下降，h–f 趋势曲线低平，呈无力型。风热犯肺组及痰湿阻肺组 h_1 均显著高于肺气虚组，但与正常组 h_1 之间无统计学差异，提示小儿患风热犯肺证和痰湿阻肺证等实证时，左心室的射血功能尚未出现明显变化，但由于肺气虚证脉力减弱，h_1 下降，故风热犯肺证和痰湿阻肺证的 h_1 高于肺气虚证。

三、脉图机制

（一）肺气虚证、肺气阴两虚证

王洪燕等对肺阴虚、肺气阴两虚证患者脉图分析得出，肺阴虚脉图肺波高度明显下降，< 1/2 心波高，但肺波波形仍独立存在。肺主一身之气，朝百脉，布散气血于周身，肺功能的正常与否在脉图中表现在肺波的正常与否。肺阴虚，肺功能已减弱，但肺气相对不虚，肺波升支仍独立存在，也就是 h_2 高度未明显下降，仍保持一定的高度，使肺波仍保持一个独立的波形。以来去至止分脉之阴阳，肺波升支为阳，肺波升支独立存在说明肺气之"气如橐龠"功能仍在，仍能运行气血，行使其朝百脉的功能，但此时肺朝百肺的功能已降低，故肺波高远远小于 1/2 心波高。而肺气阴两虚脉图则 h_2 明显下降，肺波升支与脾波融合，而使脉图中无独立的肺波。这表明此时气血运行处于病理状态，运行气血的能量消耗较大，百脉气血不足，也是久病必虚的道理。如果将肺阴虚脉图表现称为肺朝百脉功能的代偿期，那么肺气阴两虚脉图则称为失代偿期。

丘瑞香等对心气虚证 71 例、肺气虚证 67 证，对照组无器质性病变的健康者 53 例进行脉图分析研究。获取最佳脉图所加压力差异，对照组平均为 85±45g，心气虚组平均为 126±25g，肺气虚组平均为 130±27g，与对照组相比，心气虚、肺气虚两组所加压力增大，差异有显著意义，两组间则无明显差异。与对照组相比，心气虚、肺气虚两组左右寸脉图 t、t_5/t 及升、降支速率明显变小，t_1/t、h_3/h_1 及 w/t 显著增大，反映了心、肺气虚证脉图具有以下特征：脉动周期变短，脉率相对增快，主波推迟出现，升、降支速率变慢，重搏前波抬高，重搏波变低，主波增宽。这一曲线的改变一方面与心肌收缩功能低下有关，引起脉图升支速率变慢及主波推迟出现；另一方面与循环外周阻力增大、血液循环障碍有关，导致脉图降支速率变慢，重搏前波抬高，主波增宽。这一改变与气虚鼓动血脉乏力和气虚不行血的病理改变一致。从心气虚、肺气虚两组左右寸脉图交叉对比分析来看，单侧左寸脉图两组对比，心气虚组重搏前波及降中峡明显抬高，升支速率变慢，脉率变小，收缩期时限变短；心气虚组左右寸脉图自身对比，左寸脉图主波幅相对增高，重搏前波有抬高趋势，表明左寸脉象变化与心气虚证有一定相关性。主波波幅及重搏前波是影响脉象变化的敏感指标，从两组单、双侧寸脉图对比分析来看，心气虚组左寸脉主波波幅，重搏前波及降中峡相对抬高，提示心气虚患者左寸脉局部动脉血管内压力和阻力增高，动脉管壁张力增大，应指较为有力，指感相对较强。单侧右寸脉图两组进行对比，肺气虚组右寸脉图主波波幅有所增高，降中峡显著降低，升、降支速率及脉率明显增快，舒张期时限相对变小。上述指标肺气虚组左右寸脉自身对比，虽无显著差异，但降支速率又有增快趋势，表明右寸脉象变化与肺气虚证有一定的相关性。降中峡的降低，升、降支速率及脉率的增快，提示肺气虚右寸脉局部动脉血管壁顺应性较强和外周阻力较低，有利于脉搏波的滚动，故肺气虚患者右寸脉应相对柔和而滑利。

（二）其他证型

文秀华等分析寒饮停肺、痰热蕴肺、肺肾气虚、痰瘀阻肺 4 个证型组及正常人对照组脉象特点及脉图参数变化。结果显示，寒饮停肺型以弦脉为主，弦脉主饮证，脉图参数左寸 h_3/h_1、h_4/h_1、w_1/t 明显大于正常组，提示重搏前波、降中峡升高，主波上 1/3 宽度增加，右寸 h_3/h_1、w_1/t 明显大于正常组，提示重搏前波升高，主波上 1/3 宽度增加。上述变化是该型患者大动脉的张力增高，顺应性降低，大动脉处于高压力、高张力的时间延长，外周阻力增加所致。痰热蕴肺型以数类脉为主，并有滑的趋势，脉图参数左寸 h_3/h_1、t 明显小于正常组，提示重搏前波降低，脉动周期缩短，右寸 h_1 明显大于正常组，但低于痰瘀阻肺组，h_3/h_1、h_4/h_1、t 明显小于正常组，提示主波高度升高，重搏前波、降中峡降低，脉动周期缩短。上述变化是由该型患者左心室射血功能亢进，大动脉张力减低，顺应性提高，外周阻力降低，脉率加快而致。肺肾气虚型以虚脉为主，并有数的趋势，脉图参数左、右寸均见到 h_1 明显低于正常组，t 明显小于正常组但大于痰热蕴肺组，提示主波高度降低，脉动周期缩短。这是由该型患者左室射血功能减低，脉率加快决定的。痰瘀阻肺型左寸脉象以实脉和有歇止的脉为主，右寸则以实脉为主。脉图参数左寸 h_1、h_3/h_1、h_4/h_1、w_1/t 明显大于正常组，提示主波、重搏前波升高，主波上 1/3 宽度增加。上述变化是由于该型患者左心室射血功能亢进，大动脉张力和顺应性降低，外周阻力增高，大动脉处于高压力、高张力的时间延长所致。

四、小结

肺病脉象的研究，波形波幅的变化为临床提供了脉诊的客观化依据及有效指标，使得临床医生更容易掌握脉诊规律。

第七节　肝病辨证

一、脉象分布及演变规律

胡随瑜等分析肝病证候弦脉脉图参数发现，肝阳上亢证、肝火上炎证、肝阳化风证、肝气郁结证均以弦脉为主，弦细脉次之，肝血虚证则以弦细脉为主，细脉次之，肝肾阴虚证弦脉与弦细脉比例接近。

二、脉图特征及分析方法

胡随瑜对肝病不同证候的 10 项弦脉脉图参数进行各证组间比较，经方差分析，差异无显著性（$P > 0.05$），但肝阳上亢证收缩期面积参数值低于肝火上炎证，肝阳化风证舒张期面积参数值低于肝气郁结证和肝肾阴虚证，经 t 检验，差异有显著性（P < 0.05），说明在肝病各证候中弦脉的脉图主要参数均有相似变化。

王德春将 257 例女性肝病患者分为肝阳上亢、肝胆湿热、肝气郁结、肝郁血虚、肝血虚 5 个证型，进行左手关脉脉图描记分析。结果显示，主波高度肝阳上亢组为 19.45mV，肝胆湿热组为 11.94mV，肝气郁结组为 10mV，肝郁血虚组为 7mV，肝血虚组为 5mV。经统计分析，除肝胆湿热与肝气郁结组间以外，其他各组之间皆有极显著差异（P < 0.01）。升支时间肝阳上亢组和肝胆湿热组皆为 0.12 秒，肝气郁结组为 0.09 秒，肝郁血虚组和肝血虚组皆为 0.08 秒，经统计分析，除肝阳上亢和肝胆湿热、肝气郁结和肝郁血虚、肝郁血虚和肝血虚组间之外，其他各组之间均有显著差异。主波上 1/3 宽度肝阳上亢组 0.18 秒，肝胆湿热组和肝气郁结组 0.17 秒，肝郁血虚组和肝血虚组 0.16 秒，经统计分析，肝阳上亢与肝气郁结、肝郁血虚、肝血虚组之间有显著差异。肝病不同证候组与健康妇女脉图比较显示，主波高度除肝气郁结组以外，其他证候组与健康妇女之间有显著差异；升支时间肝阳上亢、肝胆湿热组与健康妇女之间有显著差异，主波上 1/3 宽度肝气郁结、肝郁血虚、肝血虚组与健康妇女之间有显著差异。

陈仁波等探索 49 例肝火亢盛证脉图特征，发现肝火亢盛组和正常组右手脉图频域参数 h_1、h_2 存在显著差异，其他参数两组之间均无统计学意义；除 h_5 以外，其他指标的均值肝火亢盛组绝大多数都高于正常组。时域参数均无统计学意义。右手脉图面积参数 As 存在显著差异，其他参数均无统计学意义。

三、脉图机制

谢利测定女大学生郁病肝郁气滞证脉图参数显示，主波波幅及脉动周期无明显变化，重搏前波高度、降中峡高度均较正常升高，重搏波波幅降低，主波上 1/3 宽度增宽，反映了肝郁气滞证脉力、脉率无明显变化，而大动脉张力增加，顺应性降低，外周阻力增加。综合而言，肝郁气滞证脉象变化以紧张度增加为主，是血管处于收缩状态的结果。

金涛等研究痰湿壅盛证、肝火亢盛证、阴虚阳亢证高血压患者共 66 例，对其收缩期相关脉图时域参数比较发现，与痰湿壅盛证组和健康对照组比较，肝火亢盛证组及阴虚阳亢证组弦度系数（w_1/t）、张力系数（h_3/h_1）增大（P < 0.05），提示动脉内持续高压时间在动脉周期中所占比例较大，心脏收缩活动增强，大血管顺应性较差。舒张期相关脉图时域参数比较显示，与健康对照组、肝火亢盛证组和阴虚阳亢证组比较，痰湿壅盛证组 h_4/h_1 及 h_5/h_1 值增大（P < 0.05），提示在主动脉瓣功能正常的情况下，痰湿壅盛证患者外周阻力最高，但主动脉顺应性较好。

四、小结

肝病证候不同，脉搏图形不同，不同证候肝病患者与健康人脉搏图形也不同，由此可见中医学传统脉象诊断疾病方法的科学性。寻找人体脉搏图形与疾病证候之间的规律

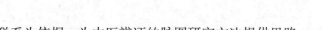

性联系，并以这种联系为依据，为中医辨证的脉图研究方法提供思路。

第八节 脏腑兼病辨证

一、脉象分布及演变规律

胡随瑜从 200 例阴虚阳亢、肝郁脾虚患者脉图观察中发现，阴虚阳亢组以弦脉居多，肝郁脾虚组以小弦脉居多。胡随瑜等在观察 92 例肝郁脾虚证患者的脉图特征中发现，该证患者脉象以小弦、弦、弦滑为主。

二、脉图特征及分析方法

胡随瑜等研究发现，肝郁脾虚证患者脉象以小弦、弦、弦滑为主，其脉图 5 项参数（主波波幅、重波波幅/主波波幅、升支最大斜率、降支斜率、脉波传播时间）与健康人平脉组比较，共同特征是脉搏波传播时间快，除小弦脉有重波波幅/主波波幅差异不显著以外，其余差异均显著。小弦、弦、弦滑脉图之间，小弦与弦脉比较，重波波幅/主波波幅差异不显著以外，其余差异均显著。小弦与弦滑脉比较，除脉波传播时间差异不显著以外，其余差异均显著。弦与弦滑脉比较，主波波幅、重波波幅/主波波幅差异显著，其他 3 项差异不显著。

丘瑞香等对肝胃气滞证与脾胃气虚证左右关脉图的研究显示，升支速率明显增快，h_3/h_1、h_5/h_1、w/t、t_1/t、t_4/t 值明显增大，表明两证型的左右关脉图形共同特点为升支上升速度增快，脉力有所加强，重搏前波抬高，主波上 1/3 宽度变宽，主波及降中峡延迟出现。两证型与健康组比较，脾胃气虚证各参数变化差异不显著，表明健康组和脾胃气虚证组其自身左右关脉图形态差异不大；肝胃气滞证组左关 w/t、h_3/h_1、h_4/h_1 明显大于右关，h_5/h_1 及降支速率明显小于右关，表明肝胃气滞证组自身左右关脉图形有较大不同，左关脉图具有重搏前波、降中峡抬高，主波上 1/3 宽度增宽，重搏波平坦，降支下降速度减慢等特点。左关脉图中肝胃气滞证组与脾胃气虚组比较，其 t_1/t、w/t、h_3/h_1、h_4/h_1 明显增大，h_5/h_1 及降支速率明显变小，表明同侧左关脉图两组间又有较大差异。与脾胃气虚证组相比，肝胃气滞左关脉图重搏前波、降中峡抬高，主波上 1/3 宽度增宽，降支下降速度减慢。两组右关脉图对比，脾胃气虚证组 h_3/h_1、t_1/t、t_4/t、w/t 明显变小，h_5/h_1 及降支速率明显增大，表明两组同侧右关脉图形也有较大差异。与肝胃气滞证组比，脾胃气虚证组右关脉图形具有主波变小、降中峡出现较早、重搏前波相对降低、重搏波抬高及降支速度增快等特点。

三、脉图机制

肝肾阴虚证的脉图参数研究是基于治疗前后的对比观察，将脉图作为客观化观察指标评定疗效。吴宏进等观察 70 例围绝经期肝肾阴虚证患者治疗前后脉图发现，治疗后 8 周脉图参数 t_1、t_1/t、h_2、h_3、h_3/h_1、h_4 显著低于治疗前（$P < 0.05$），治疗后 8 周脉图参数 h_5 显著高于治疗前（$P < 0.05$），提示治疗后患者外周血管阻力降低，动脉顺应性升高。

谢利对郁病心脾两虚证脉图分析发现，该证型脉象以弦而无力脉多见，与传统理论心脾两虚脉象多见细弱脉不符。其脉图主波波幅明显降低，重搏前波高度、降中峡高度升高，重搏波波幅降低、主波上 1/3 宽度增宽，显示该证心脏每搏输出量减少，大血管张力增加，顺应性降低，外周阻力增加，即脉力低于正常而紧张度增加。

杨苑等分析脾肾气虚证患者寸、关、尺三部脉图参数，并对照正常健康人，结果显示，对照组寸、关、尺三部脉象分布均多见滑脉，脾肾气虚证组多见弦脉又兼见他脉，其中寸脉以弦、滑为主，关脉以弦、滑、虚弦为主，尺脉以弦、滑、沉弦为主。脾肾气虚证组患者脉图的改变主要与外周循环阻力增大、血液循环障碍有关，导致脉图升支速率变慢，重搏前波抬高，主波增宽。张秋云等对比非脾肾阳虚证及正常健康人脉图，分析脾肾阳虚证脉图特征，结果显示，脾肾阳虚组与非脾肾阳虚组和正常组比较，脉图参数大多有显著性差异，具体表现为主波波幅降低，上升角变小，主波角增大，上升支斜率、速降段斜率、缓降段斜率都变小。这些变化与脾肾阳虚证的病机特点相符，亦与临床切诊一致。

马臻等研究脾虚湿盛、湿热内蕴、血虚风燥证脉图特征发现，h_1、h_4、h_4/h_1、w/t 显著高于正常组（$P < 0.05$），h_3、h_3/h_1、h_5/h_1、t 显著低于正常组。h_1 升高一般表示热盛，在高热、代谢亢进、血管扩张等情况时多见；而外周血管阻力高常表现为 h_4 增高，气滞血瘀证、肝阳上亢证尤为常见，脉搏常表现为弦、紧、涩等。结果还显示，脾虚湿盛证、血虚风燥证 h_1、h_3、h_4、h_4/h_1 均显著低于湿热内蕴证（$P < 0.05$），h_5、w/t、t、h_3/h_1、h_5/h_1 均显著高于湿热内蕴证（$P < 0.05$）；与湿热内蕴证比，脾虚湿盛证、血虚风燥证各项脉图参数均有显著差异。

马臻等分析 194 例不同证型癫痫患者脉图发现，风痰闭阻证与痰火内盛证同属实证证型，二者之间比较无统计学差异，但分别与心肾亏虚证比较，则有非常显著差异。其中，脉压平均上升速率降低（$P < 0.001$），α_1 变小（$P < 0.01$），α_2 变大（$P < 0.05$），w_1、w_2 均增高，h 值均降低（$h_1 \sim h_4$ 的差异性分别为 $P < 0.001$，$P < 0.05$，$P < 0.01$，$P < 0.001$），h_2/h_1 增高，h_3/h_1 降低，h_4/h_1 降低，t_1 延长，t_2 延长，t 缩短，w_2/t 增大。脉压平均上升速率降低，t_1、t_2 延长，可认为心肾亏虚证的主波波幅降低是由于左室收缩功能减损 70% 以上所致。

四、小结

临床对各脏腑兼病脉图的分布规律、脉图特征及其机制的研究，为脉图的临床应用提供了理论依据。脉图虽然不能完全包括中医脉象的内容，但能使之客观化，其中有些参数反映了不同病症的脉象图特征，可以作为中医辨证的客观指标之一。

第九节 卫气营血辨证

一、脉象分布及演变规律

张镜人等统计分析了 105 例外感卫分证患者的脉图，以数脉、滑脉居多，其次为浮脉。

二、脉图特征及演变规律

费兆馥等对外感发热时脉图的特征和热退后脉图的变化做了初步分析，结果显示，发热时与热退后脉图指标中，除主波波幅 h_1 之外，其他各项指标均较低，$P < 0.05$。其中 w、w/t、h_4 和 h_4/h_1 等与外周阻力有关，提示外感发热时外周阻力较小，而热退后则相反。张泰怀等检测温病气分证患者的脉图变化，发现 h_1、h_4、h_4/h_1、t_4、t_3 和 t 值均较正常值低，而 h_5、h_5/h_1 则高于正常值。

三、脉图机制

张泰怀等检测温病气分证患者的脉图变化，发现 h_1、h_4、h_4/h_1、t_4、t_3 和 t 值均较正常值低，而 h_5、h_5/h_1 则高于正常值。这反映温病气分阶段，正邪剧争，全身应激能力良好，由于发热，循环加快，外周阻力有所下降。费兆馥对发热患者发热时和热退后脉图进行观察分析，发热时脉图主波斜率大，重搏前波不明显，降中峡加深甚至出现负值，重搏波升高。这反映动脉血管扩张性及血管壁顺应性良好。60% 患者脉图仅有降中峡降低的特征，而重搏波无明显增大，甚至平坦，与上述扩张波不完全相同。此特征可能是血管顺应性减小的反映。

四、小结

卫气营血辨证，既是对温热病四类不同证候的概括，又表示温热病变发展过程中浅深轻重各异的四个阶段。"肺主气属卫，心主血属营"。温热病邪从口鼻而入，首先犯肺，由卫及气，由气入营，由营入血，病邪步步深入，病情逐渐加深。就其病变部位来说，卫分证主表，病在肺系和皮毛；气分证主里，病在胸膈、肺、胃、肠、胆等脏腑；营分证是邪热入于心营，病在心与包络；血分证则热已深入肝肾，重则动血、耗血。脉象的特征及分布规律的研究揭示了疾病脉图的发生、发展趋势，阐明脉图变化的原因，为临床疾病辨证提供了客观依据。

第十节 湿 证

一、脉象分布及演变规律

湿证是指感受外界湿邪，或体内水液运化失常而形成湿浊，阻遏气机与清阳，以身体困重、肢体酸痛、腹胀腹泻等为主要表现的证候。湿证有内湿和外湿之分。内湿的形成，多因饮食不节，或饥饱失常，损伤脾胃，脾伤则运化失职，致使津液不得输布，故湿从内生，聚而为患，临床常见脉象以滑脉为主，但阴湿之邪侵入脾胃，阻滞气机，故脉象亦多显弦象。湿证患者脉图 h_4 偏高，表明脉象有偏弦的倾向，是如吴鞠通谓湿证之脉弦细而滑。

二、脉图特征及分析方法

李福凤等观察慢性胃炎湿证不同证型的脉图，选取脾气虚弱、脾胃湿热、肝胃郁热兼肝郁气滞、湿浊中阻、湿浊中阻兼脾气虚弱 5 型。h_5/h_1 比较，诸型均较正常组明显降低，其中湿浊中阻最高，与肝郁气滞合并肝胃郁热组、脾气虚弱组、湿浊中阻兼脾气虚弱组比较，差异有统计学意义，与脾胃湿热组比较无明显差异。湿证患者右手关部与正常组右手关部相比减小。湿证患者 As 值大于正常组，h_5/h_1 的值可降低或等于 0，甚至为负。

湿证组 h_4 值大于正常组，有显著差异。说明湿证患者 h_4 偏高，脉象有偏弦的倾向。湿证各型 h_5 均较正常组显著降低。脾胃湿热组 h_5、h_3/h_1、h_4/h_1、w/t 值均介于肝胃郁热兼肝郁气滞组、湿浊中阻兼脾气虚弱组之间，参数 h_5、h_5/h_1 值与正常人相比减小；h_3、h_3/h_1、h_4 值大于正常组。

三、脉图机制

李福凤等对 140 例慢性胃炎不同证型患者进行脉图参数分析发现，其中脾胃湿热组 h_5、h_3/h_1、h_4/h_1、w/t 值均介于肝胃郁热兼肝郁气滞组与湿浊中阻组兼脾气虚弱组之间，反映该型患者湿热内蕴，热邪鼓动血行，但又有湿邪阻遏气机，故在脉图参数上表现为介于两组之间。李果刚等测定慢性胃炎湿证患者左右手的脉图参数发现，湿证患者右手脉图参数 h_5、h_5/h_1 减小，反映血管顺应性减小，说明湿邪困脾，阻遏阳气，内阻脉道；h_3、h_3/h_1、h_4 大于正常组，是由于患者水湿盛，阻遏脉道，外周阻力升高所致。水湿之实邪盛，为克服阻力，需要更大的射血力量，动脉内高压力维持的时间加长，表现为 h_1 高大，w/t 增大。

四、小结

湿证在脉图参数的特异性表现，为进一步了解湿证病理本质做了铺垫。李果刚的研究表明，湿证右手脉图与正常组有差异的参数比左手脉图要多，且机理探讨非常符合湿证理论。中医学认为，左关候肝胆，右关候脾胃，通过脉诊仪验证了其正确性，证明了右手关部的确能反映脾胃的生理病理情况的脉学理论。

第九章　脉图在健康管理方面的应用研究

第一节　人体不同状态脉象及脉图特点研究

一、健康态脉象与脉图特点

世界卫生组织（WHO）1978年的健康定义：健康不仅指一个人没有疾病或虚弱现象，而是指一个人生理上、心理上和社会适应上的完好状态（1989年又增加了道德健康）。中医学认为，气血是构成人体的基本物质，是脏腑、经络等组织器官进行生理活动的物质基础。人体气血阴阳平衡，人与自然及社会环境之间处于一种动态平衡，即谓健康。健康的实质是一种内环境平衡协调的状态，"阴阳消长"而达到"阴平阳秘"，即动态平衡中的稳态系统。健康态反映在脉象上，为三部（寸、关、尺）有脉，一息四至，有胃、神、根，与四时相应，即为平脉。胃即是不浮不沉，从容和缓，节律一致。健康态脉象及脉图特点在第五章已有详细的论述，不再赘述。

二、欲病态脉象与脉图特点

苏联学者N·布赫曼通过对世界卫生组织有关的健康定义和标准及其他一些相关研究提出，人体除了在健康状态和疾病状态以外，还存在着一种非健康非患病的中间状态，称为亚健康状态，又有"次健康""第三状态""中间状态""游移状态""灰色状态"等称谓。王育学教授在20世纪90年代中期首次提出了"亚健康"，并把其初步定义为介于健康和疾病的中间状态。经系统检查和单项检查，未发现有疾病，而患者自己确实感觉到了躯体和心理上的种种不适，这种情况称为亚健康。处于亚健康状态的人，主观、心理上有许多不适的体验，机体上呈现活力降低、各种反应能力和适应能力不同程度的减退状态，但医院进行相关检查却没有器质性病变，西医学没有特别行之有效的治疗方法。亚健康是从健康到已病的过渡状态，是"未病"状态，未来可能发生的疾病，即为欲病态。这一阶段也是中医学有关正气与病邪的动态抗衡阶段，是人体内部"有序"或"无序"程度增加的相持阶段。"未病"状态的稳定与走向是控制疾病发生的关键，取决于人体内部正气的蓄积、调节与防御的能力。

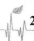

《亚健康中医临床指南》中把亚健康概括为 8 个常见的中医证型，即肝气郁结证、肝郁脾虚证、心脾两虚证、肝肾阴虚证、肺脾气虚证、脾虚湿阻证、肝郁化火证、痰热内扰证。有相关研究表明，亚健康肝气郁结证脉位属性血管横切面轴心至皮肤垂直距离的最大值、最小值、平均值显著增大，脉位沉变；脉数属性脉率增快但不明显，心率变异系数显著增大；脉形属性最小长径、短径平均值、最大短径、最小短径、平均面积、最小面积显著减小；脉势属性一个心动周期内桡动脉横切面轴心在平行于皮肤表面方向的最大位移和轴心位移量增大。亚健康肝郁脾虚证脉位属性血管横切面轴心至皮肤垂直距离的最大值、最小值、平均值显著增大，脉位沉变；脉数属性脉率有增快的趋势，但无显著性差异，心率变异系数显著减小；脉形属性长径平均值、最小长径、短径平均值、最小短径、直径平均值、最小直径、平均面积、最大面积、最小面积显著减小，短径帧间变化率明显增大；脉势属性一个心动周期内桡动脉横切面轴心在平行于皮肤表面方向的最大位移和轴心位移量增大。

赵兰平等为了探讨亚健康状态的数字化脉诊属性特征，对 168 例亚健康状态的在校大学生进行脉诊分析，发现亚健康状态人群最适取脉压（Popt）显著增大，说明亚健康组脉位沉的概率较健康组大，提示在亚健康组存在阳虚体质的肺脾气虚或者偏于肥胖的人群。亚健康状态组心率和 CV（心率变异系数）明显大于健康组，提示亚健康人群处于身心失调状态，出现心跳加速和心律失常的概率大大增加，与其心悸、胸闷、气短、疲乏无力等症状密切相关，可能与亚健康人群多压力较大、情绪不稳、体内交感 – 肾上腺系统功能相对增强、交感神经紧张性增高有关。亚健康组压力脉图特征弦变、数变和滑变的概率显著增大，弦所占比例最高，其次为脉数和脉滑。弦脉和滑脉的脉形特征均为升支陡峭，主波高且宽，故亚健康状态组脉图主波高度、最大升支斜率、平均升支斜率均显著大于健康组。脉图降支斜率变化在亚健康状态组无显著性差异，潮波高度、重搏波高度、重搏波高度 / 主波高度亚健康组显著增大，符合脉弦变、滑变的特征。脉搏波传导速度有增大的趋势，提示亚健康状态人群长期交感神经兴奋性增高，导致血管紧张度升高，顺应性下降，使脉图呈现弦紧的特征。

鈤桂祥等为了探究评价亚健康状态的特征性脉象图指标，对 1275 例无明确急慢性疾病者进行健康状态评估，并分为健康组和亚健康组（又分为实证组和虚证组）采集脉象并进分析时发现，脉图参数 h_3/h_1、w_1、w_1/t、w_2/t，虚证组＞实证组＞健康组；h_5、h_5/h_1，健康组＞实证组＞虚证组；h_1、h_1/t_1，健康组＞虚证组＞实证组。这说明由健康状态到亚健康实证状态、虚证状态，动脉血管弹性逐步减小，外周阻力逐步增大，大动脉弹性与主动脉瓣功能逐步降低。与健康组相比，实证组动脉管壁弹性变差，外周阻力增大，脉象偏弦，与中医学对实证"偏亢、有余"的认识相符，但亚健康实证同时也有左心室的射血功能和大动脉的顺应性减弱、大动脉弹性与主动脉瓣功能减弱、心血管功能减弱等虚弱表现，体现了亚健康阴阳气血失调，脏腑功能失和的病机特点。与健康组相比，虚证组左心室的射血功能和大动脉的顺应性减弱，大动脉弹性与主动脉瓣功能减弱，心血管功能减弱，与中医学对虚证"偏虚、不足"的认识相符；动脉管壁弹性减小，外周阻力增大，体现了亚健康阴阳气血失调、脏腑功能失和的病机特点。

陈清光对 275 例进行非疾患者群健康状态评估，最后分为健康组和亚健康组，另设疾病对照组 121 例，应用脉象仪亚健康监测系统对脉象进行采集分析，根据脉图参数评估分析亚健康脉图特征。结果显示，亚健康组脉象偏弦、偏弱，其中脉图指标 SN、Pp、t_1、h_1、h_4、h_1/t_1、h_4/h_1、h_5/h_1、w_2/t、S、As 可以作为评价亚健康状态的有效指标。

三、病态脉象与脉图特点

欲病态与病态之间的界定并非十分明确，疾病的产生与发展是病因作用于人体随时间而呈现一定"相性"的过程。病因侵袭人体后，在机体内首先是出现隐匿性病理变化，启动病理机制并产生一定的外在反应，表现出不显露、不明了的临床征象，即为欲病态，也就是亚健康状态。机体内正气与邪气斗争的结果，若正盛邪退，隐匿性病理变化消失，则病愈；若正衰邪进，体内隐匿性病理变化则进一步发展，疾病进入发展阶段，表现出明显的临床征象，此时则为病态。

引起气血异常变化导致病脉出现的原因，无非就是实邪或正虚两方面。由于实邪或正虚使得人体气血出现亢盛、沉敛、郁滞、虚弱等变化，从而出现各种病脉。但无论何种脉象，都可以将其归纳为实脉与虚脉两大类，以沉按有力、无力进行分辨。将脉沉按的有力与否作为区分实脉和虚脉的标准，是因为沉按能够真正反映脉的虚实，为脉之根本。将各种病态脉象以脉势归纳为虚实两大类，是因为脉势能最直接地反映气血的盛衰，而对于具体病邪性质和病位的区分，仍需要考察脉象其他方面的变化。实脉类脉图的指压－指感趋势曲线多呈高大满实型，脉图大波波峰多高大、增宽；而虚脉类脉图的指压－指感趋势曲线与其相反，多呈无根型或低平型，主波波幅高度较小。

四、病后态脉象与脉图特点

中医学的疾病预后观发展几千年，积累了丰富的理论成果和临床经验，其中也蕴含着自然辩证法和养生保健知识。中医学关于疾病的预测是建立在中医藏象理论和经络学说基础上的。藏象即"脏居于内，而形见于外"。因此，通过外在器官变化便能预知内脏的病理情况。《素问·脉要精微论》提到"切脉动静，而视精明，察五色，观五脏有余不足，六腑强弱，形之盛衰，以此参伍，决死生之分"，说的就是疾病预后的预测方法。《内经》提出"胃气"概念，提出"有胃气则生"这个疾病预后的观点，对后世产生了深远的影响。从文献研究中我们发现，中医学对于疾病预后的观点有大致以下 4 种：阴阳五行、五运六气是决断预后的纲领；正邪进退是决定预后的关键；四诊合参是判断预后的方法；未病先防、顾护正气是改善预后的准则。

《内经》十分重视从脉象来预测疾病的转归，强调危重患者应重视诊察败脉。《素问·三部九候论》提出"人有三部，部有三候，以决死生，以处百病"，还具体论述了一些病情危重时的脉象及死期。其云："九候之脉，皆沉细悬绝者为阴，主冬，故以夜半死。盛躁喘数者为阳，主夏，故以日中死……热中及热病者，以日中死。"又云："形盛脉细，少气不足以息者危；形瘦脉大，胸中多气者死。"这些观点对后世脉学及疾病预后学的发展有着深刻的影响。另外，《素问·阴阳别论》也是运用阴阳学说讨论藏象及其主病，从而决断预后，其曰："别于阳者，知病处也；别于阴者，知死生之期。"《内经》在切诊方面总结了丰富的经验，强调危重患者应注意察败脉，如脉象毫无和缓从容之象，坚锐、散漫或混乱无序，失去脾胃冲和之象，谓脉无胃气，又称"真脏脉"。《素问·平人气象论》云："死心脉来，前曲后居，如操带钩，曰心死……死肺脉来，如物之浮，如风吹毛，曰肺死……死肝脉来，急益劲，如新张弓弦，曰肝死……死脾脉来，锐坚如乌之喙，如鸟之距，如屋之漏，如水之流，曰脾死……死肾脉来，发如夺索，辟辟如弹石，曰肾死。"文中以比喻方法探讨真脏脉，主病凶险，对后世七怪脉的形成影响很大。又云："人一呼脉四动以上曰死，脉绝不至曰死，乍疏乍数曰死。"指出脉无圆润和缓之象，或一息脉动八次以上（160 次 / 分以上），或脉气断绝，脉不应指，或见脉搏跳动忽快忽慢，均属预后不良。《内经》中的这一观点，被医圣张仲景广为采纳，如有阴寒之极，脉暴出是正气骤脱、脉微续是正气尚存等论述。后世医家从脉证是否相符判断预后的论述不胜枚举。《内经》还认为虚里为诸脉所宗，为胃之大络，故诊察虚里的动势，对估计危重症的预后有着重要意义。《素问·平人气象论》言："胃之大络，名曰虚里……绝不至曰死，乳之下，其动应衣，宗气泄也。"虚里即是心尖搏动部位，虚里诊对危重症的预后判断无疑有重要的临床价值，一旦虚里停止跳动，人的生命活动即行停止。《难经·十七难》也详细论述了脉证顺逆及判断预后的意义，认为脉证相应，易治主吉，脉证相逆，难治主凶。《伤寒论》中也有大量诊脉预测生死的内容，与《内经》《难经》一脉相承。其曰："伤寒若吐若下后不解，不大便五六日，上至十余日，日晡所发潮热，不恶寒，独语如见鬼状，若剧者，发则不识人，循衣摸床，惕而不安，微喘直视，脉弦者生，涩者死。"此为阳明热极之危证，然视死别生，凭脉可断。脉呈弦象，为正气尚存，阴液未竭，尤可图治；若脉搏艰涩，属营枯血竭，命必危重。又如津伤阳亡证的"脉短者死，脉自和者不死"；阴盛格阳证的"服汤脉暴出者死，微续者生"，亦是以脉而决生死。疾病转归的好坏，应取决于正邪矛盾的相互斗争和相互转化，而正邪双方的进退胜负又常可从脉象上反映出来。

在现代疾病研究中，有许多学者做了相关工作，证明脉图的变化常常可以反映疗效。刘键等分析 50 例不同证型的原发性痛经患者推拿前后的脉图参数变化，探讨原发性痛经推拿的疗效。结果发现，推拿治疗原发性痛经疗效显著，推拿治疗前经期脉图表现为主波钝，升支挫，降中峡高，t_1 值 0.11 ± 0.05，h_3/h_1 值 0.67 ± 0.15，h_4/h_1 值 0.52 ± 0.13，h_5/h_1 值 0.03 ± 0.02，反映脉搏气血运行不畅，提示原发性痛经女性多有气血瘀阻，故"不通则痛"。推拿后脉图的描记及分析发现，推拿后原发性痛经女生脉图多表现为主波高，降中峡低，双峰波，t_1 值 0.09 ± 0.03，h_3/h_1 值 0.48 ± 0.12，h_4/h_1 值

0.34 ± 0.10，h_5/h_1 值 0.08 ± 0.04。t_1 时间缩短，h_3/h_1、h_4/h_1 降低，h_5/h_1 升高，提示脉搏气血流畅，血脉充盈，气血运行恢复正常；同时周围血管阻力降低，子宫血流灌注恢复正常，与推拿治疗前比较有统计学意义。这表明，脉图参数的变化在推拿治疗原发性痛经疗效评判上具有独特的、重要的参考价值。张叶青等通过观察 43 例初诊原发性高血压病患者的压力脉图，对压力脉图进行时域特征参数分析，并采集其应用西药治疗后（选择 ACEI/ARB 和 / 或钙离子拮抗剂）的脉图，比较治疗前后脉图时域参数和血流动力学参数的变化特点。结果发现，脉图形态方面主波幅度、重波前波和降中峡较治疗前均有所下降，重波前波隐没在降中峡附近，降中峡位置比较低，显示患者的脉象由弦脉转为弦滑脉的脉图特征，指感由弦硬转为柔和。治疗后 h_3、h_4 较治疗前明显降低（$P < 0.05$），而 h_1 较治疗前显著降低（$P < 0.01$），治疗后 As 较治疗前显著减少（$P < 0.05$），Ad 与治疗前相比也有减少。h_1 主要与左心室的射血功能和大动脉的顺应性相关，h_1 降低表明大动脉顺应性改善，左心室的射血功能顺畅。h_4 主要反映外周阻力的高低，下降表明血管扩张，外周阻力降低。h_3 主要反映动脉血管弹性和外周阻力状态，降低反映外周阻力降低，血管顺应性改善。以上结果表明，降压药物可改善动脉血管的顺应性，降低外周阻力，改善微循环，降低舒张压（h_3、h_4 下降），降低平均动脉压（As 减低，As+Ad= 平均动脉压），使人体气血充盛，运行流畅。因此，脉象参数可以作为评价高血压患者临床疗效的参考指标。

诸多研究都表明，采用脉图参数作为疾病预后疗效的检测指标具有客观性，避免医生和患者的主观感觉产生分歧，能够保证疗效检测的准确性。

第二节　不同体质脉象及脉图特点研究

体质即人体的素质，是由先天遗传和后天获得所形成的，人类个体在形态结构和功能活动方面所固有的、相对稳定的特性，与心理性格等具有相关性。中医学认为，体质是机体因为脏腑、经络、气血、阴阳等的盛衰偏颇等而形成的素质特征，体质于中医的证而言稳定性更强。从中医基础理论上讲，有诸内必形诸于外，因而，不同体质在脉象上表现出来的征象有一定的差异性。孙思邈在《千金要方》中言："凡人秉形气有中适，有躁静，各各不同，气脉潮动，亦各随其性韵。"可见，健康人的脉象往往因其体质而异。

北京中医药大学的王琦教授将人群分为 9 种体质，分别是平和体质、阳虚体质、气虚体质、痰湿体质、湿热体质、阴虚体质、瘀血体质、气郁体质和特禀体质。王琦认为，体质可以决定疾病的易感性。随着中医体质研究的兴起和快速发展，中医体质学理论已经逐步深入到各医学领域和临床实际治疗当中，为西医学的发展提供了新的思维方式和途径。

《内经》中最早提出了人群存在的个体差异性，这种差异性体现在先天禀赋的不足及后天疾病的易感性和倾向性。不同的疾病在同样致病因素下向着不同的方向转化，是体质学说存在的客观因素。"天地之气，四时之法"及饮食、地域等多种原因皆与体质的形成有直接关系。

王琦在调查 9 个省市 21948 例人的体质后发现，平和质者占 32.14%，其余 8 种偏颇体质者中居于前 3 位的体质类型是气虚质、湿热质、阳虚质，分别占 13.42%、9.08% 和 9.04%。李晓屏调查 412 例门诊患者发现，平和质者占 17.7%，偏颇体质中，气虚质人数最多，占 19.7%。王苗娟调查 500 例居民后发现，平和质者占 14.2%，偏颇体质中阳虚质者最多，占 27.6%。

体质辨识目前应用最值得推广的领域为亚健康患者人群及健康体检人群。王琦认为，体质辨识能够实现从个体预防到群体预防的转变，适用于亚健康人群及易患人群的识别与调控，有助于实施个体化诊疗及养生。杨俊丽认为，亚健康人群的气血阴阳偏颇失衡时通过中医体质辨识能够及早发现，通过制定个体化的治疗方案来进行预防疾病。邓小敏等认为，体质辨识与健康体检的结合是一个必然趋势，在医学模式转化的今天，实现了疾病的群体医学向个体医学的转变。

王晶提出，体质辨识需四诊合参，临床可应用脉诊仪、舌诊仪进行辅助诊断。通过西医学实验室指标诊断界定健康人，再辅以中医体质学说进行体质分类，能将健康人中平和质及偏颇质进行区别，对于健康的诊断标准更加精确。一般来说，平和质人群脉象多和缓有力，节律一致；气虚质多脉象虚缓；阳虚质多沉迟无力；阴虚质脉象多弦细或细数；痰湿质多见沉、濡、滑脉；湿热质多滑数；血瘀质则细涩、结代；气郁质偏弦细；特禀质尚无特征可循。贺妍在其研究中纳入 637 例健康大学生，发现平和质以平脉、缓脉多见；痰湿质以沉、滑脉多见；湿热质以滑、数脉多见；气虚质以虚脉多见；阳虚质以迟、虚脉多见；阴虚质以细、弦脉多见；气郁质以弦脉多见；血瘀质以弦脉多见。

有研究表明，主波波幅 h_1 升高多见于一些实性的脉象，如实脉、洪脉、紧脉等，降低则见于一些虚性脉象，如濡脉、弱脉、细脉、虚脉、微脉、涩脉等。平和质健康组与非健康组、平和质健康组与非健康组间具有统计学差异，可见 h_1 在健康组与非健康组之间差别明显，并且不受体质影响。因 h_1 往往体现了左心室的射血功能及大动脉的弹性顺应性，故对健康鉴定有一定意义，由其对于心血管系统疾病进行鉴别具有很好的意义。重搏前波波幅 h_3 多提示外周阻力的大小，升高多见于弦脉、滑脉、紧脉等，降低多见于涩脉。平和质健康组与平和质非健康组、平和质健康组与偏颇质非健康组间具有统计学差异，由此可知无论体质如何，健康组与非健康组之间 h_3 都具有一定差异性，对于鉴别健康有很好的提示意义。h_5 为重搏波波幅，体现了大动脉的顺应性及弹性，升高多见于滑脉、弦脉、紧脉等，降低多见于涩脉、细脉。平和质健康组与平和质非健康组、偏颇质健康组与偏颇质非健康组间不具有统计学差异，可见 h_5 在判断是否为西医健康人的敏感性稍差。但平和质非健康组与偏颇质非健康组具有统计学差异，当体质与健康指标双重作用下会出现差异，故 h_5 指标可以在其余辨别指标基础上进行更精确的判定。

体质和脉象间存在着一定的联系和规律，各体质对应的脉型也存在一定的规律分布，脉象在脉图参数上有一定的特征性，并且各体质在脉图参数上也呈现出一定的差异性和特征性。以体质为切入点一步步地去探索各脉象的生理参数，对于脉诊客观化的研究工作及脉象客观化转入临床实践有建设性的意义，同时能为根据脉象结合中医四诊辨识中医体质类型提供客观的参考指标。脉诊与中医体质的客观化研究，是一个需要多学科支持的研究，随着各个学科领域研究的不断交叉渗透，脉诊与中医体质的客观化研究必将会有突破。

第三节　脉图在慢病预警中的作用研究

慢病又称慢性非传染性疾病（NCDS）或慢性病，不是特指某种疾病，而是对一组起病时间长，缺乏明确的病因证据，一旦发病即病情迁延不愈的非传染性疾病的概括性总称。WHO公布，所有的发展中国家现有4种慢病是导致人们过早死亡的重要原因，即心脑血管病、癌症、糖尿病及慢性肺病。

目前有许多统计数据表明，慢病已经成为21世纪危害人类健康的重大公共卫生问题。在美国，已经有100多万人被医疗机构确诊为慢病患者，患有1种慢病的患者人数为逐年增长的趋势，老年人患者数占总数的80%；62%的患者患有2种或多种慢病。这些患者会消耗总医疗费用的84%。同时患有5种及以上慢病的老年人占总人数的20%，这些患者的照护费用会消耗67%的医疗费用，每年90%左右罹患慢病的老年人会因病情恶化选择急诊救治。我国的慢病患者数量也在逐年递增，据近些年的数据统计，我国已有2.6亿人被医生明确诊断为慢病患者。

自20世纪70年代末以来，许多学者对脉诊的现代化研究做了大量工作，取得了长足进展。一方面，对脉搏波的描记研制出各种各样的脉诊仪，能有效客观化地重现脉图的规律；另一方面，对脉图特征信息的提取，运用各种信号分析技术，得到了很多定量化的指标。通过这些信息，可以在临床中针对某些慢病进行长期观察，便可以得到疾病的发展、演变规律，从而起到慢病预警的作用，下面以冠心病和高血压的相关研究为例进行介绍。

一、脉图在冠心病预警中的运用

中医学认为，"心者，生之本……其充在血脉"。《素问·脉要精微论》云："微妙在脉，不可不察。"西医学认为，寸口脉诊与心血管的功能状态密切相关。现代生物力学之父——美籍生物力学家冯元桢教授称中医诊脉为"无损伤诊断方法的巅峰"。因此，分析冠心病脉象信息与病理变化关联性具有重要的临床意义。

冠心病主要是由于冠状动脉粥样硬化导致管腔狭窄或阻塞，导致心肌供氧和需氧不平衡而引起疾病。动脉粥样硬化是一个发展缓慢的病理过程，从最初的动脉内皮功能紊乱、动脉血管壁僵硬度增加，到内皮可见的脂质条纹，最后斑块形成、血管腔狭窄甚至闭塞引起心血管事件，需要数十年的时间。因此，早期发现动脉僵硬度异常对预防冠心病的发生有着重要的临床意义。目前常用于评价动脉硬度的方法有血管造影、核磁共振、多层螺旋 CT 和血管内超声等影像学检查，由于它们技术条件要求高、费用昂贵，临床使用受限，不能普及。

心室的周期间歇性射血产生脉搏波，沿着动脉管向前传播，当遇到动脉特性变化，脉搏波将产生反射，向前脉搏波与反射脉搏波的组合则构成脉搏波特征形状。脉搏波特征形状的变化可从脉象上反映出来。某些心血管疾病或组织器官疾病将导致脉搏波的反射规律改变，进而影响脉搏波的特征形状，从而影响脉象的变化。以往有学者分析了冠心病脉图时域参数与血流动力学、血液流变学等的定量关系，取得了较为理想的效果。

李福凤等以冠心病为切入点，结合现代冠脉造影、超声诊断、数据处理等技术，探讨冠心病患者脉图参数与其冠脉狭窄程度、超声心动图的关系，寻找出冠心病脉图波形特征与心血管状态之间的相关性，为建立脉诊这种无创检测手段提供理论基础，以期无创脉诊检测方法能够对冠心病进行早期发现和预防。其在临床采集 76 例冠心病患者，其中行冠脉造影检测的患者 63 例，行多普勒超声检测的患者 76 例。结果发现，冠心病患者冠脉完全闭塞组脉图中 h_1、h_3、h_4、t_5/t_4 较其他各组降低，w_1/t 较其他各组升高；h_3/h_1、h_5/h_1 各组之间比较无显著性差异。冠心病患者冠脉狭窄程度与脉图参数 h_3/h_1、w_1/t、h_3、t_5/t_4 呈正相关，其中与 w_1/t 最密切。B 超指标与脉图参数两因素变量间的相关性比较密切，相关系数 0.882。心脏超声指标中主动脉瓣口径、二尖瓣 E 峰的变化与脉图 h_1、h_5、h_5/h_1 最密切相关，且呈负相关，说明 h_1、h_5、h_5/h_1 可以反映心脏舒张功能和主动脉瓣情况。孙仁等研究发现，冠脉狭窄越重，w/t 值越大，初步提示 w/t 可反映冠脉狭窄程度。

杨天权等对 329 例受试者的冠心病概率与动脉顺应性、每搏心输出量和外周阻力等脉图指标进行多变量相关分析。结果表明，冠心病概率与收缩期脉图面积 As 和舒张期脉图面积 Ad 均呈正相关，统计学上有意义，提示二者的异常改变可能对冠心病有一定的预警意义。血脂指标的异常是冠心病重要的危险因素，对冠心病并有一定的预警作用，而脉图与相关的血脂指标有明显的相关性。刘雪梅分析了 163 例冠心病患者的脉图与血脂检测指标的相关性，发现高密度脂蛋白越高，脉率越慢，说明脉率与高密度脂蛋白呈负相关，而低密度脂蛋白与甘油三酯越高，脉率越快，说明脉率与低密度脂蛋白和甘油三酯呈正相关。另外，低密度脂蛋白、总胆固醇与 h_4 即降中峡高度和 P 角呈负相关，h_5 为重搏波幅度，与甘油三酯呈正相关，可以利用脉图与血脂的相关性分析来预测冠心病的风险，起到一定的预警作用。

利用脉图对冠心病进行预测是有理论依据和基础的。冠心病的病理过程不是一蹴而就的，其病理过程的积累需要一定时间，在这段时间内，血管生理参数会随着病理过程的积累而变化，这种变化会进一步反映在脉图上。柳兆荣等研究脉图波形发现，脉图波形随心血管生理参数的变化而变化，桡动脉脉搏波与生理参数的变化有明确的对应关系。例如，动脉的弹性特性、外周阻力、心脏射血时间、心动周期等因素的改变，可以看到桡动脉脉搏波图随之发生明显的变化。因此，通过检测桡动脉的脉搏波波图，可以在一定程度上反映出心血管参数和变化情况，从而达到利用脉图进行心血管无创伤检测的目的。

另外，冠心病脉象在病程和治疗过程中会发生演变转化。严世芸认为，心肌梗死患者，其脉象变细而无力，变数或变迟，脉象由匀变不匀，以致出现结代脉或者原有结代脉，后变得更频繁者，均表示心气渐衰，病情恶化，应引起高度重视。陈镜含通过临床观察，发现急性心肌梗死患者一般都有涩脉存在。若无结代、虚数、疾促、迟涩等脉出现为顺脉，若迟涩脉并现，是心肌抑制性增高之表现，往往会出现心跳骤停、阿-斯综合征；若出现结脉、代脉或结代脉，将提示病情有恶化趋势，应迅速处理。当急性心肌梗死出现疾脉时，为虚阳上浮，阴阳离决，即将变为室颤而致心跳骤停，病情极为凶险。

二、脉图在高血压预警中的运用

高血压是当今世界常见的心血管疾病，是主要流行病之一。高血压患者早期常无感觉，等到出现症状时往往已经造成心脑血管的损害。所以，越早发现、越早治疗和控制高血压，则对心脑血管造成的损害越小。

中医脉诊在高血压病预警方面有着重要的作用，诸多研究者认为高血压的常见脉象为弦脉。刘冬岚等以健康体检中的高血压患者为观察对象，探讨高血压脉图的 t_1/t 值的变化规律。研究结果显示，去除年龄和性别的影响，高血压者与非高血压者相比，高血压者的脉图具有 t_1/t 值延长的特征，这一特征在 41～60 岁年龄段高血压者表现得最为显著。这与中医学认为高血压易出现弦脉的临床实践经验相吻合，并为深入探讨高血压病的脉图特征提供了一种观察的手段与分析方法。李墅娜运用时频分析法分析了无高血压和有高血压者的脉象信号的时频谱分布和功率能量比分布特点。结果表明，无高血压者的脉象信号能量主要集中在 5Hz 以下的主波峰中，高于 5Hz 的能量只占很小的部分，而病脉的频率范围比正常脉较宽，尤其中高频部分较宽。时频分析方法可以很好地区分无高血压和有高血压者的脉象信号。王炳和等应用功率谱分析法研究高血压患者的脉搏信号，研究发现，高血压患者的脉搏能量分布频段明显比正常人的宽。高血压患者 5Hz 以内的谱能量占总能量的 61% 左右，10Hz 以内的能量约占总能量的 99.9%，呈现能量向高频段"迁移"的趋势，认为与高血压患者的动脉管壁变硬变厚、管径变小、外周阻力增大、血压升高等因素有关。王小娟等观察 176 例原发性高血压病患者的脉图参数变化，结果发现，随着高血压 I 期→II 期→III 期病情的加重，脉图逐渐从弦 I、弦 II 型向弦 III、弦 IV 型演变，说明高血压患者随着病情的加重，脉象的弦度增加，柔和度下降，脉象的胃气渐渐减少，向弦多胃少演变。

综上所述，中医学对冠心病、高血压病（主要是原发性高血压病）的脉象研究已经取得了一定成果。这对疾病的早期检测和发现有很大帮助，对慢病患者是十分有利的。中医脉象的数字化也为其提供了可记录可参考的数据，对慢病的早期诊断和干预提供了一定的依据。下一步研究有必要进行临床大样本观察，应用多种信息处理方法研究相关慢病的脉象，在此基础上深入探讨其脉象的形成机制，建立基于中医脉象检测方法的中医慢病预警体系，以提高脉诊的临床应用价值。

第十章 脉图对疗效判定与预测的运用研究

脉象的形成，与脏腑气血密切相关。那么，脏腑气血发生病变，血脉运行受到影响，脉象就有变化。通过诊察脉图的变化，可以对疾病的临床诊断、疗效判定和预测疾病的发展有着一定的参考价值。目前，运用脉图进行疗效判定及预测等方面有诸多研究，现阐述如下。

第一节 脉图对颈椎病疗效判定与预测的运用研究

通过对颈椎病患者针刺治疗前后的脉图参数及中医体质的分布情况进行研究，探讨颈椎病患者针刺治疗前后的脉象及脉图参数的特征，以及上述指标与治疗及治疗预后的相关性。该研究的研究对象为天津中医药大学附属保康医院中医门诊的颈椎病患者 50 例，其中男性 12 名，占总人数的 24%，女性 38 名，占总人数的 76%。40 岁以下者 22 人，占总人数 44%，41～60 岁者 19 人，占总人数的 38%，61 岁以上者 9 人，占总人数的 18%。通过对颈椎病患者进行针刺治疗，每个患者 10 次为一疗程，记录第 1 次治疗前后和第 10 次治疗前后共 4 次脉图数据。对第 1 次和第 10 次针刺前后的脉图参数进行比较，观察针刺前后脉图参数的变化。结果发现：①治疗前后比较，主波角 θ 变小，上升角 α 增大，t_1 减小，h_1 增大，Pp 减小。②第 1 次治疗后脉图参数 h_1、θ、α、Pp、t_1 等数值变化趋向标准值的患者，在第 10 次治疗后其数值有了更进一步的变化。虽然第 10 次治疗前后数值变化程度有所减小，但与第 1 次治疗后的数值相比，第 10 次治疗后的数值更接近标准值。

主波角 θ 变小，说明血管弹性好，气血运行正常，血流通畅，心有所养，心肌缺血程度较低；反映血管弹性与血液黏性的上升角 α 增大，说明血管弹性有所改善，气血运行趋向健康值；对应左心室的快速射血期的 t_1 减小，说明治疗后机体气血较前充盈，功能趋于健康；反映左心室射血功能和大动脉顺应性的 h_1 增大，说明治疗后左心室射血功能增强，大动脉顺应性改善，机体气血变得较为充盈，气血运行趋于健康；相邻两脉搏波主峰之间数值的差值 Pp 值（正常人差值一般＜0.12 秒）减小，说明治疗后脉搏波节律趋于规整，机体气血运行趋于平稳。由此说明，疾病的症状得到了有效的改善，疾病有向愈的趋向。也就是说，如果第 1 次治疗对疾病有效，那么此治疗对此患者就是有效的、坚持治疗下去，对疾病状况的改善是有益的、疗效是肯定的。分析数据可知，第一次治疗前后脉图参数变化趋向健康值的患者，第 10 次治疗后其脉图参数趋向健康值有了更进一步的改善，这部分患者占到患者总数的 90%。

该研究说明，脉图参数在对颈椎病治疗的预后方面有着客观的评价意义，但仍需要对做继续深入的研究以补充、佐证相关内容。

第二节　脉图对运动性疲劳疗效判定与预测的运用研究

运动性疲劳一直是运动医学的研究热点之一。1982 年在美国举行的第五届国际运动生物化学会议中，将其明确定义为机体生理过程不能维持其机能在一定水平上和（或）不能维持预定的运动强度。

中医学对运动性疲劳的认识，要从"疲劳"入手。根据历代医家的论述可知，中医学对疲劳的认识分为形体疲劳、神志疲劳和脏腑疲劳三大方面，且疲劳证候与内伤虚劳病的发生密切相关。若不注意疲劳的恢复，则易引起过度疲劳或内伤虚劳病，可以将其归于中医学的"虚损"范畴。本节主要阐述在竞技运动过程中发生的一种疲劳。

对运动员疲劳程度的准确判断和评价，是提高训练效果和运动成绩的重要保障。此外，运动性疲劳的发生机制是一个多元、综合、复杂的系统，是多因素的综合，是整体运动能力和机能的反映。因此，建立一种简捷、有效、无创性的运动性疲劳评价方法，也是运动性疲劳研究的期望目标之一。

运动性疲劳的评价目前主要是通过生理生化检测、量表等方法来实现，无法同时满足简便、客观、即时、无创等要求。中医脉图参数是机体心血管系统活动的整体综合体现，将脉图评价分析方法引入运动医学领域是值得进行深入研究的。

为探讨建立以脉图指标为主的慢性运动性疲劳的评价方法，许家佗等通过对 15 名运动员进行持续 4 个月的强化训练，建立慢性运动性疲劳模型，检测疲劳前后脉图、血液和尿液生化指标、反应时、心率变异性（HRV）等的变化，以期对慢性运动性疲劳进行评价。结果显示，慢性运动性疲劳者脉率加快（$P < 0.05$）、降中峡 h_4 抬高（$P < 0.05$）、w/t 增大（$P < 0.01$），脉图主波变宽大，降中峡抬高并前移，脉象变弦，最佳取脉压呈先低后高，即慢性疲劳过程中脉象先变浮后变沉；皮质醇、血红蛋白明显升高（$P < 0.01$），尿 pH 值下降（$P < 0.05$）；反应时显著延长（$P < 0.01$）；心率变异性中 TV、LF/HF 呈增大趋势。

另有研究通过观察女子篮球运动员在训练或比赛前及训练或比赛后出现运动性疲劳的脉象变化，寻找导致这种脉图脉象变化出现的因素，为延缓篮球运动员在训练后或比赛后出现运动性疲劳的干预措施的效果评定提供脉象方面的量化依据，并根据结果验证利用脉象客观检测作为监测运动员体能状态的适用性。该研究的研究对象为大学女子篮球运动员 30 名，分别在训练时期与比赛时期两个时间段，对不同时期脉象进行采集

（训练时，包括训练前和训练后；比赛时，包括比赛前和比赛后）。被测试队员经过充分休息后，在训练前或比赛前平静状态下，由中医师切脉，在表单上记录医师判断的训练前或比赛前队员左手和右手的脉象类别，再进行仪器测试操作，谓之训练前或比赛前脉象。经过训练或比赛后，再次进行仪器测试操作，并由中医师切脉判断脉象，谓之训练后或比赛后脉象。此研究以推拿作为治疗手段对被测试队员进行干预。

　　结果发现，训练前后相比，运动员在训练后的 t_1、h_1、α、θ 增加，Pp 值降低。t_1 延长，则 t_1/t 延长，说明心肌收缩功能减退、射血速率减少；α、h_1 增加，说明运动员的血管弹性、左心室的射血功能和大动脉的顺应性尚佳，但 h_1 过高，说明脉率过快；Pp 值比训练前降低，说明训练后脉率增快、脉波间距缩小；θ 增加，说明血管弹性降低，则气血运行受阻，血流不通畅，心失所养，心肌缺血的程度增高。中医干预后与训练后相比，运动员在血管弹性、左心室的射血功能和大动脉的顺应性尚佳的基础上，t_1 减小，说明经过治疗后机体气血充盈，心肌收缩的功能增强；h_1 在训练后增高，当经过治疗后，则趋于正常健康范围，脉率缓和；Pp 值范围为 0.1±0.03，说明脉率范围最高接近于 0.12 秒，脉率与训练后相比趋于减缓。

　　运动员在比赛后的 t_1、h_1、θ 增加，Pp 值降低，说明运动员在经过力竭性运动的比赛后，气血运行受阻，血流不通畅，心失所养，心肌出现缺血、心率增快。当运动员经过一段时间以推拿为主的治疗和经过饮食、休息、调整（包括比赛的阵容安排和训练方式方法的调整）后，t_1 减小、h_1 趋于正常范围、θ 减小、Pp 接近 0.12 秒，说明运动员气血运行正常，血流通畅，心有所养，心率趋于缓和，心肌供血增加。

　　"训练前、比赛前"与产生运动性疲劳和力竭性疲劳的"训练后、比赛后"相比，产生运动性疲劳和力竭性疲劳的"训练后、比赛后"的 t_1、h_1、θ 呈上升趋势，pp 值降低，且 $p < 0.05$，有显著性差异，说明"训练后、比赛后"容易产生心肌缺血、气血运行不畅、心率加速等症状，严重的会引起虚脱、心律失常等。

　　在急慢性运动性疲劳研究中还发现，脉率均加快，脉图显示弦脉，而急性运动性疲劳还表现出浮脉，慢性运动性疲劳由浮脉变沉脉，主要是运动对心血管系统的影响而出现血管紧张度、心率等变化所致。

第三节　脉图对失眠疗效判定与预测的运用研究

　　睡眠是人们不可或缺的重要生理现象，人的一生有近 1/3 的时间用于睡眠，以保证机体各种生理功能的正常与稳定。失眠是指患者对睡眠时间和（或）质量不满足并影响白天社会功能的一种主观体验。长期失眠可引起患者的焦虑和抑郁，重者有自杀行为。失眠已成为难治性疾病之一，受到全世界的广泛关注。中医学将失眠称为"不得卧""目不瞑""不寐"等，有数千年的治疗经验，针刺治疗则是重要的部分。

　　有相关研究以失眠患者为研究对象，检测针刺治疗前后的脉图和脉图参数特征，分析得气与脉象变化、得气与失眠疗效的相关关系，并基于脉图初步探寻失眠患者针刺疗效的客观化预测和评价指标，提高中医疗效评估和预测的可行性和可信度。

该研究以失眠患者为实验对象，对其进行针刺治疗，检测针刺前后的脉图，并进行比较，观察针刺前后脉图参数的变化。根据对第 1 次针刺治疗前后脉图参数的变化及治疗成绩评分表分值的变化的分析，判断针刺疗法对失眠患者的治疗是否有效，并对以后的治疗是否有效作出预测性判断。

受试者选取 2014 年 8 ～ 12 月就诊于天津中医药大学附属保康医院门诊的失眠患者，共观察 53 例，其中男患者 19 例，女患者 34 例；年龄在 20 ～ 70 岁之间，平均年龄 54.68 ± 12.14 岁。在患者充分休息的平静状态下由中医师切脉，在表单上记录医师判断的针刺前受试者左手脉象类别，并用脉诊仪器记录针刺前的脉图参数。然后由医师为其施针治疗，留针 1 小时。起针后令受试者休息 1 ～ 2 分钟，再用同样方法检测脉象。

研究发现，第 1 次针刺治疗前后，具有统计学意义的是 t_1 降低、h_1、h_5 增高、上升角 α 增大、主波角 θ 减小；第 10 次针刺治疗前后的统计数据表明，凡是在第 1 次针刺治疗前后脉图参数的变化有统计学意义，并且其变化趋向标准值的患者，在第 10 次针刺治疗前后其 h_1、α、θ、Pp、t_1 等数值变化有了更进一步的变化，虽然在第 10 次针刺治疗前后数值变化程度有所减小，但与第 1 次治疗后的数值相比，第 10 次治疗后的数值更接近标准值；或者对于无变化的均值，但其标准差值在减小，说明其更趋于稳定。由数据可知，失眠的症状得到了有效的改善，疾病有向愈的趋向。也就是说，如果第 1 次针刺治疗脉象变化的话，那么此治疗对此患者就是有效的，坚持治疗下去，对疾病状况的改善是有益的、疗效是肯定的。

失眠患者治疗前后脉图参数的统计分析及与评分量表分值和临床症状的对比变化是一致的，即随着针刺治疗，患者的脉象指标逐渐趋向正常值，评分量表分数逐渐减少，临床症状逐渐好转；而脉象没有变化的患者，其评分量表分值和临床症状也无太大变化。所以，脉诊仪在对针刺治疗失眠的疗效评价上有其客观意义，并且对病情轻重程度的判断也有一定的意义。

附　篇

脉图分析方法与应用

一、脉图分析方法

分析脉图首先要对采集的脉图进行初步判断，采集不规范，波形不清楚的脉图，除紧急情况以外均应重新采集。

对于经过规范采集来的脉图数据，应采用"归""查""比"的方法进行分析。

1. 归 依据脉图判断其为何脉，据脉而判定临床意义。

依据临床体验与有关资料介绍，可以根据脉图特征，将采集到的脉图判定为某一脉象。我们知道，脉象可以分成两大类，一类是单一因素脉象，另一类为复合脉象。单一因素脉象仅表现在某一方面，就可以以脉图单一因素表现确定，如以取脉压力（脉位）确定浮、沉、伏等，以脉率判定迟、数、缓、疾等。也就是说，如果脉图仅表现出单方面异常时，我们就可以依据异常表现将其归属于某脉。复合脉象存在多方面变化，我们可以将复合脉象分解为多个单一因素，依据多个异常因素的相加来确定可归属于某一种脉象。例如，弱脉可以分解为脉位沉、脉势无力、脉体细等多个因素，我们就可以将取脉压力大于 150g（脉位），主波波幅高度明显小于正常范围 $h_1 < 9mm$（脉势），降中峡和主波波幅的相对高度 $h_4/h_1 < 0.55$（脉体），定为弱脉。在脉图转化为脉象后，其临床意义也就非常明确了。

2. 查 查哪些指标属于异常，依据单项脉图指标判别其临床意义。

一幅脉图有高度指标、时间指标、角度指标及比率指标，每个指标都有对应的正常范围及增高、减少的病理意义。单一指标改变可以依据其变化给出相应的临床意义，多个指标改变则应全面考虑，综合判定。在判别脉图要素改变时要抓重点，如以主波高度辨虚实，以主波角辨瘀滞，重搏前波辨痰湿，降中峡辨肝胆，重搏波辨湿热，脉位辨病的新旧等。

3. 比 依据脉图左右对比、前后对比的差异及与理想值的比对判别其临床意义。

中医诊断学的原理之一是以常衡变，即在比较中认识病情，所谓比包括即时比、纵比与横比。即时比是指比较受检者左右脉图的差异，一般情况下左右不超过 20%，若大于 30% 应考虑是否存在失衡的问题，即左右对比定均衡。纵比是指与前期采集的脉象对比，尽管人群的脉象正常范围存在离散度大的问题，但个体的脉图特征还是比较稳定的；同时，同一病理表现在脉图上显现的趋势也是一致的，我们就可以依据脉图变化的特点对疾病的发展趋势、疗效等作出比较准确的评价。横比是指在大数据支持下与正常人群或相类体质、相类疾病患者群的对比，为患者提供更多有价值的参考数据。

在进行脉图分析时，要注意与患者的临床表现互参，根据患者的临床表现，合理分析脉图的意义与成因，根据脉图特点提出诊察线索，并力图在临床得到验证。只要我们在临床上广泛应用脉图，不断总结经验，很快就会使脉图成为临床上健康筛查、辨证论治、疗效评估、选择治疗方法的得力助手。

二、脉图的应用

（一）脉图应用的范围

随着脉图应用的普及，全面掌握了脉图的应用范围为我们分析脉图提供助力。

1.筛查 通常用于体检人群，包括对人群的全面健康检查与专项疾病的筛查。其采集的信息，通过计算机数据挖掘技术，有助于探索中医健康标准，探讨健康管理与疾病诊疗规律。

2.诊断 通常用于临床的辨病辨证，可使脉象表现得以客观记录，且可进行量化分析，减少脉象诊察中的主观判断成分，为中医临床辨病辨证提供更加直观的依据。

3.评估 脉图在治疗前后的动态变化有助于动态观察病情变化，为中医疗效评估提供更具中医特色、更准确的客观依据，也是中医疗效评估系统不可缺少的重要组成部分。

4.会诊与远程诊治 采集脉图信息便于远程传递，更便于为处于隔离状态的传染病患者接受中医专家的诊治，既可以将采集的信息直接供中医专家研究讨论，也可以通过一定的设备还原成可触摸的脉象供专家辨认，以提高诊疗水平。

5.专家系统基础数据来源 脉图可作为中医智能专家诊疗系统的基础数据来源，与其他信息相比，具有客观性强的特点，可随时反映患者的动态信息，可获取准确的客观信息，以提高辨证的准确性。

6.学习工具 脉图有助于帮助初学者学习掌握脉象的辨别技术，使初学者的判断有所依据，不至于产生过大的偏离。

众所周知，同一个患者因不同中医师诊查，可对其脉象有不同的认识，对于文献记载的脉象，不同中医师往往有不同的体会。这种情况不利于中医的传承。而脉图作为客观载体，可以原汁原味地反映患者的脉象情况，不受学术门派的影响，有助于传承老中医经验，同时通过客观记录其判别方法，可以建立相应的脉象诊断翻译系统，将各种认识有机排列对照，对于探索脉象的奥秘将起到重要作用。

（二）脉图应用的意义

1.客观化 脉图能将难以言传的脉象信息通过图形客观化地表现出来，所见即所得，解决了心中了了、指下难明的尴尬局面。

2.可存储，可调用 脉图能以数据或图形方式保存我们的生物特征信息，可随时调用供我们进行分析比较。

3.信息放大 脉图能将微小的信息放大，使我们清楚地看到容易被忽视的细微末节，以利于我们更好地辨认相关图形，得到更准确的结论。

4. 信息规范　通过脉图的采集，我们可规范脉象仪的操作方法和采集信息，可使中医信息获得稳定采集，可重复性好，减少人为误差因素。

5. 可比较　可以利用大数据统计分析结果，提供正常表现和典型的病理表现，以协助对当前脉图的分析，提高诊断的准确性。

6. 数字化　脉图可将生物特征转化为数字信息，使定性的信息转化为定量信息，便于在各种体检系统、专家诊察系统应用。

（三）脉图应用的难点

1. 脉图构成的复杂性　通常脉图由三峰两峡及时间参数构成，需要掌握的参数既有高度的，也有角度的，加之时间参数，项目数十个，其复杂性一点不亚于心电图；同时由于体质等因素的影响，正常脉图个体差异大，离散度大，更为分析增添了难度。

2. 脉图的不典型性　随着社会的进步，疾病防治的早期干预措施的采用，疾病的表现呈非典型化方向演变，出现典型脉象越来越少，而非典型脉象越来越多。这也给我们的分析带来困扰。

3. 标准缺失，专业人员匮乏　尽管脉诊仪的行业标准已于 2017 年 7 月颁布实施，但脉图分析标准迟迟难出。脉图分析的专业人员匮乏，目前为止没有一所中医药院校培养中医客观化检测人员。同时，各种教材也极为匮乏，搜寻不易。

4. 操作不规范，导致数据失真　脉图分析的最大问题还在于由于操作不规范带来的数据失真。目前全国有数以万计的医生接触过脉诊仪，但接受过系统培训者不足 1%，操作不规范导致的数据失真问题，严重制约了脉诊仪的应用与发展。

脉图分析实例

一、病案 1

1. 患者情况

曹某，男，28 岁。就诊日期：2018 年 6 月 13 日。

主诉：嗜睡 7 年余，加重伴胸闷、憋气 1 周。

现病史：患者 7 年前因睡眠时间不规律，多次出现睡眠时间达到 12 小时以上，未予重视。近几年来，如果患者睡眠时间不足 9 小时，则出现精神涣散、注意力不集中，伴眼干、眼涩，晨起疲惫感加重等症状。1 周前，患者劳累后出现嗜睡，伴胸闷、憋气，遂就诊于我院。现症见神清，精神可，嗜睡，睡眠时间大于 12 小时，间断胸闷、憋气，时有乏力，无发热，纳可，二便调，舌淡苔白，脉位沉、缓而细弱。

既往史：否认高血压、冠心病、糖尿病等病史；否认病毒性肝炎、结核病、伤寒、猩红热等传染病史；否认其他病史；否认手术外伤史。

家族史：否认家族遗传病史。

吸烟史：吸烟史8年，平均每日半包。

饮酒史：无。

2. 脉图报告

中医脉诊信息检测记录单						
编号	检测日期：2018年6月13日					
姓名：曹某	民族：汉	性别：男		年龄：28	婚姻：未婚	职业：理货员
项目				正常参考值	右手	左手
脉位	脉图出现的压力P（g）			75-150g	150	150
脉数	脉率（次/分）			60-100次/分	70	67
	脉律（整齐与否）			整齐	整齐	整齐
脉形	时间（s）	U-U'或P-P'间距		差值<0.12s	0.04	0.28
		t_1		0.07-0.11s	0.13	0.11
		t_4		0.28-0.44s	0.25	0.29
		t_5		0.36-0.76s	0.61	0.59
		P-U'时间		0.38-0.78s	0.72	0.77
	波幅（mm）	h_1		9-22mm	4.2	18
		h_3		12.5-21mm	0	8
		h_4		<1mm	1.03	5.5
		h_5		0.5-2mm	0.1	1.3
	角度（°）	U角		80°-87°	73°	86°
		P角（主波角）		19°-42°	57°	9°
		V波（降中峡）		V波幅/P波幅25%-57%	25%	31%
脉象综合判定				平脉	缓弱细脉	沉缓脉

3. 脉图分析

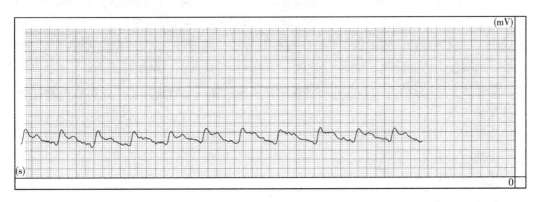

上图为右手关部采集的脉图。脉律整齐，脉率为70次/分，为缓脉，提示脾胃虚弱、湿证；主波波幅在150g压力时最高，且 h_1 4.2mm（<8mm），为弱脉，提示气血俱虚、阳虚；h_5 0.1mm，几乎消失，h_4/h_1 25%（<55%），为细脉，主湿，提示气血两虚、诸虚劳损；因在右手关位，提示脾胃虚弱，气血生化不足。

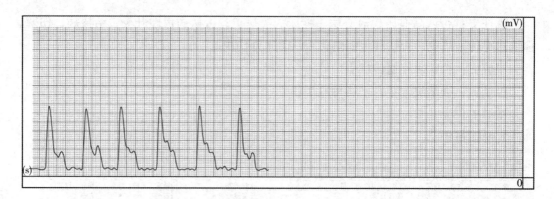

上图为左手关位采集的脉图。脉律整齐，脉率为 67 次 / 分，为滑缓脉，提示脾胃虚弱、湿证；主波波幅在 150g 压力时最高，且 $h_1$18mm（正常），为沉脉，提示有里证。

结论：脾虚湿蕴，气血亏虚。

二、病案 2

1. 患者情况

陈某，男，27 岁。就诊日期：2018 年 6 月 20 日。

主诉：胸闷、憋气间作 2 年，加重 1 周。

现病史：患者在 2 年前夏季无明显诱因出现胸闷、憋气，活动后加重，可自行缓解。后患者症状间断发作，自服复方丹参滴丸等药物，症状时有好转。1 周前，患者熬夜后胸闷、憋气发作，遂就诊于我院。现症见神清，精神可，时有胸闷、憋气，活动后加重，周身乏力，无发热，纳可，寐安，二便调，舌淡苔白，脉沉涩无力。

既往史：2 个月前因先天性耳前管感染在某医院做耳前管切除手术，术后恢复良好。否认其他病史。

家族史：否认家族遗传病史。

吸烟史：无。

饮酒史：无。

2. 脉图报告

中医脉诊信息检测记录单						
编号：	检测日期：2018年6月20日					
姓名：陈某	民族：汉		性别：男	年龄：27	婚姻：未婚	职业：职员
项目				正常参考值	右手	左手
脉位	脉图出现的压力P（g）			75-150g	150	150
脉数	脉率（次/分）			60-100次/分	76	74
	脉律（整齐与否）			整齐	整齐	整齐
脉形	时间（s）		U-U'或P-P'间距	差值<0.12s	0.18	0.28
			t_1	0.07-0.11s	0.13	0.13
			t_4	0.28-0.44s	0.32	0.34
			t_5	0.36-0.76s	0.46	0.47
			P-U'时间	0.38-0.78s	0.65	0.68
	波幅（mm）		h_1	9-22mm	7.8	9.2
			h_3	12.5-21mm	5.4	0
			h_4	<1mm	1.8	4
			h_5	0.5-2mm	0.1	0.1
	角度（°）		U角	80°-87°	81°	82°
			P角（主波角）	19°-42°	31°	33°
			V波（降中峡）	V波幅/P波幅25%-57%	22.50%	43.50%
脉象综合判定				平脉	涩弱脉	沉脉

3. 脉图分析

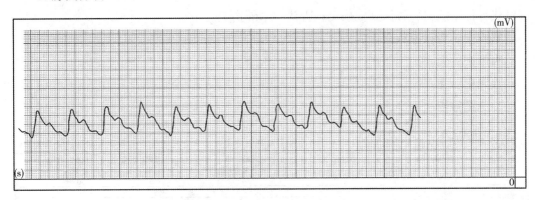

上图为右手关部采集的脉图。脉律整齐，脉率为 76 次 / 分。主波波幅在 150g 压力时最高，$h_1$7.8mm（< 8mm），为弱脉，提示气血俱虚、阳虚；$t_1$0.13 秒，P 角 31°，余波小，h_1 低于正常，为涩脉，提示精伤血少、气滞血瘀、夹痰、夹食；因在右手关位，提示脾胃虚寒，痰食不化，气血运行不畅。

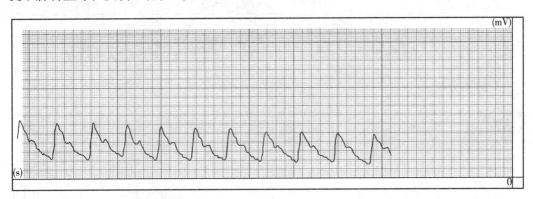

上图为左手关部采集的脉图。脉律整齐，脉率为 74 次 / 分。主波波幅在 150g 压力时最高，$h_1$9.2mm（正常），为沉脉，提示有里证。

结论：脾胃虚寒，寒湿中阻，气虚血瘀。

三、病案 3

1. 患者情况

杜某，女，40 岁。就诊日期：2018 年 6 月 20 日。

主诉：月经不调 3 月余。

现病史：患者 3 个月前无明显原因出现月经不调，月经量少，经期缩短，未予重视。本月患者再次出现月经不调，伴量少、经期缩短、痛经，遂就诊于我院。现症见小腹隐痛，周身乏力，胁肋部胀痛，月经量少，色暗，1 ～ 2 日即止，口臭，纳可，寐欠安，夜半易醒，再入睡难，无口干口苦，二便调，舌淡，苔白，脉沉弦无力。

既往史：否认高血压、冠心病、糖尿病等病史；否认病毒性肝炎、结核病、伤寒、猩红热等传染病史；否认其他病史；否认手术外伤史。

家族史：否认家族遗传病史。

吸烟史：无。

饮酒史：无。

2. 脉图报告

中医脉诊信息检测记录单						
编号	检测日期：2018年6月20日					
姓名：杜某	民族：汉	性别：女	年龄：40		婚姻：已婚	职业：教师
项目			正常参考值		右手	左手
脉位	脉图出现的压力P（g）		75~150g		150	150
脉数	脉率（次/分）		60~100次/分		68	73
	脉律（整齐与否）		整齐		整齐	整齐
脉形	时间（s）	U-U'或P-P'间距	差值<0.12s		0.02	0.02
		t_1	0.07~0.11s		0.15	0.18
		t_4	0.28~0.44s		0.33	0.32
		t_5	0.36~0.76s		0.57	0.51
		P-U'时间	0.38~0.78s		0.72	0.7
	波幅（mm）	h_1	9~22mm		6.3	14.9
		h_3	12.5~21mm		0	0
		h_4	<1mm		4.1	8.5
		h_5	0.5~2mm		0.2	0.1
	角度（°）	U角	80°~87°		76°	83°
		P角（主波角）	19°~42°		56°	26°
		V波（降中峡）	V波幅/P波幅25%~57%		64%	57%
脉象综合判定			平脉		弦弱脉	沉缓脉

3. 脉图分析

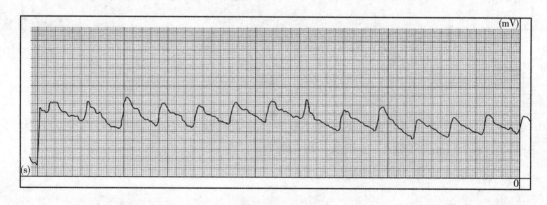

上图为右手关部采集的脉图。脉律整齐，脉率为68次/分，为缓脉，提示湿证、脾胃虚弱；主波波幅在150g压力时最高，$h_1$6.3mm（<8mm），为弱脉，提示气血俱虚、阳虚；$t_1$0.15秒，P角56°（>42°），$h_5$0.2mm（<0.5mm），$h_4/h_1$63%（>50%），为弦脉，提示肝胆病、诸痛、痰饮、疟疾，亦主虚劳。因在右手关位，提示脾胃虚弱，气血化生不足，水湿疏于运化。

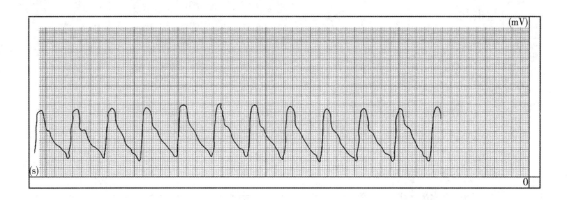

上图为左手关部采集的脉图。脉律整齐，脉率为 73 次 / 分，偏缓脉，提示脾胃虚弱、湿证；主波波幅在 150g 压力时最高，h₁14.9mm（正常），为沉脉，提示有里证。

结论：肝郁气滞，脾胃虚弱。

四、病案 4

1. 患者情况

高某，女，28 岁。就诊日期：2018 年 6 月 20 日。

主诉：腹泻 3 日余。

现病史：患者 3 天前因服用寒凉食物导致腹痛、腹泻，每天 3 ~ 4 次，自服胃肠安等药物，症状缓解不明显。现患者腹泻间作，每日 2 次，伴有腹部隐痛，周身乏力，腰膝酸冷，面色黄，夜梦多，情绪低沉，无发热，纳可，寐欠安，二便调，舌暗红，边有齿痕，苔白，脉沉弦无力。

既往史：否认高血压、冠心病、糖尿病等病史；否认病毒性肝炎、结核病、伤寒、猩红热等传染病史；否认其他病史；否认手术外伤史。

家族史：否认家族遗传病史。

吸烟史：无。

饮酒史：无。

2. 脉图报告

中医脉诊信息检测记录单					
编号	检测日期：2018年6月20日				
姓名：高某	民族：汉	性别：女	年龄：28	婚姻：已婚	职业：出纳
	项目		正常参考值	右手	左手
脉位	脉图出现的压力P（g）		75-150g	150	150
脉数	脉率（次/分）		60-100次/分	67	72
	脉律（整齐与否）		整齐	整齐	整齐
脉形	时间（s）	U-U'或P-P'间距	差值<0.12s	0.42	0.12
		t_1	0.07-0.11s	0.15	0.18
		t_4	0.28-0.44s	0.33	0.32
		t_5	0.36-0.76s	0.56	0.5
		P-U'时间	0.38-0.78s	0.74	0.71
	波幅（mm）	h_1	9-22mm	6.3	14.9
		h_3	12.5-21mm	0	0
		h_4	<1mm	4	8.5
		h_5	0.5-2mm	0.2	0.1
	角度（°）	U角	80°-87°	76°	83°
		P角（主波角）	19°-42°	56°	25°
		V波（降中峡）	V波幅/P波幅25%-57%	63%	57%
	脉象综合判定		平脉	弦弱脉	沉缓脉

3. 脉图分析

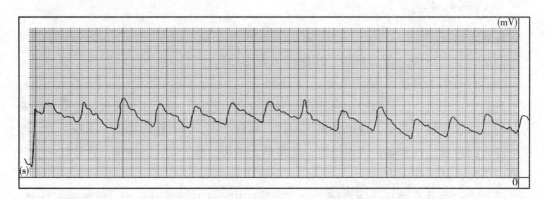

上图为右手关部采集的脉图。脉律整齐，脉率为 67 次 / 分，为缓脉，提示湿证、脾胃虚弱；主波波幅在 150g 力时最高，$h_1$6.3mm（< 8mm），为弱脉，提示气血俱虚、阳虚；$t_1$0.15 秒，P 角 56°（> 42°），$h_5$0.2mm（< 0.5mm），$h_4/h_1$63%（> 50%），为弦脉，提示肝胆病、诸痛、痰饮、疟疾，亦主虚劳。因在右手关位，提示脾胃虚弱，气血化生不足，水湿疏于运化。

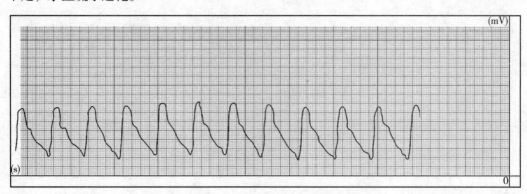

上图为左手关部采集的脉图。脉律整齐，脉率为 72 次 / 分，偏缓脉，提示脾胃虚弱、湿证；主波波幅在 150g 力时最高，$h_1$14.9mm（正常），为沉脉，提示有里证。

结论：肝郁脾虚，气血亏虚。

五、病案 5

1. 患者情况

宫某，女，27 岁。就诊日期：2018 年 6 月 20 日。

主诉：痛经 13 年。

现病史：患者 13 年前自初潮后即出现痛经现象，遇热疼痛减轻，经期伴有腹泻。近十几年痛经反复发作，于当地医院就诊，予中药汤剂、中成药等治疗，症状未见好转。近日患者经期来临，痛经发作，遂就诊于我院。现症见小腹部绞痛，遇热则缓，得寒加重，时有腹泻，纳可，寐欠安，小便调，平素易便秘，舌红，边尖有点刺，苔薄，脉沉滑。

既往史：否认高血压、冠心病、糖尿病等病史；否认病毒性肝炎、结核病、伤寒、猩红热等传染病史；否认其他病史；否认手术外伤史。

家族史：否认家族遗传病史。

吸烟史：无。

饮酒史：无。

2. 脉图报告

中医脉诊信息检测记录单						
编号	检测日期：2018年6月20日					
姓名：宫某	民族：汉		性别：女	年龄：27	婚姻：未婚	职业：文员
项目				正常参考值	右手	左手
脉位	脉图出现的压力P（g）			75-150g	150	150
脉数	脉率（次/分）			60-100次/分	76	73
	脉律（整齐与否）			整齐	整齐	整齐
脉形	时间（s）	U-U'或P-P'间距		差值<0.12s	0.11	0.19
		t_1		0.07-0.11s	0.11	0.11
		t_4		0.28-0.44s	0.22	0.23
		t_5		0.36-0.76s	0.56	0.58
		P-U'时间		0.38-0.78s	0.67	0.71
	波幅（mm）	h_1		9-22mm	16.4	11.8
		h_3		12.5-21mm	10	8
		h_4		<1mm	7	5.5
		h_5		0.5-2mm	1.2	1
	角度（°）	U角		80°-87°	86°	85°
		P角（主波角）		19°-42°	11°	18°
		V波（降中峡）		V波幅/P波幅25%-57%	43%	47%
	脉象综合判定			平脉	沉脉	沉滑脉

3. 脉图分析

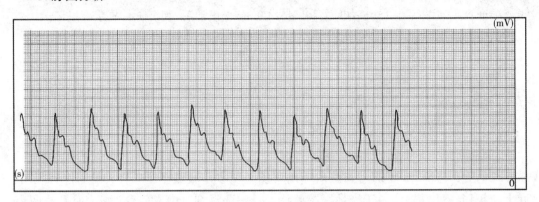

上图为右手关部采集的脉图。脉律整齐，脉率为 76 次 / 分，处于正常值范围；主波波幅在 150g 压力时最高，$h_1$16.4mm（正常），为沉脉，提示有里证。

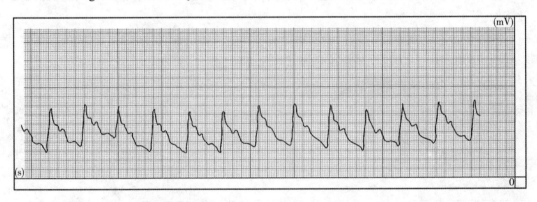

上图为左手关部采集的脉图。脉律整齐，脉率为 73 次 / 分；主波波幅在 150g 压力时最高，$h_1$11.8mm（正常），为沉脉，提示有里证；P 角 18°，h_4 大于正常值范围，h_4/h_1 47%（＜50%），为滑脉，提示有痰湿、食积、实热。

结论：湿凝小腹。

六、病案 6

1. 患者情况

黄某，女，26 岁。就诊日期：2018 年 6 月 20 日。

主诉：阴道出血 3 周。

现病史：1 个月前患者意外怀孕，因服用感冒药，自愿选择药物流产。于 5 月 23、24 日服用米非司酮，5 月 26 日服用前列腺素排出胎盘样物体，随后服用裸花紫珠颗粒、生化颗粒 2 周，出血量减小，但一直未净，白带量多，6 月 17 日出血量增多。现患者神清，精神可，阴道间断出血，色黑，量少，周身乏力，面色萎黄，无发热，纳可，寐安，二便调，舌红，有齿痕，边尖有点刺，脉缓弱。

既往史：否认高血压、冠心病、糖尿病等病史；否认病毒性肝炎、结核病、伤寒、猩红热等传染病史；否认其他病史；否认手术外伤史。

家族史：否认家族遗传病史。

吸烟史：无。

饮酒史：无。

2. 脉图报告

中医脉诊信息检测记录单						
编号	检测日期：2018年6月20日					
姓名：黄某	民族：汉	性别：女	年龄：26	婚姻：已婚	职业：公司职员	
项目			正常参考值	右手	左手	
脉位	脉图出现的压力P（g）		75-150g	150	150	
脉数	脉率（次/分）		60-100次/分	74	72	
	脉律（整齐与否）		整齐	整齐	整齐	
脉形	时间（s）	U-U'或P-P'间距	差值<0.12s	0.19	0.18	
		t₁	0.07-0.11s	0.13	0.11	
		t₄	0.28-0.44s	0.33	0.27	
		t₅	0.36-0.76s	0.48	0.56	
		P-U'时间	0.38-0.78s	0.68	0.72	
	波幅（mm）	h₁	9-22mm	6.9	5.2	
		h₃	12.5-21mm	0	5	
		h₄	<1mm	3	3.5	
		h₅	0.5-2mm	0.5	0.5	
	角度（°）	U角	80°-87°	79°	78°	
		P角（主波角）	19°-42°	47°	25°	
		V波（降中峡）	V波幅/P波幅25%-57%	43%	67%	
脉象综合判定			平脉	缓弱脉	缓弱脉	

3. 脉图分析

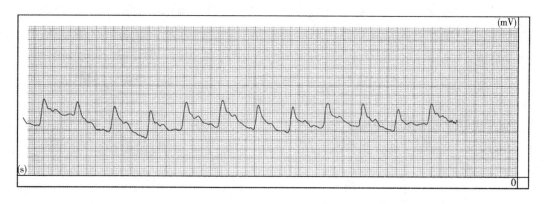

上图为右手关部采集的脉图。脉率整齐，74次/分，为脉缓，因在关位，提示脾胃虚弱，可能有湿；主波波幅在150g压力时最高，且 h_1 6.9mm（< 8mm），为脉弱，提示气血亏虚。

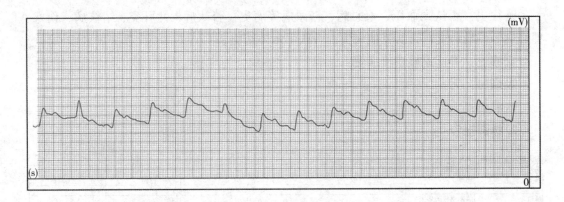

上图为左手关部采集的脉图。脉率整齐，72 次 / 分，为脉缓，因为关位，提示肝血不足；主波波幅在 150g 压力时最高，且 h_1 5.2mm（< 8mm），为脉弱，提示气血亏虚。

结论：气血亏虚，气不摄血。

七、病案 7

1. 患者情况

贾某，男，24 岁。就诊日期：2018 年 6 月 13 日。

主诉：头痛间作 3 年余，加重 1 周。

现病史：患者 3 年前无明显诱因出现头痛，尤以前额疼痛为甚，休息后自行好转。1 周前，患者头痛反复，现 3 天左右出现一次头痛现象，疼痛较之前加重，查 BP120/80mmHg，纳差，寐欠安，二便尚可，舌淡红，有齿痕，苔白腻，脉沉滑而细。

既往史：否认高血压、冠心病、糖尿病等病史；否认病毒性肝炎、结核病、伤寒、猩红热等传染病史；否认其他病史；否认手术外伤史。

家族史：否认家族遗传病史。

吸烟史：吸烟史 6 年，每日半包。

饮酒史：无。

2. 脉图报告

中医脉诊信息检测记录单						
编号	检测日期：2018年6月13日					
姓名：贾某	民族：汉	性别：男		年龄：24	婚姻：未婚	职业：软件工程师
	项目			正常参考值	右手	左手
脉位	脉图出现的压力P（g）			75-150g	150	150
脉数	脉率（次/分）			60-100次/分	86	88
	脉律（整齐与否）			整齐	整齐	整齐
脉形	时间（s）	U-U'或P-P'间距		差值<0.12s	0.1	0.22
		t₁		0.07-0.11s	0.17	0.13
		t₄		0.28-0.44s	0.34	0.31
		t₅		0.36-0.76s	0.35	0.37
		P-U'时间		0.38-0.78s	0.32	0.55
	波幅（mm）	h₁		9-22mm	8	17.3
		h₃		12.5-21mm	4	0
		h₄		<1mm	1.6	7
		h₅		0.5-2mm	0.5	2
	角度（°）	U角		80°-87°	78°	86°
		P角（主波角）		19°-42°	26°	17°
		V波（降中峡）		V波幅/P波幅25%-57%	20%	40%
脉象综合判定				平脉	细脉	沉滑脉

3. 脉图分析

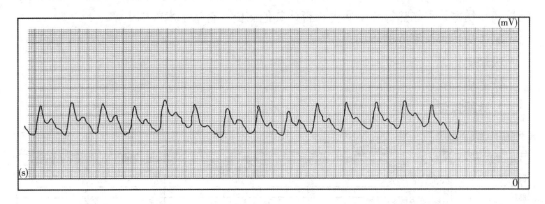

上图为右手关部采集的脉图。脉律整齐，脉率为 86 次 / 分，主波波幅在 150g 压力时最高，$h_1$8mm，$h_5$0.5mm，$h_4/h_1$20%（< 55%），为细脉，提示气血两虚、湿证。

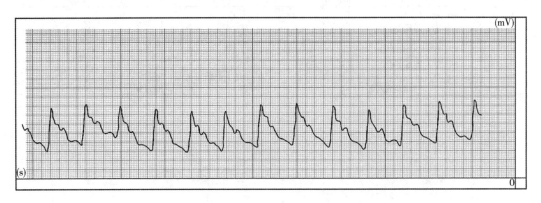

上图为左手关部采集的脉图。脉律整齐，脉率为 88 次 / 分；主波波幅在 150g 压力时最高，$h_1$17.3mm（正常），为沉脉，提示有里证；P 角 17°，h_4 大于正常值范围，$h_4/h_1$40%（＜50%），为滑脉，提示有痰湿、食积、实热。

结论：痰湿头痛。

八、病案 8

1. 患者情况

李某，女，30 岁。就诊日期：2018 年 6 月 20 日。

主诉：月经不调 4 年余。

现病史：患者 4 年前生育后出现经期缩短现象，缩短后周期为 3 天，多食滋补食品则情况好转。半年前经治疗后情况有所好转，周期可达 4 ～ 5 天，停止治疗后症状持续。现患者经期缩短至 3 天，月经量少，色黑，时有痛经，有瘀血块，时有乏力，生育后头发大量变白，纳可，寐欠安，二便调，舌暗红，苔薄白，脉沉缓而涩。

既往史：干性湿疹 2 年。否认高血压、冠心病、糖尿病等病史；否认病毒性肝炎、结核病、伤寒、猩红热等传染病史；否认其他病史；否认手术外伤史。

家族史：否认家族遗传病史。

吸烟史：无。

饮酒史：无。

2. 脉图报告

中医脉诊信息检测记录单						
编号	检测日期：2018年6月20日					
姓名：李某	民族：汉		性别：女	年龄：30	婚姻：已婚	职业：销售内勤
	项目			正常参考值	右手	左手
脉位	脉图出现的压力P（g）			75-150g	150	150
脉数	脉率（次/分）			60-100次/分	70	75
	脉律（整齐与否）			整齐	整齐	整齐
脉形	时间（s）	U-U'或P-P'间距	差值<0.12s	0.4	0.18
		t_1	0.07-0.11s	0.1	0.11
		t_4	0.28-0.44s	0.22	0.26
		t_5	0.36-0.76s	0.63	0.53
		P-U'时间	0.38-0.78s	0.75	0.69
	波幅（mm）	h_1	9-22mm	5.4	15
		h_3	12.5-21mm	4.5	8
		h_4	<1mm	3	4
		h_5	0.5-2mm	0.5	1
	角度（°）	U角	80°-87°	79°	86°
		P角（主波角）	19°-42°	50°	11°
		V波（降中峡）	V波幅/P波幅25%-57%	56%	27%
	脉象综合判定			平脉	缓涩脉	沉脉

3.脉图分析

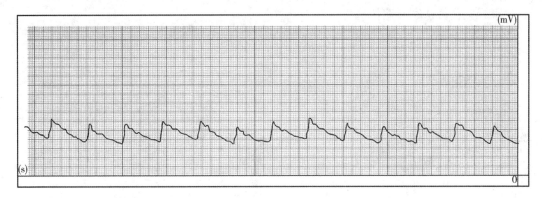

上图为右手关部采集的脉图。脉律整齐，脉率为 70 次 / 分，为缓脉，提示有湿证、脾胃虚弱；主波波幅在 150g 压力时最高，$h_1$5.4mm（＜ 8mm），$t_1$0.1 秒，P 角 50°，为涩脉，提示精伤、血少、气滞、血瘀、痰食内停。

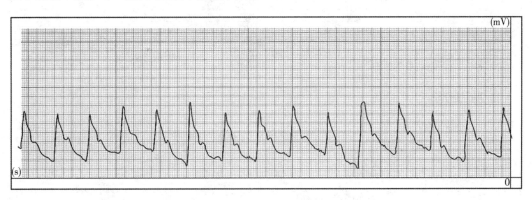

上图为左手关部采集的脉图。脉律整齐，脉率为 75 次 / 分，处于正常值范围；主波波幅在 150g 压力时最高，$h_1$15mm（正常），为沉脉，提示有里证。

结论：脾胃虚弱，气滞血瘀。

九、病案 9

1.患者情况

李某，女，33 岁。就诊日期：2018 年 6 月 20 日。

主诉：头晕反复发作 4 年余，加重 1 个月。

现病史：患者 4 年前无明显诱因出现头晕症状，偶有心悸等症状，未予重视，头晕反复发作。1 个月前，患者劳累后出现头晕，伴颈椎不适、僵硬感，右上肢略感麻木，活动尚可，无发热，纳可，寐安，二便调，舌暗淡，边有齿痕，苔薄，右关脉涩而无力，左关沉数。

既往史：否认高血压、冠心病、糖尿病等病史；否认病毒性肝炎、结核病、伤寒、猩红热等传染病史；否认其他病史；否认手术外伤史。

家族史：否认家族遗传病史。

吸烟史：无。

饮酒史：无。

2. 脉图报告

中医脉诊信息检测记录单	检测日期：2018年6月20日					
姓名：李某	民族：汉	性别：女	年龄：33		婚姻：已婚	职业：财务专员
项目			正常参考值		右手	左手
脉位	脉图出现的压力P（g）		75~150g		150	150
脉数	脉率（次/分）		60~100次/分		84	92
	脉律（整齐与否）		整齐		整齐	整齐
脉形	时间（s）	U-U'或P-P'间距	差值<0.12s		0.34	0.22
		t_1	0.07~0.11s		0.13	0.11
		t_4	0.28~0.44s		0.32	0.3
		t_5	0.36~0.76s		0.39	0.35
		P-U'时间	0.38~0.78s		0.58	0.54
	波幅（mm）	h_1	9~22mm		5.7	9.7
		h_3	12.5~21mm		0	0
		h_4	<1mm		2.8	3.5
		h_5	0.5~2mm		0.4	0.5
	角度（°）	U角	80°~87°		77°	83°
		P角（主波角）	19°~42°		41°	23°
		V波（降中峡）	V波幅/P波幅25%~57%		49%	36%
	脉象综合判定		平脉		涩弱脉	沉数脉

3. 脉图分析

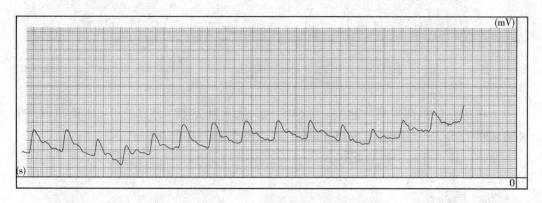

上图为右手关部采集的脉图。脉律整齐，脉率为 84 次 / 分。主波波幅在 150g 压力时最高，且 $h_1$5.7mm（＜8mm），为弱脉，提示气血俱虚、阳虚；$t_1$0.13 秒，P 角 41°，余波小，h_1 低于正常，为涩脉，提示精伤血少、气滞血瘀、夹痰、夹食。因在关位，提示脾虚湿盛，痰湿互结。

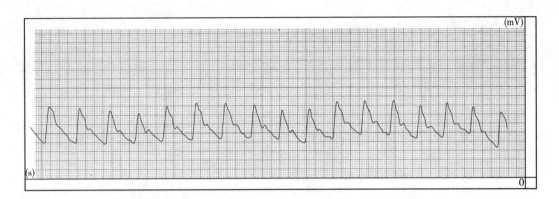

上图为左手关部采集的脉图。脉律整齐，脉率为 92 次 / 分，为数脉，提示热证，亦主虚证；主波波幅在 150g 压力时最高，$h_1$9.7mm（正常），为沉脉，提示有里证。

结论：肝郁脾虚，血瘀化热。

十、病案 10

1. 患者情况

刘某，女，38 岁。就诊日期：2018 年 6 月 13 日。

主诉：腰骶部疼痛半年，加重 2 天。

现病史：患者半年前无明显原因出现腰骶部疼痛，遂到医院就诊。经影像学检查考虑腰椎间盘突出症，经治疗后缓解。2 天前患者劳累后症状反复，遂就诊于我院。现症见腰骶部痛，俯仰困难，纳可，寐安，二便调，舌淡，苔白，脉沉涩无力。

既往史：否认高血压、冠心病、糖尿病等病史；否认病毒性肝炎、结核病、伤寒、猩红热等传染病史；否认其他病史；否认手术外伤史。

家族史：否认家族遗传病史。

吸烟史：无。

饮酒史：无。

2. 脉图报告

中医脉诊信息检测记录单					年龄：38	婚姻：已婚	职业：职员
编号	检测日期：2018年6月13日						
姓名：刘某	民族：汉		性别：女				
项目				正常参考值	右手	左手	
脉位	脉图出现的压力P（g）			75-150g	150	150	
脉数	脉率（次/分）			60-100次/分	72	70	
	脉律（整齐与否）			整齐	整齐	整齐	
脉形	时间（s）		U-U'或P-P'间距	差值<0.12s	0.23	0.27	
			t_1	0.07-0.11s	0.14	0.15	
			t_4	0.28-0.44s	0.4	0.43	
			t_5	0.36-0.76s	0.43	0.42	
			P-U'时间	0.38-0.78s	0.69	0.7	
	波幅（mm）		h_1	9-22mm	3.3	10.2	
			h_3	12.5-21mm	1.2	4.5	
			h_4	<1mm	1.1	1.5	
			h_5	0.5-2mm	0.1	0.2	
	角度（°）		U角	80°-87°	82°	82°	
			P角（主波角）	19°-42°	34°	34°	
			V波（降中峡）	V波幅/P波幅25%-57%	33%	14%	
脉象综合判定				平脉	涩弱脉	沉涩脉	

3. 脉图分析

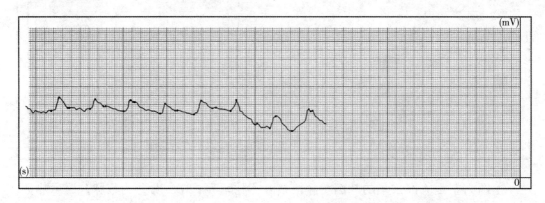

上图为右手关位采集的脉图。脉律整齐，脉率为 72 次 / 分。主波波幅在 150g 压力时最高，$h_1$3.3mm（＜ 8mm），为弱脉，提示气血俱虚、阳虚；$t_1$0.14 秒，P 角 34°，余波小，h_1 低于正常，为涩脉，提示精伤血少、气滞血瘀、夹痰、夹食。因在右手关位，提示脾胃虚弱，运化功能下降。

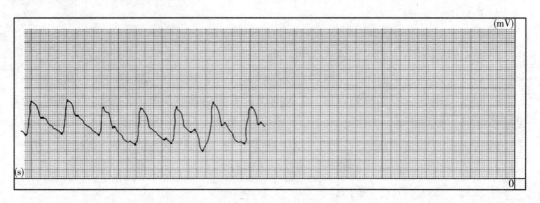

上图为左手关部采集的脉图。脉律整齐，脉率为 70 次 / 分。主波波幅在 150g 压力时最高，$h_1$10.2mm（正常），为沉脉，提示有里证；$t_1$0.15 秒，P 角 34°，余波小，h_1 正常，为涩脉，提示精伤血少、气滞血瘀、夹痰、夹食。因在左手关位，提示肝气郁滞。

结论：气虚血瘀，肝气郁滞。

十一、病案 11

1. 患者情况

刘某，男，31 岁。就诊日期：2018 年 6 月 13 日。

主诉：周身乏力间作 1 年余。

现病史：患者 1 年前无明显原因自觉周身乏力，伴精神疲惫，未予重视。近日患者症状逐渐加重，遂就诊于我院。现症见神清，精神欠佳，周身乏力，活动不利，时有心慌、气短、性生活不和谐，时有勃起无力，动易汗出，口干口渴，纳可，喜睡，二便调，舌暗红，边有齿痕，苔白，脉沉涩无力。

既往史：否认高血压、冠心病、糖尿病等病史；否认病毒性肝炎、结核病、伤寒、猩红热等传染病史；否认其他病史；否认手术外伤史。

家族史：否认家族遗传病史。

吸烟史：无。

饮酒史：无。

2. 脉图报告

中医脉诊信息检测记录单						
编号：	检测日期：2018年6月13日					
姓名：刘某	民族：汉		性别：男	年龄：31	婚姻：已婚	职业：机械工程师
项目				正常参考值	右手	左手
脉位	脉图出现的压力P（g）			75-150g	150	150
脉数	脉率（次/分）			60-100次/分	69	63
	脉律（整齐与否）			整齐	整齐	整齐
脉形	时间（s）		U-U'或P-P'间距	差值<0.12s	0.1	0.15
			t_1	0.07-0.11s	0.12	0.12
			t_4	0.28-0.44s	0.22	0.32
			t_5	0.36-0.76s	0.66	0.68
			P-U'时间	0.38-0.78s	0.76	0.84
	波幅（mm）		h_1	9-22mm	8.2	16.3
			h_3	12.5-21mm	6.5	8
			h_4	<1mm	4.5	4.3
			h_5	0.5-2mm	1.1	1.2
	角度（°）		U角	80°-87°	82°	87°
			P角（主波角）	19°-42°	36°	15°
			V波（降中峡）	V波幅/P波幅25%-57%	55%	26%
脉象综合判定				平脉	涩缓脉	沉缓脉

3. 脉图分析

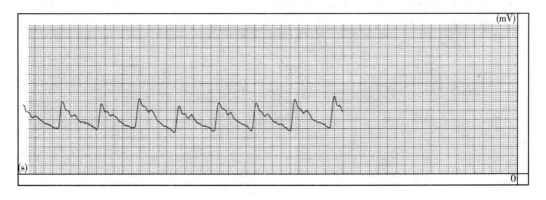

上图为右手关部采集的脉图。脉律整齐，脉率为 69 次/分，为缓脉，提示有湿证、脾胃虚弱；主波波幅在 150g 压力时最高，$h_1$8.2mm，小于正常值范围，$t_1$0.12 秒，P 角 36°，为涩脉，提示精伤、血少、气滞、血瘀、痰食内停。

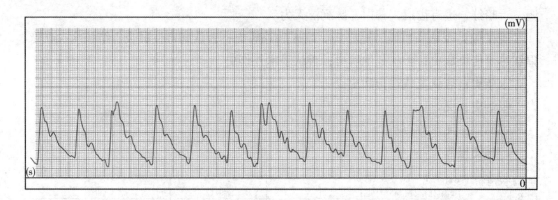

上图为左手关部采集的脉图。脉律整齐，脉率为 63 次 / 分，为缓脉，提示有湿证、脾胃虚弱；主波波幅在 150g 压力时最高，$h_1$16.3mm（正常），为沉脉，提示有里证。

结论：气虚血瘀。

十二、病案 12

1. 患者情况

牛某，男，33 岁。就诊日期：2018 年 6 月 13 日。

主诉：间断咳嗽、咳痰、气短 8 年余，加重 1 个月。

现病史：患者 8 年前因一段时间较少饮水后诱发咳嗽，痰多，为灰白色、果冻样痰，曾于多家医院就诊，诊断为"咽炎"，具体治疗不详。1 个月前，患者劳累后病情反复，遂就诊于我院。现症见神清，精神可，咳嗽、咳痰，痰白，平素易怒，饮食过饱后胃出现胀满，久坐后周身乏力，纳可，寐欠安，睡眠时间长但不解乏，大便偶尔出现不成形，小便调，舌淡红，边有齿痕，有点刺，苔白，脉弦滑无力。

既往史：否认高血压、冠心病、糖尿病等病史；否认病毒性肝炎、结核病、伤寒、猩红热等传染病史；否认其他病史；否认手术外伤史。

家族史：否认家族遗传病史。

吸烟史：无。

饮酒史：饮酒史 10 余年。

2. 脉图报告

中医脉诊信息检测记录单						
编号	检测日期：2018年6月13日			年龄：33	婚姻：已婚	职业：职员
姓名：牛某	民族：汉	性别：男				
项目				正常参考值	右手	左手
脉位	脉图出现的压力P（g）			75-150g	150	150
脉数	脉率（次/分）			60-100次/分	68	75
	脉律（整齐与否）			整齐	整齐	整齐
脉形	时间（s）	U-U'或P-P'间距		差值<0.12s	0.13	0.14
		t_1		0.07-0.11s	0.12	0.11
		t_4		0.28-0.44s	0.21	0.23
		t_5		0.36-0.76s	0.7	0.59
		P-U'时间		0.38-0.78s	0.78	0.7
	波幅（mm）	h_1		9-22mm	13.2	12.3
		h_3		12.5-21mm	11.1	8.1
		h_4		<1mm	7.5	5.6
		h_5		0.5-2mm	0.8	1.1
	角度（°）	U角		80°-87°	82°	86°
		P角（主波角）		19°-42°	30°	19°
		V波（降中峡）		V波幅/P波幅25%-57%	57%	46%
脉象综合判定				平脉	沉弦脉	沉滑脉

3. 脉图分析

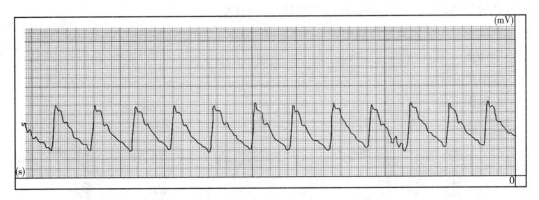

上图为右手关部采集的脉图。脉律整齐，脉率为 68 次 / 分，为缓脉；提示有湿证、脾胃虚弱；$t_1$0.12 秒，U 角 82°（< 84°），h_4 7.5mm（> 6mm），$h_4/h_1$57%，（> 50%），为弦脉，提示肝胆病、诸痛、痰饮、疟疾，亦主虚劳。

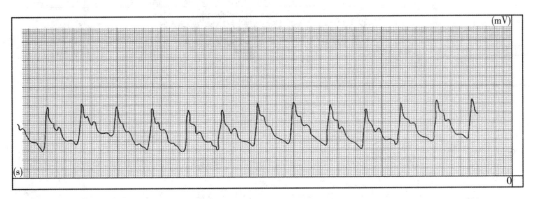

上图为左手关部采集的脉图。脉律整齐，脉率为 75 次 / 分；主波波幅在 150g 压力时最高，$h_1$12.3mm（正常），为沉脉，提示有里证；P 角 19°，h_4 高于正常值范围，$h_4/h_1$46%

（＜50%），为滑脉，提示有痰湿、食积、实热。

结论：肝气郁滞，脾虚湿盛。

十三、病案 13

1. 患者情况

任某，女，54 岁。就诊日期：2018 年 6 月 13 日。

主诉：腰痛、乏力 2 年，加重 1 周。

现病史：患者 2 年前无明显原因出现腰痛伴乏力，遂就诊于当地医院，诊断为"腰椎间盘突出症"，经治疗后，腰痛乏力、四肢麻木缓解。1 周前患者劳累后症状加重，遂就诊于我院，现症见腰痛，俯仰不利，周身乏力，双下肢间断麻木，纳可，寐安，小便调，大便不成形，舌红，有点刺，苔白，脉沉，弦缓无力。

既往史：否认高血压、冠心病、糖尿病等病史；否认病毒性肝炎、结核病、伤寒、猩红热等传染病史；否认其他病史；否认手术外伤史。

家族史：否认家族遗传病史。

吸烟史：无。

饮酒史：无。

2. 脉图报告

中医脉诊信息检测记录单						
编号	检测日期：2018年6月13日					
姓名：任某	民族：汉	性别：女	年龄：54		婚姻：已婚	职业：退休
项目			正常参考值		右手	左手
脉位	脉图出现的压力P（g）		75-150g		150	150
脉数	脉率（次/分）		60-100次/分		65	66
	脉律（整齐与否）		整齐		整齐	整齐
脉形	时间（s）	U-U' 或P-P' 间距	差值<0.12s		0.15	0.34
		t₁	0.07-0.11s		0.16	0.18
		t₄	0.28-0.44s		0.38	0.46
		t₅	0.36-0.76s		0.54	0.44
		P-U' 时间	0.38-0.78s		0.75	0.72
	波幅（mm）	h₁	9-22mm		18.7	6.1
		h₃	12.5-21mm		3.5	3.1
		h₄	<1mm		0.5	1.2
		h₅	0.5-2mm		0.2	0.1
	角度（°）	U角	80°-87°		85°	73°
		P角（主波角）	19°-42°		17°	50°
		V波（降中峡）	V波幅/P波幅25%-57%		27%	20%
脉象综合判定			平脉		沉缓脉	弦弱缓脉

3. 脉图分析

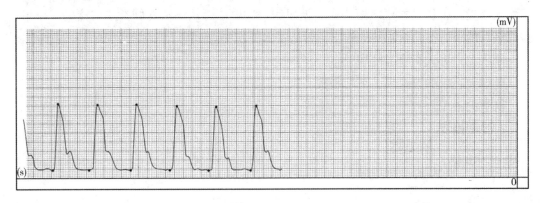

上图为右手关部采集的脉图。脉律整齐，脉率为 65 次 / 分，为缓脉，提示湿证、脾胃虚弱；主波波幅在 150g 压力时最高，$h_1$18.7mm（正常），为沉脉，提示有里证。因在右手关位，提示脾胃虚弱难以运化水湿。

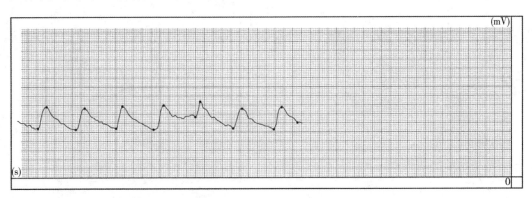

上图为左手关部采集的脉图。脉律整齐，脉率为 66 次 / 分，为缓脉，提示湿证、脾胃虚弱；主波波幅在 150g 压力时最高，$h_1$6.1mm（＜ 8mm），为弱脉，提示气血俱虚、阳虚；$t_1$0.18 秒，P 角 50°，U 角 73°（＜ 84°），$h_5$0.1mm（＜ 0.5mm），为弦脉，提示肝胆病、诸痛、痰饮、疟疾，亦主虚证。因在左手关位，提示疼痛虚证。

结论：脾虚湿盛，疼痛虚证。

十四、病案 14

1. 患者情况

任某，男，24 岁，职员。就诊日期：2018 年 6 月 13 日。

主诉：头痛间作 1 年余，加重 1 周。

现病史：患者 1 年前因工作紧张出现右侧颞部疼痛，伴有针刺感，休息后缓解，未系统诊疗。1 周前患者加班后出现右侧颞部疼痛，伴有针刺感，遂就诊于我院。现症见神清，精神可，间断头痛，右侧颞部头痛为甚，查 BP150/90mmHg，颈椎时有不适，无心慌、胸闷，纳可，寐安，二便调，舌暗红，边有齿痕，苔薄，脉沉，细涩无力。

既往史：否认高血压、冠心病、糖尿病等病史；否认病毒性肝炎、结核病、伤寒、猩红热等传染病史；否认其他病史；否认手术外伤史。

家族史：否认家族遗传病史。

吸烟史：吸烟史5年，平均每日1包。

饮酒史：无。

2. 脉图报告

中医脉诊信息检测记录单						
编号			检测日期：2018年6月13日			
姓名：任某	民族：汉		性别：男	年龄：24	婚姻：未婚	职业：理货员
项目				正常参考值	右手	左手
脉位	脉图出现的压力P（g）			75-150g	150	150
脉数	脉率（次/分）			60-100次/分	76	70
	脉律（整齐与否）			整齐	整齐	整齐
脉形	时间（s）	U-U'或P-P'间距		差值<0.12s	0.02	0.19
		t_1		0.07-0.11s	0.1	0.13
		t_4		0.28-0.44s	0.19	0.28
		t_5		0.36-0.76s	0.6	0.57
		P-U'时间		0.38-0.78s	0.69	0.72
	波幅（mm）	h_1		9-22mm	7.9	8.4
		h_3		12.5-21mm	4.1	0
		h_4		<1mm	3.5	3.8
		h_5		0.5-2mm	1.3	0.5
	角度（°）	U角		80°-87°	83°	81°
		P角（主波角）		19°-42°	17°	31°
		V波（降中峡）		V波幅/P波幅25%-57%	44%	45%
脉象综合判定				平脉	细弱	沉涩

3. 脉图分析

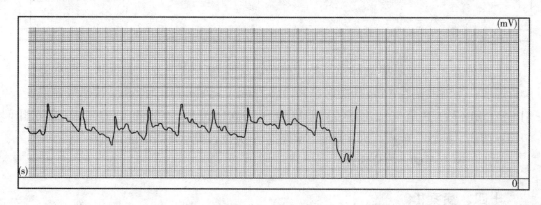

上图为右手关部采集的脉图。脉律整齐，脉率为76次/分。主波波幅在150g压力时最高，且 $h_1$7.9mm，<8mm，为弱脉，提示气血俱虚、阳虚；h_1<8mm，$h_4/h_1$44%（<55%），为细脉，提示气血两虚，诸虚劳损，亦主湿。因在右手关位，提示脾胃虚弱难以化生气血、运化水湿，气血亏虚而有湿。

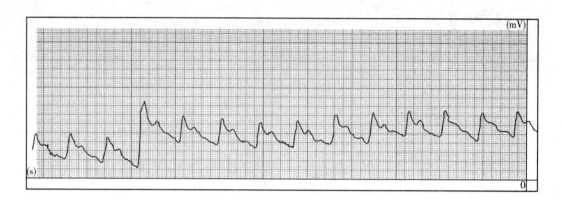

上图为左手关部采集的脉图。脉律整齐，脉率为 70 次 / 分。主波波幅在 150g 压力时最高，且 h_1 8.4mm，为沉脉，提示有里证；t_1 0.13 秒，P 角 31°，余波小，h_1 低于正常，为涩脉，提示伤精血少、气滞血瘀、夹痰、夹食。因在左手关位，提示肝气郁结，气滞血瘀。

结论：气血亏虚，湿证，气滞血瘀。

十五、病案 15

1. 患者情况

石某，男，34 岁。就诊日期：2018 年 6 月 20 日。

主诉：右侧肩部疼痛伴加重 3 天。

现病史：患者 3 天前右侧肩胛部受凉疼痛，按压自觉隐痛，右侧肩膀无活动不利，遂就诊于我院，现症见右肩部疼痛，活动不利，上肢无放射性疼痛，无心前区、后背疼痛，平素易疲劳，时有乏力，纳可、寐安，二便调，舌红，苔白腻，有齿痕，脉沉迟而缓。

既往史：否认高血压、冠心病、糖尿病等病史；否认病毒性肝炎、结核病、伤寒、猩红热等传染病史；否认其他病史；否认手术外伤史。

家族史：否认家族遗传病史。

吸烟史：无。

饮酒史：无。

2. 脉图报告

中医脉诊信息检测记录单						
编号	检测日期：2018年6月20日					
姓名：石某	民族：汉	性别：男	年龄：34		婚姻：已婚	职业：设计师
项目			正常参考值		右手	左手
脉位	脉图出现的压力P（g）		75-150g		150	150
脉数	脉率（次/分）		60-100次/分		53	62
	脉律（整齐与否）		整齐		整齐	整齐
脉形	时间（s）	U-U'或P-P'间距	差值<0.12s		0.23	0.36
		t_1	0.07-0.11s		0.11	0.11
		t_4	0.28-0.44s		0.22	0.3
		t_5	0.36-0.76s		0.9	0.66
		P-U'时间	0.38-0.78s		1.01	0.85
	波幅（mm）	h_1	9-22mm		15.9	15.7
		h_3	12.5-21mm		9	9.5
		h_4	<1mm		7	7
		h_5	0.5-2mm		0.6	0.5
	角度（°）	U角	80°-87°		86°	86°
		P角（主波角）	19°-42°		13°	14°
		V波（降中峡）	V波幅/P波幅25%-57%		44%	45%
	脉象综合判定		平脉		沉迟脉	沉缓脉

3. 脉图分析

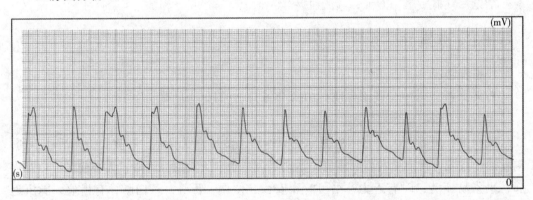

上图为右手关部采集的脉图。脉律整齐，脉率为 53 次 / 分，< 60 次 / 分，为迟脉，提示有寒证；主波波幅在 150g 压力时最高，$h_1$15.9mm（正常），为沉脉，提示有里证。

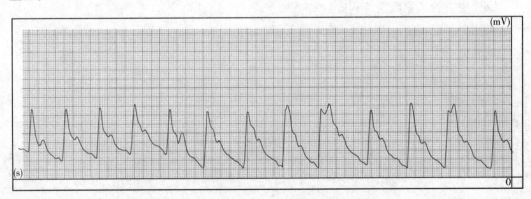

上图为左手关部采集的脉图。脉律整齐，脉率为 62 次 / 分，为缓脉，提示有湿证、脾胃虚弱；主波波幅在 150g 压力时最高，$h_1$15.7mm（正常），为沉脉，提示有里证。

结论：脾虚湿滞。

十六、病案 16

1. 患者情况

屠某，男，26 岁。就诊日期：2018 年 6 月 20 日。

主诉：胸闷、气短、乏力 3 月余。

现病史：患者 3 个月前无明显原因出现胸闷、憋气，周身乏力，未予重视。近日患者劳累后症状加重，现症见神清，精神欠佳，时有胸闷、憋气，周身乏力，劳累后加重，自汗，失眠，无发热，纳可，寐欠安，小便调，大便稀薄，舌边尖红，边有齿痕，苔白腻，脉滑数。

既往史：否认高血压、冠心病、糖尿病等病史；否认病毒性肝炎、结核病、伤寒、猩红热等传染病史；否认其他病史；否认手术外伤史。

家族史：否认家族遗传病史。

吸烟史：吸烟史 7 年，每日 1 包。

饮酒史：无。

2. 脉图报告

中医脉诊信息检测记录单							
编号	检测日期：2018年6月20日						
姓名：屠某	民族：汉		性别：男	年龄：26		婚姻：未婚	职业：市场专员
	项目			正常参考值		右手	左手
脉位	脉图出现的压力P（g）			75-150g		75	70
脉数	脉率（次/分）			60-100次/分		90	90
	脉律（整齐与否）			整齐		整齐	整齐
脉形	时间（s）		U-U' 或P-P' 间距	差值<0.12s		0.004	0.02
			t_1	0.07-0.11s		0.15	0.11
			t_4	0.28-0.44s		0.36	0.33
			t_5	0.36-0.76s		0.31	0.33
			P-U' 时间	0.38-0.78s		0.51	0.53
	波幅（mm）		h_1	9-22mm		11.9	15.8
			h_3	12.5-21mm		0	0
			h_4	<1mm		4	5.5
			h_5	0.5-2mm		1	1.4
	角度（°）		U角	80°-87°		83°	85°
			P角（主波角）	19°-42°		24°	18°
			V波（降中峡）	V波幅/P波幅25%-57%		34%	35%
	脉象综合判定			平脉		浮脉	浮洪脉

3. 脉图分析

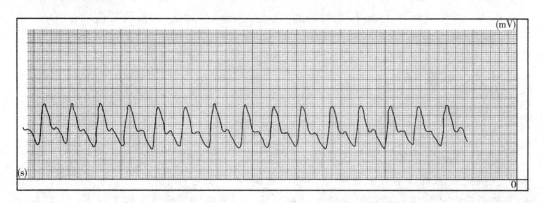

上图为右手关部采集的脉图。脉律整齐，脉率 90 次 / 分，正常偏数脉；主波波幅在 75g 压力时最高，且 $h_1$11.9mm（正常），为浮脉，提示表证，亦主虚证。

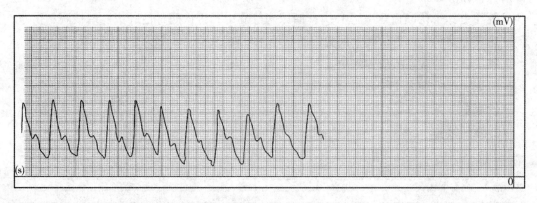

上图为左手关部采集的脉图。脉律整齐，脉率 90 次 / 分，正常偏数脉；主波波幅在 75g 压力时最高，且 $h_1$15.8mm（正常），为浮脉，提示表证，亦主虚证；$t_1$0.11 秒（正常），P 角 18°（＜20°），重搏波偏下，为滑脉，提示痰湿之证。

结论：脾虚湿盛，有化热倾向。

十七、病案 17

1. 患者情况

王某，男，31 岁。就诊日期：2018 年 6 月 13 日。

主诉：左侧踝关节疼痛间作 3 年，加重 1 天。

现病史：患者 3 年前因聚会饮酒后出现左踝关节肿痛，遂到当地医院查血尿酸升高，诊断为"痛风"，经治疗后好转。3 年来患者踝关节疼痛反复发作，未予重视。1 天前患者再次饮酒，左侧踝关节肿痛加重，遂就诊于我院。现症见左侧踝关节肿痛，活动不利，无发热，纳可，寐欠安，二便调，舌暗红，边有齿痕，苔白腻，脉细弱。

既往史：脂肪肝 5 年。否认高血压、冠心病、糖尿病等病史；否认病毒性肝炎、结核病、伤寒、猩红热等传染病史；否认其他病史；否认手术外伤史。

家族史：家族中无明确遗传性疾病史。

吸烟史：无。

饮酒史：平素少量饮酒。

2. 脉图报告

中医脉诊信息检测记录单					
编号	检测日期：2018年6月13日				
姓名：王某	民族：汉	性别：男	年龄：31	婚姻：未婚	职业：库管
	项目		正常参考值	右手	左手
脉位	脉图出现的压力P（g）		75-150g	150	150
脉数	脉率（次/分）		60-100次/分	81	74
	脉律（整齐与否）		整齐	整齐	整齐
脉形	时间（s）	U-U'或P-P'间距	差值<0.12s	0.03	0.05
		t_1	0.07-0.11s	0.13	0.16
		t_4	0.28-0.44s	0.3	0.32
		t_5	0.36-0.76s	0.43	0.48
		P-U'时间	0.38-0.78s	0.61	0.65
	波幅（mm）	h_1	9-22mm	7.4	6.6
		h_3	12.5-21mm	4.5	4
		h_4	<1mm	2	0.6
		h_5	0.5-2mm	0.1	0.2
	角度（°）	U角	80°-87°	80°	76°
		P角（主波角）	19°-42°	33°	45°
		V波（降中峡）	V波幅/P波幅25%-57%	27%	9%
脉象综合判定			平脉	细弱	细弱

3. 脉图分析

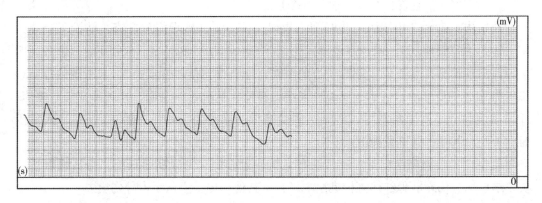

上图为右手关部采集的脉图。脉律整齐，脉率为 81 次/分。主波波幅在 150g 压力时最高，$h_1$7.4mm（<8mm），为弱脉，提示气血俱虚、阳虚；h_1 < 8mm，$h_5$0.1mm（小），$h_4/h_1$27%（<55%），为细脉，提示气血两虚、诸虚劳损、主湿。因在右手关位，提示脾胃虚弱，气血化生不足。

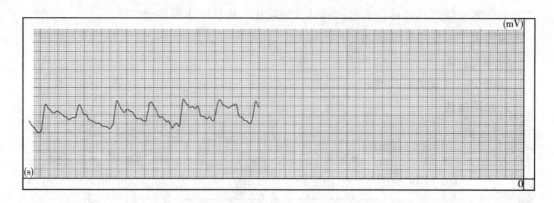

上图为左手关部采集的脉图。脉律整齐，脉率为 74 次 / 分。主波波幅在 150g 压力时最高，$h_1$6.6mm（< 8mm），为弱脉，提示气血俱虚、阳虚；h_1 < 8mm，$h_5$0.2mm（小），$h_4/h_1$9%（< 55%），为弦细脉，提示气滞血瘀、诸虚劳损、主湿。

结论：疼痛虚证。

十八、病案 18

1. 患者情况

王某，男，34 岁。就诊日期：2018 年 6 月 20 日。

主诉：周身散在皮疹 7 年，加重 5 个月。

现病史：患者 7 年前因工作时间不规律，压力大，出现周身皮疹，就诊于当地医院，诊断为"银屑病"，未予系统诊疗，经休息后病情控制稳定。5 个月前，患者无明显原因出现面部片状红疹，就诊于当地医院，诊断为"接触性皮炎"，未系统诊疗。现患者为求进一步诊治，就诊于我院。现症见神清，精神可，头面、脖颈部皮疹，瘙痒，汗出后缓解，平素急躁易怒，心烦，阴囊潮湿，尿潜血（++），纳可，寐差，入睡困难，舌红，苔少，脉细数而沉。

既往史：银屑病病史 7 年。否认高血压、冠心病、糖尿病等病史；否认病毒性肝炎、结核病、伤寒、猩红热等传染病史；否认其他病史；否认手术外伤史。

家族史：否认家族遗传病史。

吸烟史：无。

饮酒史：无。

2. 脉图报告

中医脉诊信息检测记录单					
编号：	检测日期：2018年6月20日				
姓名：王某	民族：汉	性别：男	年龄：34	婚姻：已婚	职业：市场营销
项目			正常参考值	右手	左手
脉位	脉图出现的压力P（g）		75-150g	150	150
脉数	脉率（次/分）		60-100次/分	85	98
	脉律（整齐与否）		整齐	整齐	整齐
脉形	时间（s）	U-U'或P-P'间距	差值<0.12s	0.89	0.98
		t_1	0.07-0.11s	0.1	0.11
		t_4	0.28-0.44s	0.3	0.27
		t_5	0.36-0.76s	0.41	0.35
		P-U'时间	0.38-0.78s	0.61	0.5
	波幅（mm）	h_1	9-22mm	11.5	4.2
		h_3	12.5-21mm	6	1.2
		h_4	<1mm	3	0.5
		h_5	0.5-2mm	1.2	0.5
	角度（°）	U角	80°-87°	85°	76°
		P角（主波角）	19°-42°	13°	34°
		V波（降中峡）	V波幅/P波幅25%-57%	26%	12°
脉象综合判定			平脉	沉	细数

3. 脉图分析

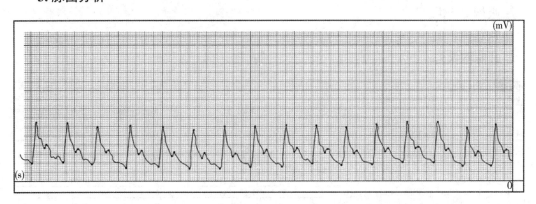

上图为右手关部采集的脉图。脉律整齐，脉率85次/分，处于正常值范围；主波幅在150g压力时最高，$h_1$11.5mm（正常），为沉脉，提示有里证。

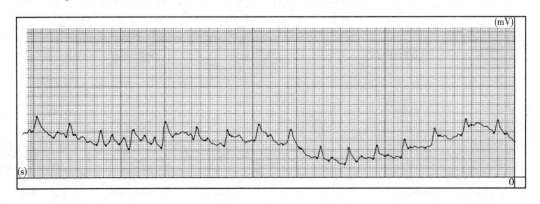

上图为左手关部采集的脉图。脉律整齐，脉率98次/分，为数脉；$h_1$4.2mm，小于正常值，$h_4/h_1$12%（＜55%），为细脉。细数脉提示阴虚证。

结论：肝肾阴虚，考虑热盛伤津。

十九、病案19

1. 患者情况

王某，女，31岁。就诊日期：2018年6月20日。

主诉：上肢肌肉关节疼痛1周。

现病史：患者1周前无明显诱因出现上肢、肩关节疼痛，抬举困难，遂就诊于我院。现症见神清，精神较差，双上肢、肩关节疼痛，活动不利，时有乏力，间断双膝关节疼痛，无发热，纳可，寐安，二便调，舌淡红，苔白腻，脉沉滑。

既往史：咽炎10年余；低血糖5年余。否认高血压、冠心病、糖尿病等病史；否认病毒性肝炎、结核病、伤寒、猩红热等传染病史；否认其他病史；否认手术外伤史。

家族史：否认家族遗传病史。

吸烟史：无。

饮酒史：无。

2. 脉图报告

中医脉诊信息检测记录单						
编号	检测日期：2018年6月20日					
姓名：王某	民族：汉	性别：女	年龄：31		婚姻：已婚	职业：市场策划
	项目		正常参考值		右手	左手
脉位	脉图出现的压力P（g）		75~150g		150	150
脉数	脉率（次/分）		60~100次/分		74	83
	脉律（整齐与否）		整齐		整齐	整齐
脉形	时间（s）	U-U'或P-P'间距	差值<0.12s		0.03	0.02
		t_1	0.07~0.11s		0.09	0.09
		t_4	0.28~0.44s		0.32	0.31
		t_5	0.36~0.76s		0.49	0.41
		P-U'时间	0.38~0.78s		0.71	0.61
	波幅（mm）	h_1	9~22mm		15.5	14.3
		h_3	12.5~21mm		11	0
		h_4	<1mm		5	6
		h_5	0.5~2mm		1.5	1.2
	角度（°）	U角	80°~87°		86°	86°
		P角（主波角）	19°~42°		20°	18°
		V波（降中峡）	V波幅/P波幅25%~57%		32%	42%
	脉象综合判定		平脉		沉滑脉	沉滑脉

3. 脉图分析

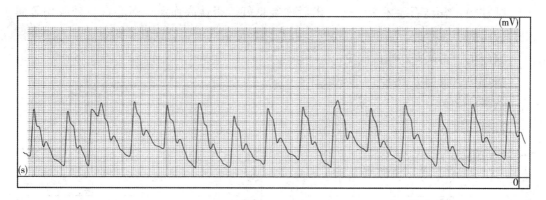

上图为右手关部采集的脉图。脉律整齐，脉率为 74 次 / 分。主波波幅在 150g 压力时最高，$h_1$15.5mm（正常），为沉脉，提示有里证；$t_1$0.09 秒，P 角 20°，$h_4$5mm，高于正常范围（< 1mm），$h_4/h_1$32%（< 50%），为滑脉，提示痰饮、食滞、实热。因在右手关位，提示脾胃湿热，运化失司，食滞痰结。

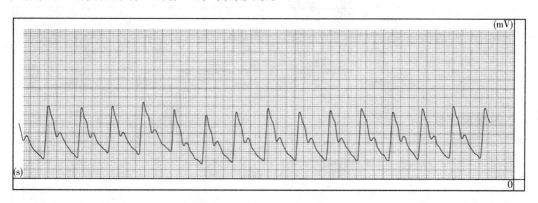

上图为左手关部采集的脉图。脉律整齐，脉率为 83 次 / 分。主波波幅在 150g 压力时最高，$h_1$14.3mm（正常），为沉脉，提示有里证；$t_1$0.09 秒，P 角 18°，$h_4$6mm，高于正常范围（< 1mm），$h_4/h_1$42%（< 50%），为滑脉，提示痰饮、食滞、实热。

结论：肝胆湿热。

二十、病案 20

1. 患者情况

温某，男，38 岁。就诊日期：2018 年 6 月 20 日。

主诉：失眠伴盗汗 1 年，加重 1 周。

现病史：患者 1 年前不明诱因出现失眠现象，伴盗汗，多梦，易醒，未经治疗，半年后有所好转。1 周前，患者劳累后又出现失眠伴盗汗，遂就诊于我院。现症见神清，精神可，自诉失眠，入睡困难，多梦易醒，盗汗，时有乏力，无发热，纳可，二便调，胖大舌，舌色暗淡，边有齿痕，舌尖红，苔白，脉沉缓。

既往史：肾结石手术8年余，术后恢复良好。否认高血压、冠心病、糖尿病等病史；否认病毒性肝炎、结核病、伤寒、猩红热等传染病史；否认其他病史。

家族史：否认家族遗传病史。

吸烟史：吸烟史16年，平均每日4支。

饮酒史：无。

2. 脉图报告

中医脉诊信息检测记录单						
编号	检测日期：2018年6月20日					
姓名：温某	民族：汉	性别：男	年龄：38		婚姻：已婚	职业：职员
	项目		正常参考值		右手	左手
脉位	脉图出现的压力P（g）		75-150g		150	150
脉数	脉率（次/分）		60-100次/分		65	68
	脉律（整齐与否）		整齐		整齐	整齐
脉形	时间（s）	U-U'或P-P'间距	差值<0.12s		0.03	0.04
		t₁	0.07-0.11s		0.12	0.13
		t₄	0.28-0.44s		0.33	0.33
		t₅	0.36-0.76s		0.59	0.55
		P-U'时间	0.38-0.78s		0.8	0.75
	波幅（mm）	h₁	9-22mm		11.8	9.3
		h₃	12.5-21mm		6	4.5
		h₄	<1mm		3	1
		h₅	0.5-2mm		1.4	0.6
	角度（°）	U角	80°-87°		84°	82°
		P角（主波角）	19°-42°		16°	21°
		V波（降中峡）	V波幅/P波幅25%-57%		25%	11%
脉象综合判定			平脉		沉缓脉	沉缓脉

3. 脉图分析

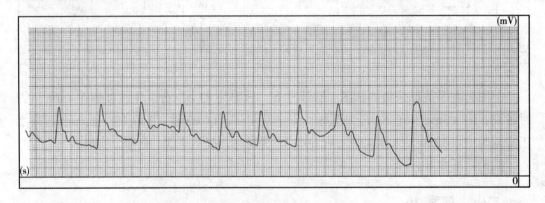

上图为右手关部采集的脉图。脉律整齐，脉率为65次/分，为缓脉，提示有湿证、脾胃虚弱；主波波幅在150g压力时最高，h₁11.8mm（正常），为沉脉，提示有里证。因在右手关位，提示脾虚湿盛。

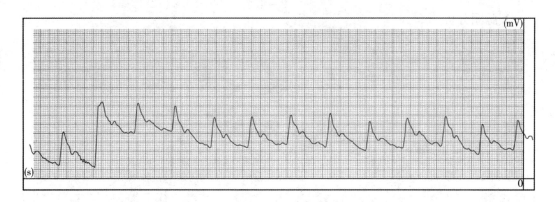

上图为左手关部采集的脉图。脉律整齐，脉率为 68 次 / 分，为缓脉，提示有湿证、脾胃虚弱；主波波幅在 150g 压力时最高，h₁9.3mm（正常），为沉脉，提示有里证。

结论：脾气虚。

二十一、病案 21

1. 患者情况

杨某，女，58 岁。就诊日期：2018 年 6 月 13 日。

主诉：乳腺癌术后 2 个月。

现病史：患者于 2 个月前行右乳乳腺癌切除术。现时有胁肋部胀痛，周身乏力，无发热，纳可，寐差，二便调，舌淡红，苔白腻而干，脉沉弦无力。

既往史：否认高血压、冠心病、糖尿病等病史；否认病毒性肝炎、结核病、伤寒、猩红热等传染病史；否认其他病史；否认外伤史。

家族史：否认家族遗传病史。

吸烟史：无。

饮酒史：无。

2. 脉图报告

中医脉诊信息检测记录单						
编号	检测日期：2018年6月13日					
姓名：杨某	民族：汉	性别：女		年龄：58	婚姻：已婚	职业：退休
项目				正常参考值	右手	左手
脉位	脉图出现的压力P（g）			75-150g	150	150
脉数	脉率（次/分）			60-100次/分	83	73
	脉律（整齐与否）			整齐	整齐	整齐
脉形	时间（s）		U-U' 或 P-P' 间距	差值<0.12s	0.05	0.03
			t₁	0.07-0.11s	0.22	0.23
			t₄	0.28-0.44s	0.36	0.59
			t₅	0.36-0.76s	0.36	0.22
			P-U' 时间	0.38-0.78s	0.5	0.59
	波幅（mm）		h₁	9-22mm	4.9	11.9
			h₃	12.5-21mm	3.8	6.2
			h₄	<1mm	2.9	0.5
			h₅	0.5-2mm	0.4	0.1
	角度（°）		U角	80°-87°	65°	79°
			P角（主波角）	19°-42°	60°	27°
			V波（降中峡）	V波幅/P波幅25%-57%	59%	4%
	脉象综合判定			平脉	弦弱脉	沉脉

3. 脉图分析

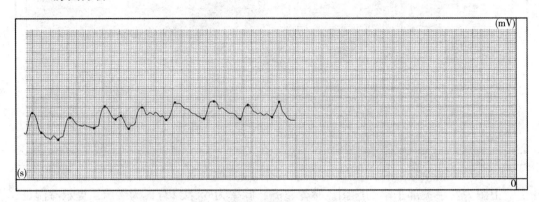

上图为右手关部采集的脉图。脉律整齐，脉率为 83 次 / 分。主波波幅在 150g 压力时最高，h_1 4.9mm，< 8mm，为弱脉，提示气血俱虚、阳虚；t_1 0.22 秒，P 角 60°（> 42°），U 角 65°（< 84°），h_5 0.4mm（< 0.5mm），h_4/h_1 59%（> 50%），为弦脉，提示肝胆病、诸痛、痰饮、疟疾，亦主虚证。因在右手关位，提示脾胃虚弱，难以运化水湿。

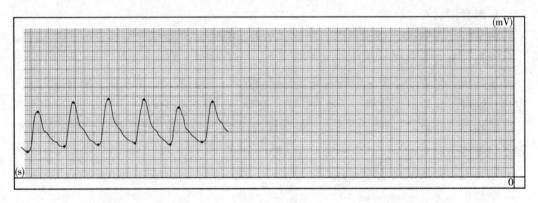

上图为左手尺部采集的脉图。脉律整齐，脉率为 73 次 / 分。主波波幅在 150g 压力时最高，h_1 11.9mm（正常），为沉脉，提示有里证；因在左手尺位，提示肾虚。

结论：肝郁脾虚湿盛，兼肾虚。

二十二、病案 22

1. 患者情况

于某，男，31 岁。就诊日期：2018 年 6 月 20 日。

主诉：眼干 1 年余，加重 1 个月。

现病史：患者 1 年前无明显原因出现眼干、视物模糊，休息后好转，未予重视。1 个月前，患者熬夜后眼干加重，故来诊。现眼干，伴分泌物增多，视物模糊，畏光，无发热，无心慌、胸闷，纳可，寐安，二便调，胖大舌，舌色淡，稍有点刺，苔白腻，脉弦滑。

既往史：三叉神经痛半年。否认高血压、冠心病、糖尿病等病史；否认病毒性肝炎、结核病、伤寒、猩红热等传染病史；否认其他病史；否认手术外伤史。

家族史：否认家族遗传病史。

吸烟史：无。

饮酒史：无。

2. 脉图报告

中医脉诊信息检测记录单					
编号	检测日期：2018年6月20日				
姓名：于某	民族：汉	性别：男	年龄：31	婚姻：已婚	职业：职员
项目			正常参考值	右手	左手
脉位	脉图出现的压力P（g）		75-150g	110	125
脉数	脉率（次/分）		60-100次/分	81	79
	脉律（整齐与否）		整齐	整齐	整齐
脉形	时间（s）	U-U'或P-P'间距	差值<0.12s	0.02	0.03
		t_1	0.07-0.11s	0.14	0.13
		t_4	0.28-0.44s	0.33	0.32
		t_5	0.36-0.76s	0.41	0.44
		P-U'时间	0.38-0.78s	0.3	0.32
	波幅（mm）	h_1	9-22mm	12.2	8.6
		h_3	12.5-21mm	0	0
		h_4	<1mm	5	2.8
		h_5	0.5-2mm	1.1	1.2
	角度（°）	U角	80°-87°	83°	82°
		P角（主波角）	19°-42°	21.3°	21.1°
		V波（降中峡）	V波幅/P波幅25%-57%	41%	33%
脉象综合判定			平脉	弦滑	弦滑

3. 脉图分析

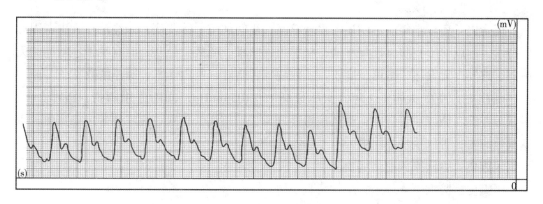

上图为右手关部采集的脉图。脉律整齐，脉率为81次/分。主波波幅在110g压力时最高。$t_1$0.14秒（>0.09秒），U角83°（<84°），为弦脉，提示肝胆病、诸痛、痰饮、疟疾，亦主虚劳；P角21.3°，$h_4$5mm，高于正常，$h_4/h_1$41%（<50%），为滑脉，提示痰饮、食滞、实热。因在右手关位，提示肝气郁滞。

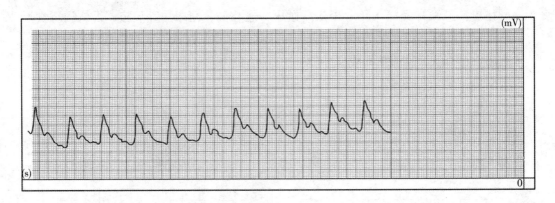

上图为左手关部采集的脉图。脉律整齐，脉率为 79 次 / 分。主波波幅在 125g 压力时最高。$t_1$0.13 秒（＞ 0.09 秒），U 角 82°（＜ 84°），为弦脉，提示肝胆病、诸痛、痰饮、疟疾，亦主虚劳；P 角 21.1°，$h_4$2.8mm（高于正常），$h_4/h_1$41%（＜ 50%），为滑脉，提示痰饮、食滞、实热；因在关位，提示脾虚湿盛，湿热困脾。

结论：肝气郁结，痰饮为患。

二十三、病案 23

1. 患者情况

赵某，男，32 岁。就诊日期：2018 年 6 月 20 日。

主诉：咳嗽、咳痰半年余。

现病史：患者半年前不明诱因出现咳嗽，夜间加重，伴灰痰，未经治疗。患者因症状持续，遂就诊于我院。现症神清，精神可，咳嗽、咳痰，色灰，时有咽干、咽痛，无胸闷、憋气，无发热，纳可，寐安，二便调，舌暗红，苔白而干，脉浮细数。

既往史：高血压病史 1 年，血压最高 160/105mmHg，间断服用药物；盗汗 2 年；否认冠心病、糖尿病等病史；否认病毒性肝炎、结核病、伤寒、猩红热等传染病史；否认其他病史；否认手术外伤史。

家族史：否认家族遗传病史。

吸烟史：吸烟史 4 年余，平均每日 1 包。

饮酒史：无。

2. 脉图报告

中医脉诊信息检测记录单					
编号	检测日期：2018年6月20日				
姓名：赵某	民族：汉	性别：男	年龄：32	婚姻：已婚	职业：销售
项目			正常参考值	右手	左手
脉位	脉图出现的压力P（g）		75-150g	75	75
脉数	脉率（次/分）		60-100次/分	91	104
	脉律（整齐与否）		整齐	整齐	整齐
脉形	时间（s）	U-U'或P-P'间距	差值<0.12s	0.05	0.03
		t_1	0.07-0.11s	0.12	0.1
		t_4	0.28-0.44s	0.29	0.26
		t_5	0.36-0.76s	0.37	0.31
		P-U'时间	0.38-0.78s	0.54	0.47
	波幅（mm）	h_1	9-22mm	7.2	9.1
		h_3	12.5-21mm	3.5	4.8
		h_4	<1mm	1	1.3
		h_5	0.5-2mm	0.1	0.3
	角度（°）	U角	80°-87°	81°	84°
		P角（主波角）	19°-42°	27°	20°
		V波（降中峡）	V波幅/P波幅25%-57%	14%	14%
脉象综合判定			平脉	濡细数脉	浮数脉

3. 脉图分析

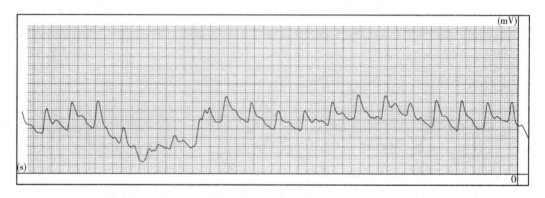

上图为右手关部采集的脉图。脉律整齐，脉率为91次/分，为数脉，提示有热证，亦主虚证；主波波幅在75g压力时最高，$h_1$7.2mm（<8mm），$h_4/h_1$14%（<55%），为濡脉，主虚又主湿；$t_1$0.12秒，P角27°，$h_5$0.1mm（小），为细脉，提示气血两虚、诸虚劳损，主湿。因在右手关位，提示脾胃虚弱，运化水湿功能下降。

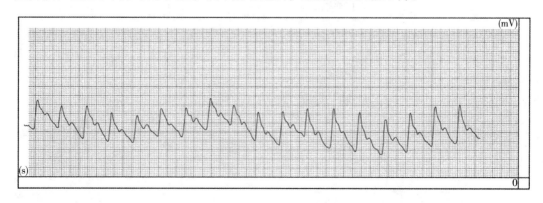

上图为左手关部采集的脉图。脉律整齐，脉率为 104 次 / 分，为数脉，提示有热证，亦主虚证；主波波幅在 75g 压力时最高，$h_1$9.1mm，为浮脉，提示有表证，亦主虚证。

结论：气血亏虚，外感风热。

二十四、病案 24

1. 患者情况

赵某，男，34 岁。就诊日期：2018 年 6 月 20 日。

主诉：慢性腹泻 4 年余。

现病史：患者 4 年前因大量进食辛辣、寒凉食物出现腹痛、腹泻现象，现稍有饮食不节即出现腹泻症状。平素易出虚汗，纳可，寐安，小便调，舌红，剥脱苔，脉细数。

既往史：关节炎、颈椎病 2 月余，中重度脂肪肝 6 年余。否认高血压、冠心病、糖尿病等病史；否认病毒性肝炎、结核病、伤寒、猩红热等传染病史；否认其他病史；否认手术外伤史。

家族史：否认家族遗传病史。

吸烟史：无。

饮酒史：无。

2. 脉图报告

中医脉诊信息检测记录单						
编号：	检测日期：2018年6月20日			年龄：34	婚姻：已婚	职业：程序员
姓名：赵某	民族：汉	性别：男				
项目			正常参考值	右手	左手	
脉位	脉图出现的压力P（g）		75-150g	150	150	
脉数	脉率（次/分）		60-100次/分	91	84	
	脉律（整齐与否）		整齐	整齐	整齐	
脉形	时间（s）	U-U'或P-P'间距	差值<0.12s	0.03	0.02	
		t_1	0.07-0.11s	0.13	0.13	
		t_4	0.28-0.44s	0.31	0.33	
		t_5	0.36-0.76s	0.35	0.37	
		P-U'时间	0.38-0.78s	0.53	0.58	
	波幅（mm）	h_1	9-22mm	8.7	16.7	
		h_3	12.5-21mm	0	0	
		h_4	<1mm	1	7.1	
		h_5	0.5-2mm	0.6	1	
	角度（°）	U角	80°-87°	82°	85°	
		P角（主波角）	19°-42°	21°	16°	
		V波（降中峡）	V波幅/P波幅25%-57%	11%	43%	
脉象综合判定			平脉	细数脉	沉脉	

3. 脉图分析

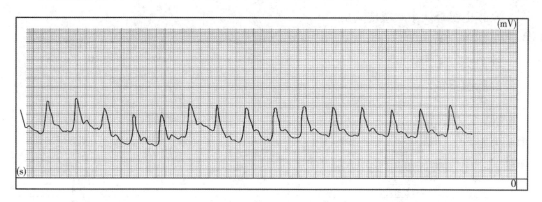

上图为右手关部采集的脉图。脉律整齐，脉率 91 次 / 分，为数脉；$h_1$8.7mm，小于正常值，$h_4/h_1$11%（< 55%），为细脉。细数脉提示阴虚。

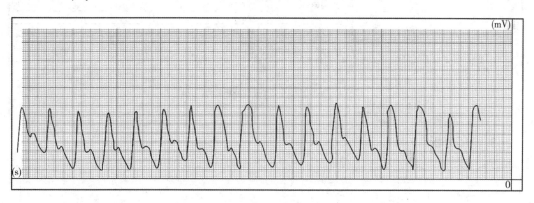

上图为左手关部采集的脉图。脉律整齐，脉率正常。主波幅在 150g 压力时最高，$h_1$16.7mm（正常），为沉脉，提示有里证。

结论：阴虚证，可考虑里热炽盛，灼伤阴津。

二十五、病案 25

1. 患者情况

赵某，女，29 岁。就诊日期：2018 年 6 月 20 日。

主诉：鼻塞、喷嚏间作 10 年，加重 1 周。

现病史：患者 10 年前感受风寒后出现鼻塞、流涕，未予重视。后患者症状反复发作，伴喷嚏，遂就诊于当地医院，诊断为"过敏性鼻炎"，予外用药物治疗后，病情缓解。10 年来患者症状间断发作。1 周前，患者遇风寒后症状加重，鼻塞、喷嚏，遂就诊于我院，现症见鼻塞，持续性喷嚏，遇风、凉气后加重，时有乏力，无发热，无咳嗽、咳痰，纳可，寐欠安，二便调，舌淡红，边有齿痕，苔薄，脉沉缓。

既往史：轻度脂肪肝 2 年。否认高血压、冠心病、糖尿病等病史；否认病毒性肝炎、结核病、伤寒、猩红热等传染病史；否认其他病史；否认手术外伤史。

家族史：否认家族遗传病史。

吸烟史：无。

饮酒史：无。

2.脉图报告

中医脉诊信息检测记录单					
编号	检测日期：2018年6月20日				
姓名：赵某	民族：汉	性别：女	年龄：29	婚姻：已婚	职业：行政助理
项目			正常参考值	右手	左手
脉位	脉图出现的压力P（g）		75-150g	150	150
脉数	脉率（次/分）		60-100次/分	68	75
	脉律（整齐与否）		整齐	整齐	整齐
脉形	时间（s）	U-U'或P-P'间距	差值<0.12s	0.01	0.05
		t_1	0.07-0.11s	0.09	0.1
		t_4	0.28-0.44s	0.3	0.3
		t_5	0.36-0.76s	0.58	0.49
		P-U'时间	0.38-0.78s	0.79	0.69
	波幅（mm）	h_1	9-22mm	17.1	14.5
		h_3	12.5-21mm	12	7.5
		h_4	<1mm	7.5	5
		h_5	0.5-2mm	1.1	1
	角度（°）	U角	80°-87°	87°	86°
		P角（主波角）	19°-42°	17°	15°
		V波（降中峡）	V波幅/P波幅25%-57%	44°	34°
脉象综合判定			平脉	沉缓	沉

3.脉图分析

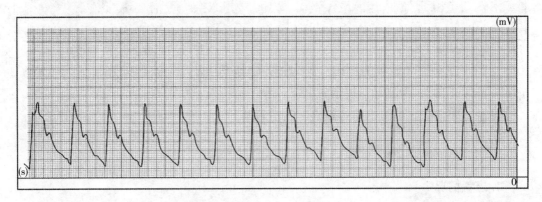

上图为右手关部采集的脉图。脉律整齐，脉率为 68 次 / 分，为缓脉，提示有湿证、脾胃虚弱；主波波幅在 150g 压力时最高，$h_1$17.1mm（正常），为沉脉，提示有里证。

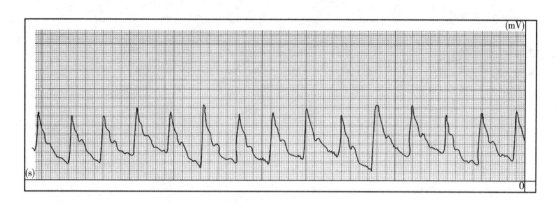

上图为左手关部采集的脉图。脉律整齐，脉率为 75 次 / 分，处于正常值范围；主波波幅在 150g 压力时最高，$h_1$14.5mm（正常），为沉脉，提示有里证。

结论：脾虚湿滞。

二十六、病案 26

1. 患者情况

朱某，女，66 岁。就诊日期：2018 年 6 月 13 日。

主诉：腰背部疼痛 40 余年，加重 1 个月。

现病史：患者 40 年前无明显原因出现腰痛，未予重视。后患者症状持续，28 岁生育后出现双膝关节疼痛，未系统诊疗。10 年前患者后背及腰不能直立，偶有头晕、头痛，心慌，纳可，寐安，大便前干后软，小便少，就诊于当地医院，诊断为"腰椎间盘突出症"，间断予中药、膏药等治疗，症状时有反复。1 个月前，患者劳累后腰背部疼痛加重，遂就诊于我院。现症见神清，精神可，腰背部疼痛，活动不利，双下肢、膝关节间断疼痛，口干少津，时有乏力，无发热，纳可，寐安，二便调，舌淡、有点刺，苔白，左关脉沉缓，右关脉濡数。

既往史：腰椎间盘突出症 10 年。否认高血压、冠心病、糖尿病等病史；否认病毒性肝炎、结核病、伤寒、猩红热等传染病史；否认其他病史；否认手术外伤史。

家族史：否认家族遗传病史。

吸烟史：无。

饮酒史：无。

2. 脉图报告

中医脉诊信息检测记录单				右手	左手
编号：	检测日期：2018年6月13日				
姓名：朱某	民族：汉	性别：女	年龄：66	婚姻：已婚	职业：退休
	项目		正常参考值	右手	左手
脉位	脉图出现的压力P（g）		75-150g	75	150
脉数	脉率（次/分）		60-100次/分	96	93
	脉律（整齐与否）		整齐	整齐	整齐
脉形	时间（s）	U-U'或P-P'间距	差值<0.12s	0.03	0.05
		t_1	0.07-0.11s	0.11	0.13
		t_4	0.28-0.44s	0.29	0.3
		t_5	0.36-0.76s	0.33	0.65
		P-U'时间	0.38-0.78s	0.51	0.82
	波幅（mm）	h_1	9-22mm	7.2	16.6
		h_3	12.5-21mm	4.8	0
		h_4	<1mm	0.1	5.8
		h_5	0.5-2mm	0	0.4
	角度（°）	U角	80°-87°	81°	86°
		P角（主波角）	19°-42°	35°	21°
		V波（降中峡）	V波幅/P波幅25%-57%	2%	35%
脉象综合判定			平脉	濡数脉	沉数脉

3. 脉图分析

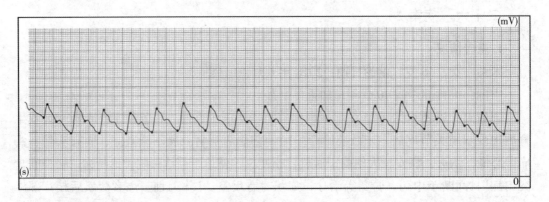

上图为右手关部采集的脉图。脉律整齐，脉率为96次/分，为数脉，提示热证，亦主虚证；主波波幅在75g压力时最高，$h_1$7.2mm（<8mm），$h_4/h_1$2%（<55%），为濡脉，主虚，又主湿；$t_1$0.11秒，P角35°，余波小，h_1小于正常，为涩脉，提示精伤血少、气滞血瘀、夹痰、夹食。

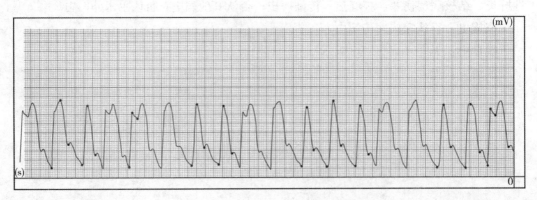

上图为左手关部采集的脉图。脉律整齐，脉率为 93 次 / 分，为数脉，提示体内有热；主波波幅在 150g 压力时最高，$h_1$16.6mm（正常），为沉脉，提示有里证。

结论：湿热证。

二十七、病案 27

（一）初诊

1. 患者情况

李某，男，50 岁，厨师。就诊日期：2018 年 11 月 5 日。

主诉：畏寒肢冷、颈部疼痛 1 年。

现病史：患者畏寒肢冷，双下肢发凉，颈部疼痛 1 年。伴大便不成形，每日 3 ～ 4 次，小腿发胀无力，口渴不想喝水，二便可，易犯痔疮，舌红苔薄白。

既往史：痔疮 5 年。

过敏史：无。

2. 脉图报告

中医脉诊信息检测记录单							
编号1	检测日期：2018年11月5日			年龄：50		婚姻：已婚	职业：厨师
姓名：李某	民族：汉		性别：男			左手	右手
	项目			正常参考值		左手	右手
脉位	脉图出现的压力P（g）			75-150g		170↑	170↑
脉数	脉率（次/分）			60-100次/分		74	76
	脉律（整齐与否）			整齐		整齐	整齐
脉形	时间（s）	U-U' 或P-P' 间距		差值<0.12s		0.04	0.07
		t_1		0.07-0.11s		0.14↑	0.16↑
		t_4		0.28-0.44s		0.35	-
		t_5		0.36-0.76s		0.67	0.56
		P-U' 时间		0.38-0.78s		0.67	0.65
	波幅（mm）	h_1		9-22mm		22	14
		h_3		12.5-21mm		11.5↓	8↓
		h_4		7.35-12.5mm		13	6
		h_5		0.5-2mm		0.5	1
	角度（°）	U角		80°-87°		86.72	85.03
		P角（主波角）		19°-42°		15.92	24.49
		V波（降中峡）		V波幅/P波幅25%-57%		59%	75%↑
脉象综合判定					沉弦脉		

注：↑代表高于正常参考值，↓代表低于正常参考值。

3. 脉图分析

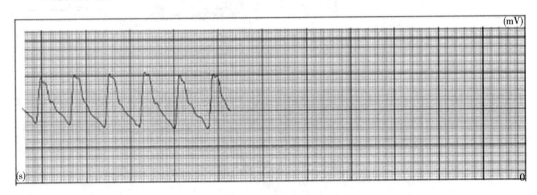

上图为右手尺部采集的脉图。脉律整齐，脉率为 76 次 / 分，为平脉。主波波幅在 150g 压时最高，h_1 为 14mm，为沉脉；提示里证，病程较长。

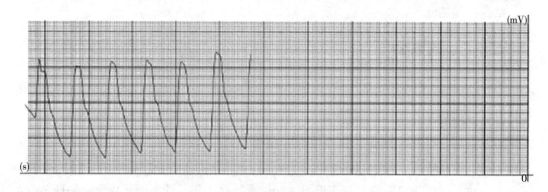

上图为左手关部采集的脉图。脉律整齐，脉率为 74 次 / 分。t_1 为 0.14 秒，>0.09 秒，且 U 角为 86.72°，>42°，h_5 为 0.5mm，h_4/h_1 59%，>50%，为弦脉，提示痛证。

结论：阳虚证且病程较长。

（二）复诊

1. 主观症状变化　复诊时间：2018 年 11 月 12 日。

畏寒肢冷稍有好转，下肢虚汗出，足不温，头晕，腰膝酸软，脊椎晨起僵硬。

2. 脉图报告

中医脉诊信息检测记录单						
编号1	检测日期：2018年11月12日					
姓名：李某	民族：汉		性别：男	年龄：50	婚姻：已婚	职业：厨师
项目				正常参考值	左手	右手
脉位	脉图出现的压力P（g）			75-150g	120	120
脉数	脉率（次/分）			60-100次/分	69	71
	脉律（整齐与否）			整齐	整齐	整齐
脉形	时间（s）		U-U' 或P-P' 间距	差值<0.12s	0.04	0.14↑
			t_1	0.07-0.11s	0.17↑	0.17↑
			t_4	0.28-0.44s	0.36	0.44
			t_5	0.36-0.76s	0.49	0.32↓
			P-U' 时间	0.38-0.78s	0.61	0.66
	波幅（mm）		h_1	9-22mm	14.9	17
			h_3	12.5-21mm	-	8.3↓
			h_4	7.35-12.5mm	6.4↓	8.1↑
			h_5	0.5-2mm	0.5	0.5
	角度（°）		U角	80°-87°	80.91	82.78
			P角（主波角）	19°-42°	23.13	25.74
			V波（降中峡）	V波幅/P波幅25%-57%	43%	47%
脉象综合判定					缓弦脉	

注：↑代表高于正常参考值，↓代表低于正常参考值。

3. 脉图分析

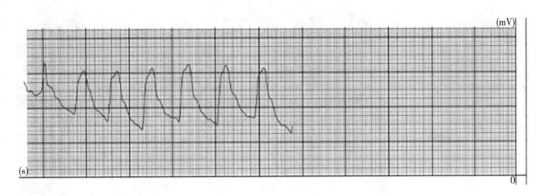

上图为右手寸部采集的脉图。脉率整齐，脉率为 71 次 / 分，t_1 0.17 秒，>0.09 秒，且 U 角为 82.78°，>42°，h_5 0.5mm；为弦脉，提示肝郁。

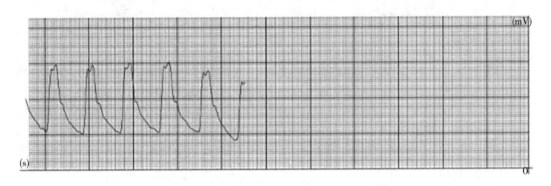

上图为左手尺部采集的脉图。脉率整齐，脉率为 69 次 / 分，为缓脉，提示有湿证、脾胃虚弱。t_1 0.17 秒，>0.09 秒，且 U 角为 80.91°，>42°，h_5 0.5mm，为弦脉，提示痛证。

结论：肝郁脾虚，气血运行不畅。

（三）前后两次对比

对比日期:2018.11.5--2018.11.12		性别: 男	年龄: 50		婚姻: 已婚		职业: 厨师	
民族: 汉					左手		右手	
项目		正常参考值	2018.11.5	2018.11.12		2018.11.5	2018.11.12	
脉图出现的压力P (g)		75-150g	170↑	120		170↑	120	
脉率（次/分）		60-100次/分	74	69		76	71	
脉律（整齐与否）		整齐	整齐	整齐		整齐	整齐	
时间（s）	U-U'或P-P'间距	差值<0.12s	0.04	0.04		0.07	0.14↑	
	t_1	0.07-0.11s	0.14↑	0.17↑		0.16↑	0.17↑	
	t_4	0.28-0.44s	0.35	0.36		-	0.44	
	t_5	0.36-0.76s	0.67	0.49		0.56	0.32↓	
	P-U'时间	0.38-0.78s	0.67	0.61		0.65	0.66	
波幅（mm）	h_1	9-22mm	22	14.9		14	17	
	h_3	12.5-21mm	11.5↓	-		8↓	8.3↓	
	h_4	7.35-12.5mm	13	6.4↓		6	8.1↑	
	h_5	0.5-2mm	0.5	0.5		1	0.5	
角度（°）	U角	80°-87°	86.72	80.91		85.03	82.78	
	P角（主波角）	19°-42°	15.92	23.13		24.49	25.74	
	V波（降中峡）	V波幅/P波幅25%-57%	59%	43%		75%↑	47%	
脉象综合判定			11.5沉弦脉			11.12缓弦脉		

注：深灰色代表较上次升高 10% 的参数，浅灰色代表较上次降低 10% 的参数。↑代表高于正常参考值，↓代表低于正常参考值。

分析：由以上对照表格可知该患者由沉脉转为正常脉位，且各参数均在向好的方面浮动变化，可得出该患者处于正气恢复阶段且气血运行不畅症状已有改善。

二十八、病案 28

（一）初诊

1. 患者情况

张某，女，46 岁，就诊日期：2018 年 11 月 5 日。

主诉：右侧面部不适 5 天。

现病史：患者右侧面部感觉不适，时有抽动感，消化不良，饮食减少，胃部有些胀满不舒，舌淡，有齿痕。

既往史：3 个月前患甲状腺炎，现治疗中。

过敏史：无。

2. 脉图报告

中医脉诊信息检测记录单					
编号3	检测日期：2018年11月5日				
姓名：张某	民族：汉	性别：女	年龄：36	婚姻：已婚	职业
		项目	正常参考值	左手	右手
脉位	脉图出现的压力P（g）		75-150g	170↑	170↑
脉数	脉率（次/分）		60-100次/分	81	83
	脉律（整齐与否）		整齐	整齐	整齐
脉形	时间（s）	U-U'或P-P'间距	差值<0.12s	0.04	0.03
		t_1	0.07-0.11s	0.14↑	0.14↑
		t_4	0.28-0.44s	0.36	0.35
		t_5	0.36-0.76s	0.38	0.47
		P-U'时间	0.38-0.78s	0.6	0.68
	波幅（mm）	h_1	9-22mm	14.4	19.9
		h_3	12.5-21mm	-	-
		h_4	7.35-12.5mm	8.6	8.5
		h_5	0.5-2mm	0.54	0.6
	角度（°）	U角	80°-87°	85.99	85.59
		P角（主波角）	19°-42°	18.08↓	19.71
		V波（降中峡）	V波幅/P波幅25%-57%	59%	43%
	脉象综合判定			沉滑脉	

注：↑代表高于正常参考值，↓代表低于正常参考值。

3. 脉图分析

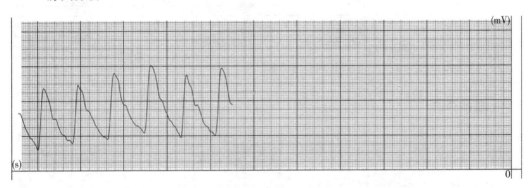

上图为左手尺部采集的脉图。主波波幅在 170g 压力时最高，$h_1$14.4mm，为沉脉。

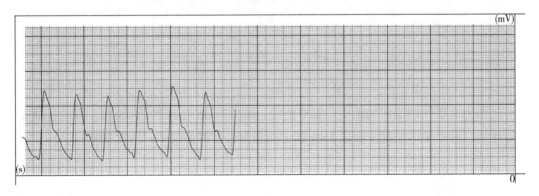

上图为右手尺部采集的脉图。脉律整齐，主波高陡而狭，主波夹角（P角）为 19.71°，h_1 19.9mm，>9mm，升支和降支斜率较大，降中峡与主波比值 h_4/h_1 0.43，< 0.5，为滑脉，提示体内有痰饮。

结论：痰阻经脉。

（二）复诊

1. 主观症状变化　复诊日期：2018 年 12 月 3 日。

经治疗面部症状已有改善，但仍有胃部胀满，稍有便干，舌红苔黄。

2. 脉图报告

中医脉诊信息检测记录单						
编号3	检测日期：2018年12月3日					
姓名：张某	民族：汉	性别：女		年龄：36	婚姻：已婚	职业
项目				正常参考值	左手	右手
脉位	脉图出现的压力P（g）			75-150g	150	150
脉数	脉率（次/分）			60-100次/分	68	66
	脉律（整齐与否）			整齐	整齐	整齐
脉形	时间（s）		U-U' 或P-P' 间距	差值<0.12s	0.11	0.04
			t_1	0.07-0.11s	0.2↑	0.19↑
			t_4	0.28-0.44s	0.38	0.39
			t_5	0.36-0.76s	0.49	0.51
			P-U' 时间	0.38-0.78s	0.67	0.72
	波幅（mm）		h_1	9-22mm	11.8	10
			h_3	12.5-21mm	-	9.5↓
			h_4	7.35-12.5mm	6.9↓	5.61
			h_5	0.5-2mm	0.5	0.7
	角度（°）		U角	80°-87°	80.22	78.86
			P角（主波角）	19°-42°	34.43	42.71↑
			V波（降中峡）	V波幅/P波幅25%-57%	58%↑	56%
脉象综合判定					沉缓脉	

注：↑代表高于正常参考值，↓代表低于正常参考值。

3. 脉图分析

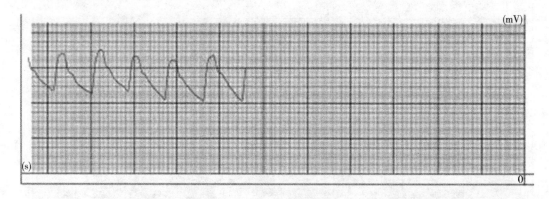

上图为左手尺部采集的脉图。脉率整齐，脉率为 68 次 / 分，为缓脉，提示有湿证、脾胃虚弱。脉图显示主波波幅在 150g 压力时最高，波群最清晰，为沉弦脉。

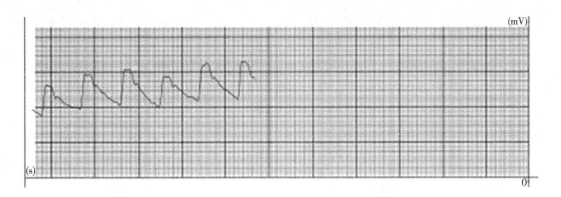

上图为右手寸部采集的脉图，脉率为 66 次 / 分，为弦缓脉。提示有肝气郁滞、湿证、脾胃虚弱。

结论：近期应注意肝郁的问题。

（三）前后两次对比

编号3	对比日期:2018.11.5--2018.12.3		性别: 女	年龄: 36		婚姻: 已婚		职业:	
姓名: 张某	民族: 汉					左手		右手	
	项目		正常参考值	2018.11.5	2018.12.3	2018.11.5	2018.12.3		
脉位	脉图出现的压力P（g）		75-150g	170 ↑	150	170 ↑	150		
脉数	脉率（次/分）		60-100次/分	81	68	83	66		
	脉律（整齐与否）		整齐	整齐	整齐	整齐	整齐		
脉形	时间（s）	U-U'或P-P'间距	差值<0.12s	0.04	0.11	0.03	0.04		
		t₁	0.07-0.11s	0.14 ↑	0.21	0.14 ↑	0.19 ↑		
		t₄	0.28-0.44s	0.36	0.38	0.35	0.39		
		t₅	0.36-0.76s	0.38	0.49	0.47	0.51		
		P-U' 时间	0.38-0.78s	0.6	0.67	0.68	0.72		
	波幅（mm）	h₁	9-22mm	14.4	11.8	19.9	10		
		h₃	12.5-21mm	-	-	-	9.5 ↓		
		h₄	7.35-12.5mm	8.6	6.9 ↓	8.5	5.61		
		h₅	0.5-2mm	0.54	0.5	0.6	0.7		
	角度（°）	U角	80°-87°	85.99	80.22	85.59	78.86		
		P角（主波角）	19°-42°	18.08 ↓	34.43	19.71	42.71		
		V波（降中峡）	V波幅/P波幅25%-57%	59% ↑	58% ↑	43%	56%		
	脉象综合判定				11.5沉滑脉		11.12沉缓脉		

注：深灰色代表较上次升高 10% 的参数，浅灰色代表较上次降低 10% 的参数。↑代表高于正常参考值，↓代表低于正常参考值。

分析：由以上对照表格可知该患者由沉滑脉转为沉弦缓脉，且各参数均在浮动变化趋向于正常值，可得出该患者处于正气恢复阶段，痰湿情况的情况已有改善，但肝气郁滞应予重视。